儿科疾病治疗与保健

张 淼 等 主编

江西科学技术出版社

江西·南昌

图书在版编目（CIP）数据

儿科疾病治疗与保健 / 张淼等主编 . -- 南昌 : 江西科学技术出版社 , 2020.10

ISBN 978-7-5390-7413-9

Ⅰ . ①儿… Ⅱ . ①张… Ⅲ . ①小儿疾病－诊疗②儿童－保健 Ⅳ . ① R72 ② R179

中国版本图书馆 CIP 数据核字 (2020) 第 121420 号

选题序号：ZK2019450

图书代码：B20203-101

责任编辑：王凯勋

儿科疾病治疗与保健
ERKEJIBING ZHILIAO YU BAOJIAN

张淼 等 主编

出版发行	江西科学技术出版社	
社　　址	南昌市蓼洲街 2 号附 1 号	
	邮编：330009　　电话：（0791）86623491　　86639342（传真）	
经　　销	全国新华书店	
印　　刷	郑州华之旗数码快印有限公司	
开　　本	880mm × 1230mm　　1/16	
字　　数	324 千字	
印　　张	10	
版　　次	2020 年 10 月第 1 版　2020 年 10 月第 1 次印刷	
书　　号	ISBN 978-7-5390-7413-9	
定　　价	88.00 元	

赣版权登字：-03-2020-210

编 委 会

前　言

随着基础医学理论与技术的蓬勃发展，临床医学内容的不断更新与深入，儿科医学取得了很大的进步。儿科疾病的诊疗和预防在保障儿童健康成长中起重要作用，从而也给儿科医护人员的理论水平和技术能力提出了更高的要求。要成为一名优秀的临床医师，除了具备坚实的理论基础，长期的临床实践经验积累也是必不可少的。为此，我们组织一批长期工作在临床一线的医师、专家们，在参阅大量权威资料并总结自身多年临床工作经验的基础上，编写了此书。

本书首先介绍了儿科疾病的常见症状与体征、儿科疾病的常用治疗方法等基础知识；接着讲述了新生儿疾病的相关内容；然后重点叙述了儿科呼吸系统疾病、循环系统疾病、消化系统疾病、神经系统疾病、血液系统疾病及泌尿系统疾病的病因、临床表现、辅助检查、诊断及治疗方法；最后介绍了儿童保健的有关知识。本书以立足临床，着眼发展，注重实用为宗旨，有较强的科学性和实用性，可供实习医师、进修医师，以及基层工作的儿科医师在临床工作中查阅使用。

在编写过程中，编者力求在内容、格式上做到统一，但由于编者众多，且医学更新速度太快，书中难免存在疏漏和不足之处，真诚希望各位读者不吝赐教，提出宝贵意见，以便以后不断地改正和进步。

编　者

2020 年 10 月

目　录

第一章　儿科疾病的常见症状与体征

第一节　发热

发热即指体温异常升高。正常体温小儿的肛温波动于 36.9 ~ 37.5℃ 之间，舌下温度比肛温低 0.3 ~ 0.5℃，腋下温度为 36 ~ 37℃，个体的正常体温略有差异，一天内波动 < 1℃。发热，指肛温 > 37.8℃，腋下温度 > 37.4℃，当肛温、腋下、舌下温度不一致时以肛温为准。因腋下、舌下温度影响因素较多，而肛温能真实反映体内温度。根据体温高低，将发热分为（均以腋下温度为标准）：低热 ≤ 38℃，中度发热 38.1 ~ 39℃，高热 39.1 ~ 41℃，超高热 > 41℃。发热持续 1 周左右为急性发热，发热病程 > 2 周为长期发热。本节重点讨论急性发热。

发热是小儿最常见的临床症状之一，可由多种疾病引起。小儿急性发热的病因主要为感染性疾病，常见病毒感染和细菌感染。大多数小儿急性发热，为自限性病毒感染引起，预后良好，但部分为严重感染，可导致死亡。

一、病因

（一）感染性疾病

病毒、细菌、支原体、立克次体、螺旋体、真菌、原虫等病原引起的全身或局灶性感染，如败血症、颅内感染、泌尿系感染、肺炎、胃肠炎等。感染性疾病仍是发展中国家儿童时期患病率高、死亡率高的主要原因。

（二）非感染性疾病

1. 变态反应及风湿性疾病

血清病、输液反应、风湿热、系统性红斑狼疮、川崎病、类风湿关节炎等。

2. 环境温度过高或散热障碍

高温天气、衣着过厚或烈日下户外运动过度所致中暑、暑热症、先天性外胚层发育不良、家族性无汗无痛症、鱼鳞病等。

3. 急性中毒

阿托品、阿司匹林、苯丙胺、咖啡因等。

4. 代谢性疾病

甲状腺功能亢进。

5. 其他

颅脑外伤后体温调节异常、慢性间脑综合征、感染后低热综合征等。

二、发病机制及病理生理

正常人在体温调节中枢调控下，机体产热、散热呈动态平衡，以保持体温在相对恒定的范围内。在炎症感染过程中，外源性致热源刺激机体单核巨噬细胞产生和释放内源性致热源（EP）包括白细胞介素（IL-1、IL-6）、肿瘤坏死因子（TNF$_2$）干扰素（INF）及成纤维生长因子等。EP 刺激，丘脑前区产生前列腺素（PGE），后者作用于下丘脑的体温感受器，调高体温调定点，使机体产热增加，散热减少而发热。发热是机体的防御性反应，体温升高在一定范围内对机体有利，发热在一定范围可促进 T 细胞生成，增加 B 细胞产生特异抗体，增强巨噬细胞功能；发热还可直接抑制病原菌，减少其对机体损害。而另一方面发热增加了机体的消耗，体温每升高 1℃，基础代谢率增加 13%，心脏负荷增加；发热可致颅内压增高，体温每升高 1℃，颅内血流量增加 8%，发热时消化功能减退，出现食欲缺乏、腹胀、便秘，高热时可致烦躁、头痛、惊厥、重者昏迷、呕吐、脑水肿。超高热可使细胞膜受损、胞质内线粒体溶解、变性，加上细菌内毒素作用引起横纹肌溶解、肝肾损害、凝血障碍、循环衰竭等。

三、诊断

发热是多种疾病的表现，诊断主要依靠病史的采集和详细全面的体格检查及对某疾病的高度认知性。

（一）病史

重视流行病学资料：注意年龄、流行季节、传染病接触史、预防接种史、感染史。小儿感染热性疾病中，大多数为病毒感染（占 60%），而病毒感染常呈自限性过程，患儿一般情况良好，病毒性肠炎、脑膜炎则病情严重，细菌感染大多严重，为小儿危重症的主要原因。

1. 发病年龄

不同年龄感染性疾病的发生率不同，年龄越小，发生严重的细菌感染的危险性越大，新生儿、婴儿感染性疾病中以细菌感染发生率高，且感染后易全身扩散，新生儿急性发热 12% ~ 32% 系严重感染所致，血培养有助病原诊断。< 2 岁婴幼儿发热性疾病中严重的细菌感染发生率为 3% ~ 5%，主要为肺炎链球菌（占 60% ~ 70%），流感嗜血杆菌（2% ~ 11%）。其他如金黄色葡萄球菌、沙门菌等，另外泌尿系感染也常见。

2. 传染病史

对发热患儿应询问周围有无传染病发病及与感染源接触史，有助传染病诊断，如：粟粒性结核患儿有开放性肺结核患儿密切接触史。冬春季节，伴皮疹，警惕麻疹、流脑，近年来发生的各种新病毒感染如严重急性呼吸综合征（SARS），禽流感、肠道病毒 EV71 型感染（手足口病）、甲型流感 H1N1 感染，均有强传染性，且部分患儿可发生严重后果，流行疫区生活史、传染源及其接触史很重要，须高度警惕。

（二）机体免疫状态

机体免疫状态低下如：营养不良、患慢性消耗性疾病、免疫缺陷病、长期服用免疫抑制剂、化疗后骨髓抑制、移植后患儿易发生细菌感染、发生严重感染和机会性条件致病菌感染如真菌感染、卡氏肺孢子菌感染等的危险风险大。

（三）病原体毒力

细菌感染性疾病中军团菌性肺炎、耐药金黄色葡萄球菌、产超广谱 β – 内酰胺酶革兰阴性耐药菌感染往往病情较重；而变异的新型病毒如冠状病毒（引起 SARS）、禽流感病毒、肠病毒 EV71 型（肠炎、手足口病）、汉坦病毒（引起流行性出血热），可致多器官功能损害，病情凶险。

（四）发热时机体的状况

发热的高低与病情轻重不一定相关，如高热惊厥，患儿常一般情况良好，预后好，但脓毒症时，即使体温不很高，但一般情况差，中毒症状重，预后严重。有经验的临床医师常用中毒症状或中毒面容来形容病情危重，指一般状况差、面色苍白或青灰、反应迟钝、精神萎靡，以上现象提示病情笃重，且严重细菌感染可能性大。对所有发热患儿应测量和记录体温、心率、呼吸频率、毛细血管充盈时间，还要注意观察皮肤和肢端颜色、行为反应状况及有无脱水表现。英国学者 Martin Richardson、Monica Lakhanpaul 等提出了对 5 岁以下发热患儿评估指南（表 1-1）。

表 1-1 5 岁以下发热儿童危险评估

项目	低危	中危	高危
颜色	皮肤、口唇、舌颜色正常	皮肤、口唇、舌颜色苍白	皮肤、口唇、舌颜色苍白，有斑点，呈青色或蓝色
活动	对刺激反应正常，满足或有笑容，保持清醒或清醒迅速，正常哭闹或不哭闹	对刺激反应迟缓，仅在延长刺激下保持清醒，不笑	对刺激无应答，明显病态，不能被唤醒或不能保持清醒，衰弱，尖叫或持续哭闹
呼吸	正常	鼻翼翕动，呼吸急促：呼吸频率 > 50 次 /min（6 ~ 12 个月龄），呼吸频率 > 40 次 /min（> 12 个月龄），血氧饱和度 < 95%，肺部听诊湿啰音	呼吸急促：任何年龄 > 60 次 /min，中重度的胸部凹陷
含水量	皮肤、眼睑无水肿，黏膜湿润	黏膜干燥，皮肤弹性降低，难喂养，毛细血管再灌注时间 > 3 s，尿量减少	皮肤弹性差
其他	无中危、高危表现	持续发热 > 5 d，肢体或关节肿胀，新生肿块直径 > 2 cm	体温：0 ~ 3 个月龄 > 38 ℃，3 ~ 6 个月龄 > 39 ℃，出血性皮疹，囟门膨隆、颈强直、癫痫持续状态，有神经系统定位体征，局灶性癫痫发作，呕吐胆汁

（五）发热的热型

根据发热特点分为以下几种。

1. 稽留热

体温恒定在 39 ~ 40℃以上达数天或数周，24 h 内体温波动范围不超过 1℃。常见于大叶性肺炎、斑疹伤寒、伤寒高热期。

2. 弛张热

体温常在 39℃以上，波动幅度大，24 h 体温波动超过 2℃，且都在发热水平。常见于败血症、风湿热、重症肺结核及化脓性炎症等。

3. 间歇热

体温骤升达高峰后持续数小时又迅速降至正常水平，无热期可持续一天至数天，发热期与无热期反复交替出现，见于急性肾盂肾炎、痢疾等。

4. 波状热

体温逐渐上升达 39℃以上，数天后又逐渐下降至正常水平，持续数天后又逐渐升高如此反复多次，常见于布鲁菌病。

将以上评估结果比作交通信号灯，则低危是绿灯，中危是黄灯，而高危是红灯。临床可依此对患儿做出相应检查和处理

5. 回归热

体温急骤上升至 39℃或更高，持续数天后又骤然下降至正常水平，高热期与无热期各持续若干天后，规律性交替一次，见于回归热、霍奇金病、鼠咬热等。

6. 不规则热

体温曲线无一定规律，见于结核、风湿热、渗出性胸膜炎等。

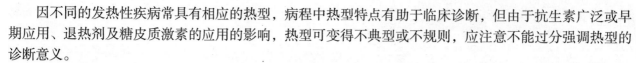

因不同的发热性疾病常具有相应的热型，病程中热型特点有助于临床诊断，但由于抗生素广泛或早期应用、退热剂及糖皮质激素的应用的影响，热型可变得不典型或不规则，应注意不能过分强调热型的诊断意义。

（六）症状体征

不同的症状、体征常提示疾病的定位，小儿急性发热中，急性上呼吸道感染是最常见的疾病，占儿科急诊首位，而绝大多数为病毒性感染，表现发热、流涕、咳嗽、咽部充血、精神好，外周血白细胞总数和中性粒细胞及 CRP 均不增高。咳嗽、肺部啰音提示肺炎；呕吐、腹泻提示胃肠炎。发热伴面色苍白，要注意有无出血、贫血；发热时前胸、腋下出血点、瘀斑，要警惕流脑或 DIC；黏膜、甲床瘀点伴心脏杂音或有心脏病史者杂音发生变化时，要警惕心内膜炎。有骨关节疼痛者：注意化脓性关节炎、化脓性骨髓炎、风湿热、Still 病、白血病、肿瘤。淋巴结肿大：要考虑淋巴结炎、川崎病、Still 病、传染性单核细胞增多症、白血病、淋巴瘤等。发热伴抽搐：要考虑热性惊厥、中毒性痢疾、颅内感染等。值得注意的是在采集病史和体格检查后，约 20% 的发热儿童没有明显感染定位灶，而其中少数为隐匿感染包括隐匿性菌血症、隐匿性肺炎、隐匿性泌尿系感染和极少数为早期细菌性脑膜炎。

四、与危重症相关的情况

（一）发热伴有呼吸障碍

肺炎是儿童多发病常见病，也是发展中国家 5 岁以下儿童死亡主要原因之一，占该年龄小儿死亡总人数的 19%，肺炎的主要病原菌为细菌、病毒、肺炎支原体、肺炎衣原体等，重症感染多为细菌性感染主要为肺炎链球菌、流感嗜血杆菌、也有金黄色葡萄球菌及革兰阴性菌等。临床最早表现为呼吸障碍包括呼吸急促和呼吸困难，呼吸急促指新生儿 > 60 次 /min，< 1 岁者 > 50 次 /min，> 1 岁者 > 40 次 /min；呼吸困难指呼吸费力、呼吸辅助肌也参与呼吸活动，并有呼吸频率、深度与节律改变，表现为鼻翼扇动、三凹征、点头呼吸、呼吸伴呻吟、喘息、呼气延长等。当发热出现发绀、肺部体征、呼吸障碍时，或 < 2 岁患儿虽无肺部体征只要血氧饱和度 < 95%，均提示有肺部病变，胸片可了解肺部病变，血气分析有助于呼吸功能判断。

（二）发热伴循环障碍

皮肤苍白、湿冷、花纹、毛细血管充盈时间延长、脉搏细弱、尿量减少、血压下降均提示循环障碍，要警惕心功能不全、休克存在，伴腹泻者多为低血容量休克，伴细菌感染者则为感染性休克。

（三）严重脓毒症

脓毒症是感染引起的全身炎症反应综合征（SIRS），当脓毒症合并休克或急性呼吸窘迫综合征（ARDS）或不少于两个以上其他脏器功能障碍即为严重脓毒症。严重脓毒症病原以细菌为主，其中葡萄球菌最多，其次为肺炎链球菌和铜绿假单胞菌，而致死率最高的是肺炎链球菌。临床以菌血症、呼吸道感染多见，其次为泌尿系感染、腹腔感染、创伤、皮肤感染。所有感染中致死率最高的是心内膜炎和中枢神经系统感染。凡有中性粒细胞减少、血小板减少，应用免疫抑制剂、化疗药物、动静脉置管等感染高危因素的患儿，一旦发热应警惕脓毒血症，血液肿瘤患儿发生脓毒血症时死亡率 > 60%。

（四）严重中枢神经系统感染

常有发热、抽搐、昏迷，最常见的中枢神经系统感染为化脓性脑膜炎、病毒性脑膜炎、结核性脑膜炎，均表现为前囟饱满、颈项强直、意识障碍、抽搐或癫痫持续状态。化脓性脑膜炎：新生儿以金黄色葡萄球菌为主要致病菌，< 3 个月婴儿以大肠埃希菌为主要致病菌，婴幼儿以肺炎球菌、流感嗜血杆菌、脑膜球菌为主；年长儿主要为脑膜炎双球菌和肺炎链球菌感染。病毒性脑膜炎以柯萨奇病毒和埃可病毒感染最常见，夏秋季多见，乙型脑炎夏季多见，腮腺炎病毒脑膜炎冬春季多见，而单纯疱疹脑膜炎无明显季节性。结核性脑膜炎多发生于 < 3 岁未接种卡介苗婴幼儿，在结核感染后 1 年内发生。另外中毒型痢疾脑型急性起病、高热、剧烈头痛、反复呕吐、呼吸不规则等。嗜睡、谵妄、抽搐、昏迷，抽搐易发生呼吸衰竭。

（五）感染性心肌炎

感染性心肌炎是感染性疾病引起的心肌局限或弥漫性炎性病变，为全身疾病的一部分，心肌炎最常见的病因是腺病毒，柯萨奇病毒 A 和 B、埃可病毒和巨细胞病毒、艾滋病病毒（HIV）也可引起心肌炎，典型心肌炎表现有呼吸道感染症状，发热、咽痛、腹泻、皮疹、心前区不适，严重的腹痛、肌痛。重症者或新生儿病情凶险可在数小时至 2 d 内暴发心力衰竭、心源性休克表现烦躁不安、呼吸困难、面色苍白、末梢青紫、皮肤湿冷、多汗、脉细数、血压下降、心音低钝、心动过速、奔马律、心律失常等可致死亡。

（六）泌尿系感染

泌尿系是小儿常见的感染部位，尤其 < 7 岁儿童多见，严重的泌尿系感染可引起严重脓毒症而危及生命，泌尿系感染大多数由单一细菌感染，混合感染少见，病原菌主要是大肠埃希菌占 60% ~ 80%，其次为变形杆菌、克雷白杆菌、铜绿假单胞菌、也有 G⁺ 球菌如肠球菌、葡萄球菌等，新生儿 B 族链球菌占一定比例，免疫功能低下者，可发生真菌感染。此外，沙眼衣原体、腺病毒也可引起感染。年长儿常有典型尿路刺激症状；小年龄儿常缺乏典型泌尿系统症状，只表现发热、呕吐、黄疸、嗜睡或易激惹；多数小儿尤其 < 2 岁婴幼儿，发热是唯一症状，而尿检有菌尿改变。泌尿系感染所致的发热未能及时治疗，可致严重脓毒症。泌尿系感染小儿原发性膀胱输尿管反流率达 30% ~ 40%，值得临床注意，凡泌尿系感染者应在专科医师指导下，进一步影像学检查：超声检查、静脉肾盂造影（IVP）、排泄性肾盂造影（VCUG）和放射性核素显影等。

（七）人禽流感病毒感染

在我国发病甲型禽流感病毒（H5N1 亚型）感染是鸟类的流行病，可引起人类致病，其病死率高。由鸟禽直接传播给人是人感染 H5N1 的主要形式，WHO 指出 12 岁以下儿童最易禽流感感染。人禽流感，其潜伏期一般 2 ~ 5 d，最长达 15 d，感染后病毒在呼吸道主要是下呼吸道复制，可播散至血液、脑脊液。临床特点：急性起病，早期表现为其他流感症状，常见结膜炎和持续高热，热程 1 ~ 7 d，可有呼吸道症状和消化道症状。50% 患儿有肺实变体征，典型者常迅速发展为呼吸窘迫综合征（ARDS）为特征的重症肺炎，值得注意的是儿童感染后，常肺部体征不明显，甚至疾病进入典型重症肺炎阶段，临床也会仅表现为上呼吸道感染症状而缺乏肺炎体征。少数患儿病情迅速发展，呈进行性肺炎、ARDS、肺出血、胸腔积液、心力衰竭、肾衰竭等多脏器功能衰竭死亡率达 30% ~ 70%。有以下情况者预后不佳，白细胞减少，淋巴细胞减少，血小板轻度减少和转氨酶、肌酸、磷酸激酶升高，低蛋白血症和弥散性血管内凝血（DIC）。

（八）手足口病

由柯萨奇 A16（也可由 A5、A10 等型）及肠道埃可病毒 71 型（EV71）引起流行，近年来在亚太地区及我国流行的手足口病部分由 EV71 感染所致，病情凶险，除手足口病变外易引起严重并发症，以脑损害多见，可引起脑膜炎、脑干脑炎、脑脊髓炎，引起神经源性肺水肿表现为急性呼吸困难、发绀、进行性低氧血症、X 线胸片示双肺弥漫渗出改变，引起神经源性心脏损害、出现心律失常、心脏受损功能减退、循环衰竭、死亡率高。临床：①可见有手足口病表现，急性起病，手足掌、膝关节、臀部有斑丘疹或疱疹、口腔黏膜疱疹，同时伴肌阵挛、脑炎、心力衰竭、肺水肿。②生活于手足口病疫区，无手足口病表现，即皮肤、手足掌及口腔未见疱疹、皮疹，但发热伴肌阵挛或并发脑炎、急性弛缓性麻痹、心力衰竭、肺水肿，应及早诊断早治疗。对手足口病伴发热患儿应密切观察病情变化，若出现惊跳、肌阵挛或肌麻痹、呼吸改变，可能迅速病情恶化危及生命，应及时送医院抢救。

五、实验室指标

（一）依患儿危重程度选择有关实验室检查

低危：①常规查尿常规以排除尿路感染。②不必常规做血化验或 X 线胸片。

中危：①尿常规。②全血象、CRP。③血培养。④胸片［T > 39℃和（或）WBC > 20 × 10⁹/L 时］。⑤脑脊液检查（< 1 岁）。

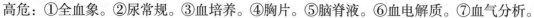
高危：①全血象。②尿常规。③血培养。④胸片。⑤脑脊液。⑥血电解质。⑦血气分析。

（二）外周血白细胞总数、中性粒细胞比例和绝对值升高

若同时测血清 C- 反应蛋白（CRP）升高，多提示细菌感染，当 WBC >（15 ~ 20）× 10^9/L 提示严重细菌感染。

（三）CRP

CRP 在正常人血中微量，当细菌感染引发炎症或组织损伤后 2 h 即升高，24 ~ 48 h 达高峰，临床上常作为区别细菌感染和病毒感染的指标。CRP > 20 mg/L 提示细菌感染。CRP 升高幅度与细菌感染程度正相关，临床上 CRP > 100 mg/L 提示脓毒症严重感染。CRP < 5 mg/L 不考虑细菌感染。在血液病、肿瘤、自身免疫性疾病也可增高。

（四）血降钙素原（PCT）

PCT 被公认为鉴别细菌感染和病毒感染的可靠指标，其敏感性和特异性均较 CRP 高，健康人血清水平极低，当细菌感染时，PCT 即升高，升高程度与细菌感染严重程度呈正相关，而病毒感染时 PCT 不升高或仅轻度升高。PCT > 0.5 mg/L 提示细菌感染，局部或慢性感染只有轻度升高，全身性细菌感染才大幅度升高，PCT 也是细菌感染早期诊断指标和评价细菌感染严重程度的指标。

（五）尿常规

发热但无局灶性感染的 < 2 岁小儿，应常规进行尿常规检查，尿沉渣每高倍视野白细胞 > 5/HP 提示细菌感染。

（六）脑脊液检查

发热但无局灶性感染的小婴儿，常规脑脊液检查，脑脊液白细胞数增加提示细菌感染。

发热婴儿低危标准：临床标准，既往体健，无并发症，无中毒症状，经检查无局灶感染。实验室标准：WBC（5 ~ 15）× 10^9/L，杆状核 < 1.5 × 10^9 或中性杆状核 / 中性粒细胞 < 0.2，尿沉渣革兰染色阴性，或尿 WBC < 5/HPF，腹泻患儿大便 WBC < 5/HPF，脑脊液 WBC < 8/mm³，革兰染色阴性。

严重细菌感染筛查标准：①外周血白细胞总数 > 15 × 10^9/L。②尿沉渣白细胞 > 10/HP。③脑脊液白细胞 > 8 × 10^6/L，革兰染色阳性。④X 线胸片有浸润。

六、发热的处理

发热如不及时治疗，极易引起高热惊厥，将给小儿身体带来一定损害，一般当体温（腋温）> 38.5℃ 时予退热剂治疗，WHO 建议当小儿腋温 > 38℃ 应采用安全有效的解热药治疗。

（一）物理降温

物理降温包括降低环境温度、温水浴、冷盐水灌肠、冰枕、冰帽和冰毯等。新生儿及小婴儿退热主要采取物理降温如解开衣被、置 22 ~ 24℃ 室内或温水浴降温为主。物理降温时按热以冷降，冷以温降的原则，即高热伴四肢热、无寒战者予冷水浴、冰敷等降温，而发热伴四肢冰冷、畏寒、寒战者予 30 ~ 35℃ 温水或 30% ~ 50% 的温乙醇擦浴，至皮肤发红转温。

（二）药物降温

物理降温无效时，可用药物降温，儿童解热药应选用疗效明确、可靠安全、不良反应少的药物，常用对乙酰氨基酚、布洛芬、阿司匹林等。

1. 对乙酰氨基酚

对乙酰氨基酚又名扑热息痛，为非那昔丁的代谢产物。是 WHO 推荐作为儿童急性呼吸道感染所致发热的首选药。剂量每次 10 ~ 15 mg/kg，4 ~ 6 h 可重复使用，每日不超过 5 次，疗程不超过 5 d，< 3 岁 1 次最大量 < 250 mg。服药 30 ~ 60 min 血浓度达高峰，不良反应少，但肝肾功能不全或大量使用者可出现血小板减少、黄疸、氮质血症。

2. 布洛芬

布洛芬是环氧化酶抑制剂，是 FDA 唯一推荐用于临床的非甾体抗炎药。推荐剂量为每次 5 ~ 10 mg/kg。每 6 ~ 8 h 1 次，每日不超过 4 次。该药口服吸收完全，服药后 1 ~ 2 h 血浓度达高峰，半衰期 1 ~ 2 h，心

功能不全者慎用，有尿潴留、水肿、肾功能不全者可发生急性肾衰竭。

3. 阿司匹林

阿司匹林是应用最广泛的解热镇痛抗炎药，因不良反应比对乙酰氨基酚大得多，故 WHO 不推荐 3 岁以下婴幼儿呼吸道感染时应用，目前不作常规解热药用，主要限用于风湿热、川崎病等。剂量每次 5 ～ 10 mg/kg，发热时服 1 次，每日 3 ～ 4 次。不良反应：用量大时可引起消化道出血，某些情况下可引起瑞氏综合征（如患流感、水痘时）、过敏者哮喘、皮疹。

4. 阿司匹林赖氨酸盐

阿司匹林赖氨酸盐为阿司匹林和赖氨酸复方制剂，用于肌内、静脉注射。特点：比阿司匹林起效快、作用强，剂量每次 10 ～ 25 mg/kg，不良反应少。

5. 萘普生

解热镇痛抗炎药，解热作用为阿司匹林的 22 倍。剂量每次 5 ～ 10 mg/kg，每日 2 次。口服 2 ～ 4 h 血浓度达高峰，半衰期 13 ～ 14 h，适用于贫血、胃肠疾病或其他原因不能耐受阿司匹林、布洛芬的患儿。

6. 类固醇抗炎退热药

类固醇抗炎退热药又称肾上腺糖皮质激素，通过非特异性抗炎、抗毒作用，抑制白细胞致热源生成及释放，并降低下丘脑体温调节中枢对致热源的敏感性而起退热作用，并减轻临床不适症状。但因为：①激素可抑制免疫系统，降低机体抵抗力，诱发和加重感染，如结核、水痘、带状疱疹等。②在病因未明前使用激素可掩盖病情，延误诊断治疗，如急性白血病患儿骨髓细胞学检查前使用激素，可使骨髓细胞形态不典型而造成误诊。③激素退热易产生依赖性。故除对超高热、脓毒症、脑膜炎、无菌性脑炎或自身免疫性疾病可使用糖皮质激素外，对病毒感染应慎用，严重过敏反应和全身真菌感染禁用。必须指出的是糖皮质激素不应作为普通退热药使用，因对机体是有害的。

7. 冬眠疗法

超高热、脓毒症、严重中枢神经系统感染伴有脑水肿时，可用冬眠疗法，氯丙嗪＋异丙嗪首次按 0.5 ～ 1 mg/kg，首次静脉滴入半小时后，脉率、呼吸均平稳，可用等量肌注 1 次，待患儿沉睡后，加冰袋降温，对躁动的患儿可加镇静剂，注意补足液体，维持血压稳定。一般 2 ～ 4 h 体温下降至 35 ～ 36℃（肛温），一般每 2 ～ 4 h 重复给冬眠合剂 1 次。

退热剂不能预防热性惊厥，不应以预防惊厥为目的使用退热剂。通常不宜几种退热剂联合使用或交替使用，只在首次用退热剂无反应时，考虑交替用二种退热剂。没有感染指征或单纯病毒感染不应常规使用抗菌药物。急性重症感染或脓毒症时，宜早期选用强力有效抗菌药物，尽早静脉输注给药，使用强力有效抗菌药物后才能使用激素，且在停用抗菌药前先停激素。

第二节　剧烈啼哭

剧烈啼哭是婴幼儿对来自体内或体外不良刺激引起不适的一种本能反应，2 岁以下小儿，一般不能用语言表达或语言表达能力尚不成熟，而是用啼哭这种形式来表达。一般分为：生理性啼哭和病理性啼哭。如果只为达到某种要求的啼哭，称之为生理性啼哭；疼痛是机体不适，由疼痛或其他因素引起的啼哭，处理不及时，有可能产生严重的后果，这种啼哭称之为病理性啼哭。临床上因啼哭而来诊的婴幼儿，特别是长时间或阵发性剧烈啼哭者，一定要仔细检查，找出病因，及时处理。

一、啼哭的特点

（一）时间

婴幼儿缺乏语言表达能力，多数是以啼哭来表达某种要求，故婴幼儿啼哭多是生理性的。这种啼哭的特点是：啼哭的时间多较短暂，当要求得到或以玩具分散注意力时，啼哭即停止，活动如常。不同的生理要求有不同的啼哭时间，如在进食 4 h 或午夜的啼哭多为饥饿所致。每于进食时啼哭或一会儿吸乳一会儿啼哭，则可能是鼻塞或口腔炎影响吸乳所致；或可能乳头过短，奶嘴过小不能吸到足够的

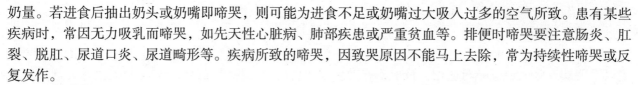

奶量。若进食后抽出奶头或奶嘴即啼哭，则可能为进食不足或奶嘴过大吸入过多的空气所致。患有某些疾病时，常因无力吸乳而啼哭，如先天性心脏病、肺部疾患或严重贫血等。排便时啼哭要注意肠炎、肛裂、脱肛、尿道口炎、尿道畸形等。疾病所致的啼哭，因致哭原因不能马上去除，常为持续性啼哭或反复发作。

（二）声调

生理性啼哭在声调上较为平和一致。但在 2 岁以上的幼儿，有时为达到要挟的目的会将声调忽然提高，出现哭声时高时低的特点，这种声调提高的时间不长，要求得到满足即中止；未能满足时，也不会长时间高声啼哭。高调尖叫声或哭声发直的啼哭多为脑部疾病所致，如颅内出血、胆红素脑病、脑膜炎等，称为脑性啼哭或脑性尖叫。哭声嘶哑多为喉部疾病所致，如喉炎、喉头水肿或白喉。哭声嘶哑而低调者，见于声带损伤或甲状腺功能低下患儿。哭声细小提示先天性肌弛缓综合征或疾病严重衰弱无力。猫叫样哭声提示染色体异常。

（三）强弱

突然啼哭，哭声洪亮，往往是受惊吓或被刺痛等强烈刺激引起；伴有烦躁不安、面色苍白者，多为腹痛引起，如肠套叠、嵌顿疝或肠痉挛等。哭声细弱，或为低钾，或病情严重。哭声由强变弱，全身软弱无力，呈困倦无力状者，多为病情严重的表现。哭声嘶哑，多为发音器官疾病。

二、生理性啼哭的常见原因

（一）饥饿性啼哭

在餐前发生，哭声响亮，抱起婴儿时头转向母体一侧，做吸吮的动作，喂乳后仍哭，应注意是否奶头过大、过小、过短致吸吮困难；或因母乳分泌过多或过少，不能及时咽下或咽下过少。

（二）外界环境刺激

外界环境刺激包括尿布湿了，衣服过多、过少、粗糙不平，硬物或不洁性刺激，过强的声、光刺激，情绪变化、口渴、睡眠不足、体位不当，饮食改变如断奶、食物过冷过热、喂乳不当咽气过多、见到生人、大便前肠蠕动加剧及不良习惯（喜抱或昼眠夜哭）等。

（三）要挟性啼哭

哭声洪亮或时大时小，可伴有自暴行为，不予理睬，自行止哭。

（四）生理性夜啼

生理性夜啼多见于 4 个月内的婴儿，表现为昼眠夜哭，即白天睡的很多，夜晚则很兴奋，喜抱和逗其玩耍，熄灯或大人睡觉时即啼哭不止，为习惯问题，6 个月后多有缓解。婴儿躯体不适时，饥饿、过冷过热、被服过重、噪音刺激等，或睡眠环境改变，也可出现夜啼。睡眠时被惊吓，特别是被反复惊吓，则会形成条件反射而夜啼。

三、肠道疾病引起的啼哭

任何疾病都是引起病理性啼哭的常见原因，处理不及时往往会带来严重的后果。

（一）肠套叠

肠套叠是婴幼儿病例性啼哭最常见且特征性的疾病。患儿表现为突然阵发性剧烈啼哭，多伴有面色苍白、屈腿，每次发作约数分钟，发作后可入睡或玩耍如常。以后反复发作，发作次数越多，持续时间越长，间歇时间越短，则示病情越重应积极治疗。病程中有呕吐，初期为内容物，继之为胆汁，甚至粪质。发病后数小时可有血便（开始可有正常大便）。腹部以扪及腊肠状包块为特征，但如套至结肠肝曲亦可扪不到包块。对可疑病例做肛查、腹部 B 超、空气灌肠进行 X 检查，以便确定诊断。后者对肠套叠具有确诊价值。但如肠套叠已超过 24 h，不宜做灌肠检查，以免发生肠穿孔。

（二）婴幼儿阵发性腹痛

婴幼儿阵发性腹痛为功能性疾病。多见于 4 个月内的小婴儿，起病常在出生后 1 ~ 2 周，多在喂乳时或傍晚发生，表现为阵发性啼哭，烦躁不安，严重者可产生阵发而规律的剧哭，持续数分钟至数十分钟后转而安静入睡。发作时肠鸣音亢进，但无腹部包块，亦无血便及面色苍白，排气或排便后可缓解。需与肠套叠鉴别。原因可能与更换饮食或进食糖类过多致肠积气有关。

（三）嵌顿疝

嵌顿疝为婴幼儿啼哭的常见原因。突然发作为其特征，过去多有同样发作史。检查腹股沟有疝囊突出可明确诊断。

（四）肠道感染

常因腹痛引起婴幼儿啼哭。多伴有典型的消化道症状，如腹泻、呕吐、发热。查体肠鸣音亢进。排便后腹痛可暂时缓解。

（五）肠道寄生虫

学爬后的婴幼儿，特别是生活在农村者，常感染肠道寄生虫，以蛔虫、蛲虫多见。蛔虫引起的腹痛可呈发作性，不甚剧烈（胆道蛔虫排除），患儿哭闹时体态不定，腹软喜按，肠鸣音亢进，常反复发作，有排蛔虫史或大便检查发现蛔虫卵可明确诊断。蛲虫所致啼哭常发生在睡眠时，蛲虫从肛门爬出引起肛周瘙痒，哭时可在肛门周围发现蛲虫。驱虫后阵发性啼哭可缓解。

（六）其他肠道疾病

其他肠道疾病包括各种机械性肠梗阻、腹腔脏器穿孔、腹膜炎等。机械性肠梗阻常伴有呕吐，呕吐物为梗阻部位以上的胃肠内容物，有时可见肠型，扪及包块，肠鸣音早期亢进，有气过水声。腹膜炎者可有腹膜刺激征，但在婴幼儿常不典型。

四、神经系统疾病引起的啼哭

神经系统疾病如颅内出血、颅内感染、颅内占位性疾病等均可引起颅内压增高，引起啼哭，往往为高调尖叫性啼哭，伴有呕吐，常为喷射性呕吐。婴儿癫痫亦可以啼哭为先导，继而抽搐。周围神经炎如维生素 B_1 缺乏症，多在夜间啼哭，声音嘶哑，腱反射异常。此外，还有以下几种具有特征性啼哭的神经系统疾病。

（一）新生儿破伤风

啼哭具有特征性，且是最早出现的症状。因为咀嚼肌痉挛不能吸乳，患儿啼哭，但哭不成声，同时有找乳头的动作，喂奶患儿又拒食，继续啼哭不止，表现出想吃又不能吃的症状。因此，新生儿破伤风的主诉往往是长时间啼哭、拒乳。患儿拒抱或转换体位时哭喊加剧，并伴有发热、牙关紧闭、苦笑面容。

（二）脊髓灰质炎

由脊髓灰质炎病毒引起，主要侵犯中枢神经系统，以脊髓前角运动神经细胞受损明显。在瘫痪前期有感觉过敏的表现，患儿拒抱，一碰即哭，烦躁不安，同时伴发热、出汗等。

五、其他疾病引起的啼哭

任何引起疼痛的疾病均可导致患儿啼哭，仔细查体可找到炎症或损伤部位，常见的有以下几种疾病。

（一）口腔疾病

患儿口腔疾病时，常因吸乳疼痛而啼哭。患儿可同时有拒食、流涎。检查口腔可见黏膜有溃疡或糜烂，患有鹅口疮时口腔黏膜有不易擦去的白色膜状物。

（二）中耳炎

婴幼儿耳咽管短且呈水平位，上呼吸道感染时很容易蔓延到中耳。典型的中耳炎有耳流脓，不典型者可无耳流脓的症状。婴幼儿啼哭伴发热而又无明确病因时，应想到中耳炎的可能，及时检查耳鼓膜。

（三）低钙血症

低钙血症的小儿神经肌肉兴奋性高，早期可出现兴奋、烦躁、啼哭、易激动、惊跳、睡眠不安。注意询问户外活动情况，有无鱼肝油添加史，有无长期腹泻史，查体有无佝偻病体征，化验血清钙 $< 2\ mmol/L$ 和（或）钙剂治疗有效可明确诊断。

（四）病理性夜啼

最常见为活动性佝偻病，患儿可伴有多汗、枕秃、前囟过大或闭合延迟等，患蛲虫病时，雌虫常在夜间爬出肛门产卵，肛门瘙痒引起婴幼儿夜啼。严重维生素 B_1 缺乏，可出现脑型脚气病的症状，患儿烦躁不安，并有夜啼，同时伴有前囟饱满、头后仰等症状。湿疹、荨麻疹可因痒感引起患儿啼哭。

六、诊断

首先应根据婴幼儿啼哭的时间、声调、强弱和伴随症状等，区别是生理性啼哭，还有病理性啼哭。生理性啼哭一般时间不长，声调、强弱较平和一致，不伴有其他症状。如啼哭时间过长、声调尖叫，可能有中枢神经系统疾病，应注意是否伴有呕吐、发热、精神异常，检查囟门有无饱满隆起等。伴有症状对诊断很重要。如面色好，食欲和大小便正常，无呕吐，多为生理性啼哭。如面色苍白、便秘、呕吐者，应注意是否有肠梗阻。阵发性啼哭应注意肠套叠的可能。肠套叠的发展是以小时计算的，延误诊断，轻则失去非手术复位的机会，重则会发生肠穿孔，因此，对任何一个长时间啼哭或阵发性啼哭者，都应排除肠套叠的可能。对于夜啼的婴幼儿，还应注意有无活动性佝偻病。

第三节　发绀

发绀是指血液中还原血红蛋白增多使皮肤和黏膜呈青紫色改变的一种表现，也称为发绀。这种改变常发生在皮肤较薄、色素较少和毛细血管较丰富的部位，如口唇、指（趾）、甲床等。

一、发病机制

发绀是由于血液中还原血红蛋白的绝对量增加所致。当毛细血管内的还原血红蛋白超过 50 g/L 时皮肤和黏膜可出现发绀。但临床上发绀并不总是表示缺氧，缺氧也不一定都有发绀。若患儿血红蛋白 > 180 g/L 时，即使在机体的氧含量正常不至于缺氧的情况下，如果存在有 50 g/L 以上的还原血红蛋白亦可出现发绀。而严重贫血（Hb < 60 g/L）时，即使所有的 Hb 都氧合了，但是 Hb 总量仍不足以为正常代谢运输足够的氧，即使不发绀也会缺氧。临床上，在血红蛋白浓度正常的患儿如 SaO_2 < 85%（相当于 22.5 g/L 的血红蛋白未饱和）时，发绀却已经很明显。近年来也有临床观察资料显示：在轻度发绀的患儿中，有 60% 的患儿其 SaO_2 > 85%。故而，在临床上所见发绀并不能完全确切反映动脉血氧下降的情况。

二、病因与分类

根据引起发绀的原因可将其做如下分类。

（一）血液中还原血红蛋白增加（真性发绀）

1. 中心性发绀

此类发绀的特点表现为全身性，除四肢及颜面外也可累及躯干和黏膜的皮肤。受累部位的皮肤是温暖的。发绀的原因多由心、肺疾病引起呼吸功能衰竭、通气与换气功能障碍、肺氧合作用不足，导致 SaO_2 降低所致。一般可分为以下几种。

（1）肺性发绀：即由于呼吸功能不全、肺氧合作用不足所致。常见于各种严重的呼吸系统疾病。常见病因有：①呼吸道梗阻：如新生儿后鼻孔闭锁、胎粪吸入、先天性喉、气管畸形、急性喉炎、惊厥性喉痉挛、气道异物、血管环或肿物压迫气管、溺水及变态反应时支气管痉挛等。②肺部及胸腔疾病：以重症肺炎最常见，其他疾病如新生儿呼吸窘迫综合征、支气管肺发育不良、毛细支气管炎、肺水肿、肺气肿、肺不张、胸腔较大量积液、气胸及膈疝等。③神经、肌肉疾病：中枢性呼吸抑制可引起呼吸暂停而致发绀，如早产儿中枢发育不成熟、新生儿围生期缺氧、低血糖、重症脑炎、脑膜炎、肺水肿、颅内压增高及镇静剂（如苯巴比妥）过量等。呼吸肌麻痹时也可致发绀，如感染性多发性神经根炎、重症肌无力及有机磷中毒等。

（2）心性发绀：由于异常通道分流，使部分静脉血未通过肺进行氧合作用而入体循环动脉，如分流量超过心排出量的 1/3，即可出现发绀。常见于右向左分流的发绀型先天性心脏病，如法洛四联症、大动脉转位、肺动脉狭窄、左心发育不良综合征、单心房、单心室、动脉总干、完全性肺静脉连接异常、持续胎儿循环及动静脉瘘等。只有下肢发绀时，应考虑主动脉缩窄位于动脉导管前。此类疾病吸入 100% 氧后发绀不能缓解。心脏阳性体征、X 线检查及彩色多普勒超声心动图检查有助于诊断。

（3）大气氧分压低：如高原病、密闭缺氧等。

2. 周围性发绀

此类发绀常由于周围循环血流障碍所致。其特点表现为发绀多为肢体的末端与下垂部位。这些部位的皮肤发冷，但若给予按摩或加温，发绀可减退。此特点可作为与中心性发绀的鉴别点。此型发绀可分为以下几种。

（1）瘀血性周围性发绀：常见于引起体循环瘀血、周围血流缓慢的疾病，如右心衰竭、渗出性心包炎、缩窄性心包炎、心包填塞、血栓性静脉炎、上腔静脉阻塞综合征、下腔静脉曲张等。

（2）缺血性周围性发绀：常见于引起心排出量减少的疾病和局部血流障碍性疾病，如严重休克、暴露于寒冷中和血栓闭塞性脉管炎、雷诺病（Raynaud 病）、肢端发绀症、冷球蛋白血症等。

（3）混合性发绀：中心性发绀与周围性发绀同时存在。可见于心力衰竭等。

（二）血液中存在异常血红蛋白衍生物（变性血红蛋白血症）

血红蛋白分子由珠蛋白及血红素组成，血红素包括原卟啉及铁元素，正常铁元素是二价铁（Fe^{2+}），具有携氧功能；变性血红蛋白血症时，三价铁（Fe^{3+}）的还原血红蛋白增多，失去携氧能力，称为高铁血红蛋白血症。

1. 高铁血红蛋白血症

由于各种化学物质或药物中毒引起血红蛋白分子中二价铁被三价铁所取代，失去结合氧的能力。当血中高铁血红蛋白量达到 30 g/L 时可出现发绀。常见于苯胺、硝基苯、伯氨喹、亚硝酸盐、磺胺类、非那西丁及苯胺染料等中毒所致发绀，其特点是突然出现发绀，抽出的静脉血呈深棕色，虽给予氧疗但发绀不能改善，只有给予静脉注射亚甲蓝或大量维生素 C，发绀方可消退，用分光镜检查可证实血中高铁血红蛋白血症。由于大量进食含亚硝酸盐的变质蔬菜而引起的中毒性高铁蛋白血症，也可出现发绀，称"肠源性青紫症"。

2. 先天性高铁血红蛋白血症

自幼即有发绀，而无心、肺疾病及引起异常血红蛋白的其他原因，有家族史，身体一般状况较好。①遗传性 NADH 细胞色素 b，还原酶缺乏症：此酶在正常时能将高铁血红蛋白转变为正常血红蛋白，该酶先天缺乏时血中高铁血红蛋白增多，可高达 50%，属常染色体隐性遗传疾病，发绀可于出生后即发生，也可迟至青少年时才出现。②血红蛋白 M 病：是常染色体显性遗传疾病。属异常血红蛋白病，是构成血红蛋白的珠蛋白结构异常所致，这种异常 HbM 不能将高铁血红蛋白还原为正常血红蛋白而引起发绀。

3. 硫化血红蛋白血症

此症为后天获得性。服用某些含硫药物或化学品后，使血液中硫化血红蛋白达到 5 g/L（0.5 g/dL）即可发生发绀。凡引起高铁血红蛋白血症的药物或化学成分几乎都能引起本病。但一般认为本病患儿须同时有便秘或服用含硫药物在肠内形成大量硫化氢为先决条件。发绀的特点是持续时间长，可达数月以上，血液呈蓝褐色，分光镜检查可证明有硫化血红蛋白的存在。与高铁血红蛋白血症不同，硫化血红蛋白呈蓝褐色。高铁血红蛋白血症用维生素 C 及亚甲蓝治疗有效，而硫化血红蛋白无效。

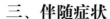

三、伴随症状

（一）发绀伴呼吸困难

常见于重症心、肺疾病及急性呼吸道梗阻、大量气胸等，而高铁血红蛋白血症虽有明显发绀，但一般无呼吸困难。

（二）发绀伴杵状指（趾）

提示病程较长，主要见于发绀型先天性心脏病及某些慢性肺部疾病。

（三）发绀伴意识障碍或衰竭

主要见于某些药物或化学药物中毒、休克、急性肺部感染或急性心功能衰竭等。

第四节　黄疸

黄疸是由于胆色素代谢障碍，血清胆红素含量增高，使皮肤、巩膜、黏膜等组织及某些体液被染成黄色的一种临床征象。正常血清总胆红素（STB）含量在 $17.1\,\mu mol/L$ 以下。当 $STB > 17.1\,\mu mol/L$，但 $< 34.2\,\mu mol/L$ 时为隐性黄疸或亚临床黄疸；$34.2 \sim 171\,\mu mol/L$ 为轻度黄疸，$171 \sim 342\,\mu mol/L$ 为中度黄疸，$> 342\,\mu mol/L$ 为重度黄疸。黄疸是肝功能不全的一种重要的病理变化，但并非所有的黄疸都是肝功能障碍引起的，例如红细胞破坏引起的溶血性黄疸，胆管阻塞引起的阻塞性黄疸。此外，新生儿存在生理性黄疸期。

一、胆红素的正常代谢

（一）胆红素的来源

人体 $80\% \sim 85\%$ 的胆红素是血液循环中衰老的红细胞在肝、脾及骨髓的单核—吞噬细胞系统中分解和破坏的产物。红细胞破坏释放出血红蛋白，然后代谢生成游离珠蛋白和血红素，血红素经微粒体血红素氧化酶的作用，生成胆绿素，进一步被催化还原为胆红素。其余 $15\% \sim 20\%$ 来自骨髓中无效造血的血红蛋白和含有亚铁血红素的非血红蛋白物质（如肌红蛋白、过氧化氢酶及细胞色素酶），这种胆红素称为"旁路胆红素"。

（二）非结合胆红素的形成

从单核－吞噬细胞系统（肝、脾、骨髓）释放出来的游离胆红素是脂溶性的、非结合性的（未与葡萄糖醛酸等结合），在血液中与清蛋白（少量与 α_1-球蛋白）结合，以胆红素－蛋白复合体的形式存在和运输。由于其结合稳定，几乎不溶于水，不能自由透过各种生物膜，故不能从肾小球滤过。胆红素定性试验呈间接阳性反应，故称这种胆红素为非结合胆红素，也称间接胆红素。该胆红素对中枢神经系统有特殊亲和力，能透过血脑屏障而引起胆红素脑病（核黄疸）。

（三）结合胆红素的形成

肝细胞对胆红素的处理；包括摄取、结合、分泌三个过程。以清蛋白为载体的非结合胆红素随血流进入肝脏，到达肝细胞膜时，清蛋白即与胆红素分离，然后迅速被肝细胞摄取。被摄取的胆红素在肝细胞内和配体结合蛋白（Y蛋白和Z蛋白，主要是Y蛋白）结合，被运送至肝细胞的光面内质网，在此胆红素与配体结合蛋白分离，在葡萄糖醛酸转移酶存在时，胆红素与尿苷二磷酸葡萄糖醛酸作用，形成双葡萄糖醛酸胆红素和单葡萄糖醛酸胆红素，即结合胆红素。这种胆红素的特点是水溶性大，能从肾脏排出，胆红素定性试验呈直接阳性反应，故称这种胆红素为结合胆红素，也称直接胆红素。结合胆红素在肝细胞质内，与胆汁酸盐一起，经胆汁分泌器，被分泌入毛细胆管，随胆汁排出。由于毛细胆管内胆红素浓度很高，故胆红素由肝细胞内分泌入毛细胆管是一个较复杂的耗能过程。

（四）胆红素的肠肝循环

结合胆红素经胆管随胆汁排入肠道，在肠道细菌作用下，发生水解、还原反应，脱去葡萄糖醛酸，生成胆素原。肠道中的胆素原大部分被氧化随粪便排出，称为粪胆素。仅小部分（$10\% \sim 20\%$）被肠黏膜重吸收，经门静脉到达肝窦，重新转变为结合胆红素，再随胆汁排入肠腔，称"胆红素的肠肝循环"。在胆红素的肠肝循环过程中仅有极少量胆素原进入体循环，经肾脏从尿中排出。

胆红素的正常代谢过程见图1-1。

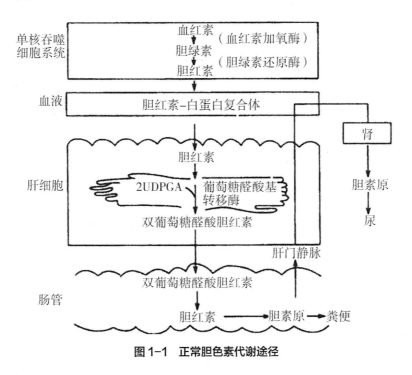

图1-1 正常胆色素代谢途径

二、黄疸的分类和发病机制

（一）黄疸的分类

根据血中升高的胆红素的类型分为高非结合胆红素性黄疸及高结合胆红素性黄疸两大类；按发病原因可分为溶血性、肝细胞性和梗阻性黄疸；按发病机制可分为胆红素产生过多性、滞留性及反流性黄疸；按病变部位可分为肝前性、肝性和肝后性黄疸。

（二）黄疸的发病机制

无论哪种分类方法，黄疸的发生归根到底都源于胆红素的某一个或几个代谢环节障碍。发生胆红素代谢障碍的原因有以下几个方面。

1. 胆红素生成过多

胆红素在体内形成过多，超过肝脏处理胆红素的能力时，大量非结合胆红素即在血中积聚而发生黄疸。非结合胆红素形成过多的原因包括溶血性与非溶血性两大类。临床上任何原因引起大量溶血，红细胞破坏过多，导致大量的血红蛋白释放，血中非结合胆红素增多而引起的黄疸，称为溶血性黄疸。非溶血性的胆红素形成过多则多见于无效造血而产生过多胆红素。在一些贫血的患儿，由于骨髓红细胞系统增生，骨髓内无效性红细胞生成增多，这种红细胞多在"原位"破坏，而未能进入血循环，或是进入血循环后红细胞生存的时间很短（数小时），而使非结合胆红素增多。

2. 肝细胞处理胆红素的能力下降

肝细胞对胆红素的摄取，结合或排泄障碍，使血中胆红素积聚而引起黄疸，为肝细胞性黄疸发生的原因。

3. 胆红素排泌障碍

由于胆道梗阻，肝内结合胆红素不能排到肠道，结合胆红素逆流入血而引起黄疸，为梗阻性黄疸发生的原因。

黄疸的分类、发病机制及常见疾病见表1-2。

表1-2 黄疸的分类、发病机制及常见疾病

黄疸类型		发病机制	常见疾病	
高未结合胆红素黄疸	肝前性	胆红素生成过多	溶血性	新生儿溶血性黄疸（血型不合）
				血红蛋白异常：镰状细胞贫血、珠蛋白生成障碍性贫血
				红细胞膜异常：遗传性球形细胞增多症、遗传性椭圆细胞增多症
				先天性红细胞酶异常：丙酮酸激酶缺乏、葡萄糖-6-磷酸脱氢酶缺乏
				自身免疫溶血性贫血
			非溶血性	旁路性高胆红素血症
				严重贫血
				先天性骨髓性卟啉症
	肝性	胆红素摄取障碍	Gilbert 综合征（轻型）	
		胆红素结合障碍	新生儿高胆红素血症	
			肝未成熟迁延性新生儿黄疸	
			Grigler-Najjar 综合征（肝葡萄糖醛酸基转移酶缺乏）	
			母乳性黄疸	
			家族性一过性黄疸（Lucey-Driscoll）	
高结合胆红素黄疸		胆红素分泌障碍	Dubin-Johnson 综合征	
			Rotor 综合征	
		胆汁分泌障碍——肝内胆汁淤积	先天性肝内胆管闭锁	
		胆红素摄取、结合和胆汁分泌混合性障碍——肝细胞黄疸	肝炎（病毒性、中毒性、药物性等）	
			病毒性肝炎	
			感染中毒性肝炎	
			先天性梅毒、弓形体病	
			某些先天性代谢病：半乳糖血症、酪氨酸血症等	
	肝后性	胆道阻塞性——梗阻性黄疸	先天性胆管闭锁、先天性胆总管囊肿	
			胆道结石、胆道蛔虫或分支睾吸虫原发性胆汁性肝硬化	

三、各型黄疸的特点和临床常见疾病

（一）肝前性黄疸

肝前性黄疸包括溶血性高胆红素血症和非溶血性高胆红素血症。

1. 溶血性黄疸

红细胞大量破坏时，生成过量的非结合胆红素，远超过肝细胞摄取、结合和排泄的限度，使非结合胆红素潴留于血中而发生黄疸。按发病原因可分为先天性溶血性黄疸和获得性溶血性黄疸。先天性溶血性疾病主要包括：①红细胞膜缺陷，如遗传性球形红细胞增多症，椭圆形红细胞贫血。②酶的异常，如红细胞缺乏葡萄糖 –6– 磷酸脱氢酶和谷胱甘肽合成酶缺乏。③血红蛋白结构异常或合成缺陷，如镰状细胞性贫血和地中海贫血。获得性溶血性疾病主要包括：①血型不合所致溶血性贫血。②不同原因弥散性血管内凝血。③溶血尿毒综合征。④阵发性夜间血红蛋白尿。⑤与感染、物理化学、毒物、药物及恶性疾病等有关的免疫性溶血。

溶血性黄疸的临床特征：①有与溶血相关疾病史。②皮肤、巩膜轻度黄染，呈浅柠檬色。③在急性发作时可出现溶血反应，表现为发热、寒战、呕吐、腰背酸痛，慢性溶血时症状轻微，常伴有面色苍白。④皮肤无瘙痒。⑤多有脾大。⑥骨髓增生活跃，血清铁和网织红细胞增加。⑦血清总胆红素增高，除溶血危象外，胆红素一般不超过 $85\,\mu mol/L$，以非结合胆红素增高为主，占 80% 以上。因为溶血持续时间较长，溶血性贫血引起的缺氧、红细胞破坏释放出的毒性物质等，可导致肝细胞损伤、肝功能减退，可能会有小量结合胆红素反流入血。⑧尿中尿胆原增加而无胆红素，急性发作时有血红蛋白尿，呈酱油色，慢性溶血时尿内含铁血黄素增加。⑨ 24 h 粪中粪胆原排出量增加。⑩在遗传性球形红细胞增多时，红细胞渗透脆性增加，地中海贫血时渗透脆性降低。

2. 非溶血性高胆红素血症

骨髓内未成熟红细胞破坏过多，引起的旁路性高胆红素血症，此时循环中红细胞无溶血现象，见于严重贫血、先天性骨髓性卟啉症等。

（二）肝性黄疸

各种原因引起的肝脏对胆红素摄取、结合或排泌障碍所致。

1. 肝细胞对胆红素摄取障碍

肝细胞摄取胆红素能力不足，可能因为胆红素与白蛋白不易分离、胆红素不易透过肝细胞膜或 Y、Z 蛋白异常。其代谢特点是：血中非结合胆红素增高，血清胆红素定性试验呈间接阳性反应，尿内无胆红素，粪和尿排出的尿（粪）胆原偏低，无溶血征象，转氨酶正常。可见于下列原因：①由于肝细胞受损害（如病毒性肝炎或药物中毒），使肝细胞摄取非结合胆红素的功能降低。②新生儿肝脏的发育尚未完善，肝细胞内载体蛋白少，因而肝细胞摄取胆红素的能力不足。③ Gilbert 综合征。该病是一种先天性、非溶血性非结合胆红素增高症，可能由于肝细胞窦侧微绒毛对胆红素的摄取障碍所致，多发生于年长儿，亦可于婴儿或儿童期发病，除有长期间歇性黄疸外，常无明显症状。应用苯巴比妥能使血清胆红素降至正常水平。重型病例除肝脏对非结合胆红素的清除能力降低外，还发现肝组织内 UDP– 葡萄糖醛酸基转移酶活性降低。

2. 肝细胞对胆红素结合障碍

胆红素被肝细胞摄取后，在滑面内质网由葡萄糖醛酸转移酶催化，与葡萄糖醛酸结合，如果此酶缺乏或活力不足，均能影响结合胆红素的形成。其代谢特点是：血清非结合胆红素增高，呈间接阳性反应，尿内无胆红素，尿（粪）胆素原从粪和尿排出明显减少，多无贫血，转氨酶正常。可见于下列原因：①肝细胞受损害（如病毒性肝炎或药物中毒），使肝内葡萄糖醛酸生成减少或 UDP– 葡萄糖醛酸基转移酶受抑制。②新生儿肝内 UDP– 葡萄糖醛酸基转移酶的生成不足（在出生后 10 个月左右才趋完善）。③母乳性黄疸：可能与母乳内含有对 UDP– 葡萄糖醛酸转移酶有抑制作用的物质，也有学者认为因母乳内 β – 葡萄糖醛酸苷酶进入患儿肠内，使肠道内非结合胆红素生成增加有关，或是母乳喂养患儿肠道内使胆红素转变为尿、粪胆原的细菌过少所造成，其特点是非溶血性非结合胆红素升高，常

与生理性黄疸重叠且持续不退。婴儿一般状态良好，停母乳喂养 3 ～ 5 d 后，黄疸明显减轻或消退有助于诊断。④ Luce-Driscoll 综合征，又名暂时性家族性高胆红素血症，其发病机制与患儿母亲在妊娠末三个月血浆中出现抑制葡萄糖醛酸转移酶的物质有关，出生后即发生黄疸，血中胆红素可达 340 ～ 850 μmol/L（20 ～ 50 mg/dL），易发生胆红素脑病（核黄疸），如不及时治疗可危及生命。⑤ Crigler-Najjar 综合征：这是一种伴有胆红素脑病（核黄疸）的先天性非溶血性、家族性黄疸，分为 Ⅰ 型和 Ⅱ 型。Ⅰ型为重型，属常染色体隐性遗传，由葡萄糖醛酸转移酶完全缺如所致，一般在出生后 3 ～ 4 d 出现黄疸，血浆中非结合胆红素浓度很高，> 340 μmol/L（20 mg/dL），严重时可达 425 ～ 765 μmol/L（25 ～ 45 mg/dL），常规肝功能试验及肝组织学检查无明显异常，预后不良，绝大多数患儿在出生后18 个月内并发胆红素脑病（核黄疸），苯巴比妥治疗无效，光照疗法或可暂时降低血浆中非结合胆红素浓度；Ⅱ型为中型，又称 Arias 综合征，为常染色体显性遗传，系肝脏葡萄糖醛酸转移酶部分缺乏或活力低下所致，血浆中非结合胆红素浓度 < 340 μmol/L（20 mg/dL），黄疸多于生后不久出现，但有时直到儿童期或青春期才出现，胆红素脑病（核黄疸）罕见，苯巴比妥能降低血清中胆红素浓度，预后相对较好。

3. 肝细胞对胆红素排泄障碍

肝细胞内结合胆红素与胆固醇、胆汁酸盐、卵磷脂、水及电解质组成胆汁，通过高尔基复合体和微绒毛，分泌到毛细胆管。由于先天性或获得性原因导致肝细胞胆汁排泄障碍，结合胆红素排入毛细胆管受阻。"单纯的"或选择性胆红素分泌障碍极少见。其胆色素代谢特点是：血清内结合胆红素明显升高，呈直接阳性反应，尿中胆红素阳性，粪和尿内尿（粪）胆素原减少，大多数患儿伴有血清碱性磷酸酶升高和肝功能损害。常见疾病有：

（1）Dubin-Johnson 综合征，又称为慢性特发性黄疸，为遗传性结合胆红素增高 Ⅰ 型，属常染色体隐性遗传病，常有家族史，青年期发病居多，也可于儿童期发病。肝细胞对酚四溴酞钠（BSP）的排泄正常或中度潴留，90 min 后再次出现高峰，可能是由于肝细胞对胆红素和有机阴离子排泄有先天性缺陷，胆红素不能定向地向毛细胆管分泌而反流入血窦，使血清内结合胆红素增多，表现为间歇性黄疸，可转为良性过程，临床少见。

（2）Rotor 综合征，遗传性结合胆红素增高 Ⅱ 型，亦属常染色体隐性遗传，与 Dubin-Johnson 综合征相似，但肝脏外观不呈现黑褐色，肝细胞内无特异色素颗粒沉着，口服胆囊造影显影，肝细胞对 BSP 排泄障碍，90 min 后无再次升高，可能是由于肝细胞储存胆红素的能力降低所致，临床罕见。

（3）α₁ 抗胰蛋白酶缺乏性肝病，是遗传性 α₁ 抗胰蛋白酶缺乏引起的代谢性肝脏疾病，为常染色体隐性遗传，新生儿期即发生胆汁淤积性黄疸。

（4）家族性肝内胆汁淤积性黄疸：新生儿期即可起病，多于儿童期或青年期发病，反复性黄疸，伴有皮肤瘙痒、肝脾大、脂肪泻、发育不良、佝偻病等，血清总胆红素增高，以结合胆红素增高为主，血清碱性磷酸酶增高，胆固醇正常。

（5）病毒性肝炎或药物（如异烟肼、氯丙嗪、睾酮）等导致肝细胞排泌胆汁障碍，引起后天性肝内胆汁淤积，可能与自身免疫、滑面内质网功能受损、毛细胆管内胆汁受到抑制有关。

4. 肝细胞对胆红素的摄取、结合和胆汁分泌混合性障碍

胆色素代谢的任一环节发生障碍都有可能引起黄疸，但在疾病过程中，黄疸的发生，往往不是某单一环节障碍的结果，常涉及多个环节。可见于以下几种。

（1）肝细胞性黄疸。一旦肝细胞受损害，不仅可影响肝细胞对非结合胆红素的摄取、结合胆红素的形成，甚至影响到肝胆汁的分泌。其胆色素代谢变化也比较复杂，一方面肝细胞对非结合胆红素摄取障碍和结合胆红素生成减少，血清非结合胆红素增多，另一方面肝细胞分泌胆汁功能受损，肝胆汁分泌障碍，肝内胆汁淤积，或由于肝内小胆管炎，引起机械性阻塞，而使胆汁从肝细胞反流入血，而且分泌到毛细胆管的胆汁，亦可通过变性坏死的肝细胞或肝细胞之间的间隙反流入血，而使血清结合胆红素增多，因此胆红素定性试验可呈双相阳性反应，尿内胆红素阳性，由于排入肠道的胆汁减少，粪胆原和尿胆原多为减少。肝细胞损伤原因包括：病毒性肝炎、感染所致肝脏损害（先天性梅毒、弓形虫病、巨细

胞病毒、风疹病毒及某些细菌感染等）、中毒所致肝脏损害（包括物理、化学、生物因素等）、某些先天性代谢病（半乳糖血症、酪氨酸血症、肝豆状核变性）等。

（2）新生儿生理性黄疸。与以下原因有关：出生后，血液内原来过多的红细胞被破坏，非结合胆红素生成过多；肝细胞内载体蛋白–Y蛋白少，肝细胞摄取非结合胆红素的能力不足；肝细胞内胆红素葡萄糖醛酸基转移酶生成不足，结合胆红素生成少；肝细胞胆汁分泌器发育不完善，对肝胆汁分泌的潜力不大；肠肝循环增加。此种黄疸以血清非结合胆红素增多为主，如无先天性胆红素代谢缺陷，可以逐渐消退。

（3）药物性黄疸。药物可干扰胆红素代谢，也可发生免疫性肝损害，通过停药、休息和保肝治疗后，一般很快可以痊愈。

（三）肝后性黄疸

胆汁由胆管排入肠道受阻，导致阻塞上部的胆管内大量的胆汁淤积，胆管扩张，压力升高，胆汁通过破裂的小胆管和毛细胆管而流入组织间隙和血窦，引起血内胆红素增多（胆汁酸盐也进入血循环），产生黄疸。常见于结石、寄生虫、胆管炎症、肿瘤或先天畸形等，使胆道狭窄或阻塞。其胆色素代谢特点是：血清结合胆红素明显增多，尿内胆红素阳性，尿胆原和粪胆原减少，如胆道完全阻塞，尿（粪）胆原可以没有，但是阻塞上部胆道有感染，结合胆红素可被细菌还原为尿（粪）胆原，吸收入血由肾脏排出。此外胆汁排泄不畅，长期淤积，可导致肝功能损伤影响非结合胆红素在肝脏的代谢。

四、诊断

首先必须明确有无黄疸，然后根据病史、体征、实验室检查对黄疸病因做进一步分析。

（一）病史

黄疸发病缓急、发病年龄，持续黄疸还是呈间歇性，是否进行性加重，有无皮肤瘙痒，是否伴随畏寒、发热，有无恶心、呕吐、食欲缺乏、腹痛、腹胀等消化道症状，有无尿及粪便颜色的改变，有无肝炎接触史、输血史、用药史、毒物接触史，既往有无类似发作史，是否有家族遗传病史。

（二）体征

皮肤黄疸的程度，是苍黄或暗黄，口唇和睑结膜的颜色，有无抓痕，有无瘀斑、瘀点、肝掌、蜘蛛痣等，腹部有无压痛、反跳痛、腹肌紧张，有无肝脾大，有无水肿、腹水，有无意识状态及肌张力改变，有无淋巴结肿大。

（三）实验室检查

1. 肝功能试验

肝功能试验是最重要的实验室检查。①胆红素测定可帮助明确是否黄疸，区分非结合胆红素增高性黄疸与结合胆红素增高性黄疸；尿胆红素、尿胆原、粪中尿胆原测定有助鉴别溶血性黄疸、肝细胞性黄疸及梗阻性黄疸。②在血清酶学方面，肝细胞坏死时主要是转氨酶升高，胆汁淤积时以碱性磷酸酶、5–核酸磷酸酶、亮氨酸氨基肽酶升高为主，转氨酶升高大于正常值4~5倍，伴轻度碱性磷酸酶升高，提示弥漫性肝细胞病变如病毒性肝炎，而碱性磷酸酶升高大于正常值3~5倍，则提示存在胆汁淤积。

2. 血液检查

①全血细胞计数、网织红细胞计数、外周血涂片、红细胞渗透脆性实验、溶血实验协助诊断溶血性黄疸。②血脂测定反映肝细胞的脂质代谢功能及胆系排泄功能。胆汁淤积时胆固醇和甘油三酯均可增高；肝细胞损伤严重时，胆固醇水平可降低。③血浆凝血酶原时间测定：胆汁淤积性黄疸时，肌注维生素K可使延长的凝血酶原时间恢复或接近正常。严重肝病时凝血酶原合成障碍，凝血酶原时间延长，即使注射维生素K亦不能纠正。④肝炎标志物及AFP检测有助于病毒性肝炎及肝癌诊断。

（四）辅助检查

1. 腹部超声检查

该检查安全方便，可重复进行，故可作为黄疸鉴别诊断的首选方法。肝门及肝门以下梗阻时，肝内

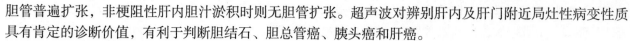

胆管普遍扩张，非梗阻性肝内胆汁淤积时则无胆管扩张。超声波对辨别肝内及肝门附近局灶性病变性质具有肯定的诊断价值，有利于判断胆结石、胆总管癌、胰头癌和肝癌。

2. 电子计算机体层扫描（CT）

高密度的分辨率以及层面扫描使其以图像清晰、解剖关系明确的特点成为肝、胆、胰等腹部疾病的主要检查方法，对了解有无胆管扩张以及占位性病变有较重要参考价值。

3. 磁共振成像（MRI）

因其具有较高的软组织分辨率，并能多方位、多序列成像，故常常能更清楚地显示病变的部位和性质。磁共振胰胆管造影（MRCP）能更好地显示胰胆管直径、走向及有无梗阻等，因此对梗阻性黄疸更具有诊断价值，甚至可替代有创性 ERCP 检查。

4. 经十二指肠镜逆行胰胆管造影（ERCP）和经皮肝穿刺胆管造影（VFC）

两者都可显示胆管梗阻部位、梗阻程度以及病变性质，但 ERCP 较 PTC 创伤性小，当无胆管扩张时，ERCP 显示胆管的成功率高，并能了解胰腺病变对胆管的影响。FFC 更适用于高位胆管梗阻的诊断。

5. 内镜和上消化道钡餐检查

如发现食管胃底静脉曲张有助于诊断肝硬化及其他原因所致的门脉高压。低张十二指肠造影可通过观察十二指肠形态了解十二指肠和胆囊、胆总管以及胰腺的关系，有助于辨别胆总管下端、胰头和壶腹癌。超声内镜有助于发现由十二指肠乳头癌、胆管癌或胰腺癌所致黄疸，经超声内镜细针穿刺进行胰腺活体组织学检查更有助于确定胰腺疾病性质。

6. 放射性核素检查

静脉注射放射性核素或其标记物，利用肝摄取并可经胆汁排泄的原理，进行示踪图像分析，利用组织间放射性核素浓度差异提示病变部位，甚至包括功能代谢方面的变化，从而提高对肝内占位性病变的诊断准确率。

7. 肝穿刺活体组织学检查

常用于慢性持续性黄疸的鉴别，尤其对遗传性非溶血性黄疸的鉴别更有价值。对有肝内胆管扩张者不宜进行，以免并发胆汁性腹膜炎。

8. 腹腔镜和剖腹探查

腹腔镜很少用于黄疸的鉴别诊断，仅在少部分诊断十分困难的病例可考虑应用，但应十分谨慎。腹腔镜直视下进行肝穿较安全，比盲目穿刺更具诊断价值。如经多项认真检查仍不能明确诊断，而且疑有恶性病变时也可考虑剖腹探查以免延误治疗时机。

五、鉴别诊断

黄疸仅是一种临床表现，其涉及的疾病较多，而且某些疾病可同时兼有不同的机制，这就需要结合病史、临床症状、体征，以及实验室检查等进行综合分析，找出引起黄疸的原因。确定皮肤黄染为黄疸后，分析属于溶血性黄疸、肝细胞性黄疸、梗阻性黄疸。如为溶血性黄疸，进一步判断是血管内溶血，还是血管外溶血；如为肝细胞性黄疸，进一步判断是先天性，还是获得性；如为梗阻性黄疸，需进一步判断引起梗阻的疾病性质。溶血性黄疸、肝细胞性黄疸及梗阻性黄疸的鉴别见表 1-3。

表 1-3　溶血性黄疸、肝细胞性黄疸及梗阻性黄疸的鉴别

	溶血性黄疸	肝细胞性黄疸	梗阻性黄疸
病史特点	多有引起溶血因素、家族史、类似发作史	肝炎接触史、输血史、肝损药物应用史	反复发作或进行性加重
皮肤瘙痒	无	肝内胆汁淤积患儿可出现	常有
消化道症状	无	明显	轻重不一
腹痛	急性大量溶血时有	可有肝区隐痛	较多明显

	溶血性黄疸	肝细胞性黄疸	梗阻性黄疸
肝脏	可稍大、软、无压痛	肝大，急性肝炎时质软，明显压痛；慢性时质硬，压痛不明显	多不肿大，可有压痛
脾脏	肿大	多有肿大	多不肿大
血常规检查	贫血、网织红细胞增多	可有贫血、白细胞下降、血小板减少	白细胞增加
总胆红素	增加	增加或明显增加	增加或明显增加
非结合胆红素	增加	增加	增加
结合胆红素	正常，后期可增加	增加	明显增加
结合胆红素 / 总胆红素	< 15%	> 30%	> 50%
尿中胆红素	阴性	阳性或阴性	强阳性
尿中胆素原	增多	不定	减少或无
粪中胆素原	增多	多无改变	减少或消失
谷丙转氨酶	正常	明显增加	正常或轻度增加
碱性磷酸酶	正常	正常或轻度增高	明显增高
γ - 谷氨酸转肽酶	正常	可增高	明显增高
凝血酶原时间	正常	延长，不易被维生素 K 纠正	延长，能被维生素 K 纠正
胆固醇	正常	轻度增加或降低	明显增加
絮状试验	正常	阳性	多为阴性
血浆蛋白	正常	白蛋白降低，球蛋白增加	正常
特殊检查	骨髓象、溶血试验	肝组织活检	B 超、CT、ERCP

第二章　儿科疾病的常用治疗方法

第一节　退热疗法

一、发热

（一）发热的原因

可分四种。

1. 发热物质作用于体温中枢引起，如感染、恶性肿瘤、变态反应等。

2. 不适当的保育环境，如室温过高、衣着过多等影响热的散发。

3. 热散发障碍，如无汗症、热射病等。

4. 体温中枢异常，如中枢神经系统疾病等。

在这些发热原因中，婴幼儿以感染、恶性肿瘤、不适当的保育环境为主。

（二）热型

在儿科，大多数发热为短期内容易治愈的感染性疾病所致（以上呼吸道感染为甚），少数患儿发热可持续较长时间，发热持续达 2 周称为长期发热。对原因不明的发热应明确热型，必要时可暂时停止某些治疗以观察热型。一日中体温差在 1℃以上，最低体温在 37℃以上的发热叫弛张热，多见于败血症、心内膜炎、尿道感染等；日体温差在 1℃以下的持续性高热叫稽留热，多见于川崎病、恶性肿瘤等；体温下降后热度又升高称双峰热，多见于麻疹、脊髓灰质炎、病毒性脑膜炎等。

（三）发热的病理生理

发热通常作为机体对感染微生物、免疫复合物或其他炎症因子反应的结果，急性呼吸道感染（ARI）患儿发热常见于病毒或细菌感染时。机体对入侵的病毒或细菌的反应，是通过微循环血液中的单核细胞、淋巴细胞和组织中的巨噬细胞释放的化学物质细胞因子来完成的，这些细胞因子具有"内源性致热原"的作用，包括白细胞介素 –1（IL–1）、白细胞介素 –6（IL–6）、肿瘤坏死因子。（TNF–α）及干扰素。在这些致热原刺激下，丘脑前区产生前列腺素 E_2，通过各种生理机制，使体温调控点升高。

（四）发热对机体的影响

发热是机体的适应性反应，是机体的抗感染机制之一。许多研究显示，发热时机体各种特异和非特异的免疫成分均增加，活性增强，如中性粒细胞的移行增加并产生抗菌物质，干扰素的抗病毒及抗肿瘤活性增加，T 细胞繁殖旺盛。

发热也存在有害的一面，如发热可产生头痛、肌肉疼痛、厌食及全身不适等；在一些难以控制的炎症反应中（如内毒素休克），发热还可加剧炎症反应；身体衰弱或有重症肺炎或心衰的患儿，发热可增加氧耗量和心排血量，并可加重病情；5 岁以下小儿有引起高热惊厥的危险，体温高于 42℃能导致神经系统永久损害。

二、退热疗法

（一）退热治疗的指征

退热治疗的主要功用是改善患儿身体舒适度，原则上对于极度不适的患儿使用退热治疗会对病情改善大有帮助。是否给予退热治疗，需要在权衡其可能的利弊而决定。一般在 38.5 ~ 39℃之间可给予中成药退热，39℃以上患儿应用解热抗炎药，有多次高热惊厥史者，应控制体温并应用镇静剂。同一种解热剂反复应用时，原则上应间隔 4 ~ 6 h，在 4 ~ 6 h 之内需再度使用解热剂时应改用其他的解热剂；解热剂起效时间为 20 ~ 40 min。

（二）物理降温

物理降温是指采用物理方法如冷敷、温水浴或酒精浴等方法使体表温度降低的一种手段。世界卫生组织曾专门对 ARI 伴发热的患儿做了专门研究，证明这些传统的物理降温方法不仅无效，反而可导致全身发抖，且酒精还可经儿童皮肤吸收产生中毒症状。显然，这样做便违反了热调定的生理机制。只有用药来降低下丘脑的调定点，才能使体温下降。但在某些特定条件下，如体温高于 41℃时，急需迅速降低体温，此时温水浴可作为退热治疗的辅助措施。

（三）药物退热

药物退热即应用非甾体抗炎免疫药（NSAIIDs）退热。NSAIIDs 是一类非同质且具有不同药理作用机制的化合物。其临床药理学特征为：起效迅速，可减轻炎症反应，缓解疼痛和改善机体功能，但无病因性治疗作用，也不能防止疾病的再发展及并发症的发生。NSAIIDs 主要药理作用为抑制环氧化酶活性，阻断前列腺素类物质（PGs）的生物合成，某些 NSAIIDs 对中性粒细胞的聚集、激活、趋化及氧自由基的产生有抑制作用，这亦为其发挥抗炎作用机制之一。根据化学特点 NSAIIDs 分为：水杨酸类（乙酰水杨酸、阿司匹林精氨酸等）、丙酸类（萘普生、布洛芬等）、乙酸类（双氯灭痛、痛灭定等）、灭酸类（氯灭酸、氟灭酸等）、喜康类（炎痛喜康、湿痛喜康等）、吡唑酮类（保泰松、对乙酰氨基酚等）。下面将儿科常用的几种解热抗炎药介绍如下。

1. 乙酰水杨酸

乙酰水杨酸又名阿司匹林。它可抑制前列腺素合成酶，减少 PGs 的生成，因而具有抗炎作用。此外尚可通过抑制白细胞凝聚、减少激肽形成，抑制透明质酸酶、抑制血小板聚集及钙的移动而发挥抗炎作用。生理剂量的 PGs 可抑制绝大部分与 T 细胞有关联的细胞免疫功能。NSAIIDs 抑制 PGs 的产生，故可促进淋巴细胞的转化与增殖，刺激淋巴因子的产生，激活 NK 细胞和 K 细胞的活性，增加迟发型变态反应。内热原可使中枢合成和释放 PGs 增多，PGs 再作用于体温调节中枢而引起发热。阿司匹林由于抑制中枢 PGs 合成而发挥解热作用；PGs 具有痛觉增敏作用，增加痛觉感受器对缓激肽等致痛物质的敏感性，且 PGE、PGE_2 等也有致敏作用，阿司匹林由于减少炎症部位 PGs 的生成，故有明显镇痛作用。

阿司匹林口服后小部分在胃、大部分在小肠迅速吸收，服后 30 min 血药浓度明显上升，2 h 达高峰。剂量：解热时每次 5 ~ 10 mg/kg，发热时服 1 次，必要时每天 3 ~ 4 次；抗风湿时用 80 ~ 100 mg/（kg·d）；川崎病急性期时用 30 ~ 50 mg/（kg·d），退热后用 10 ~ 30 mg/（kg·d），每一疗程 2 ~ 3 个月，有冠状动脉瘤应持续服至冠状动脉瘤消失，剂量为 5 mg/（kg·d）。

短期应用不良反应较少，用量较大时，可致消化道出血；流感和水痘患儿应用阿司匹林可发生 Reye 综合征，故 WHO 对急性呼吸道感染引起发热患儿不主张应用此药。此药尚有赖氨酸阿司匹林复方制剂可供肌内或静脉注射；剂量每次 10 ~ 15 mg/kg。

2. 对乙酰氨基酚

对乙酰氨基酚又名扑热息痛，为非那昔丁的代谢产物，解热作用与阿司匹林相似，但很安全，因此，WHO 推荐作为儿童急性呼吸道感染所致发热的首选药。临床上一般剂量无抗炎作用，因它只可抑

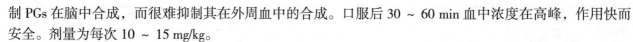

制 PGs 在脑中合成，而很难抑制其在外周血中的合成。口服后 30 ~ 60 min 血中浓度在高峰，作用快而安全。剂量为每次 10 ~ 15 mg/kg。

3. 萘普生

此药可抑制花生四烯酸中的环氧酶，减少 PGs 的形成，具有抗炎、解热、镇痛作用，并影响血小板的功能，其抗炎作用是阿司匹林的 5.5 倍，镇痛作用为阿司匹林的 5 倍，解热作用为阿司匹林的 22 倍，是一种高效低毒的消炎、镇痛及解热药物。口服后 2 ~ 4 h 血药浓度达高峰，半衰期为 3 ~ 14 h，对各种疾病引起的发热和疼痛均有较好的解热镇痛作用，用于类风湿性关节炎，其有效率可达 86% 以上。尤其适用于贫血、胃肠疾病或其他原因不能耐受阿司匹林、布洛芬等疾病患儿，剂量为每次 5 ~ 10 mg/kg，每日 2 次；学龄儿童每日最大剂量不得超过 1 000 mg。

4. 布洛芬

布洛芬是目前唯一能安全用于临床的抗炎症介质药物。布洛芬为环氧化酶抑制剂，既抑制前列腺素合成，又可抑制肿瘤细胞因子的释放；既可解热、镇痛，又有明显抗炎作用。可防治急性肺损伤，减少急性呼吸窘迫综合征产生，可用于急性感染及感染性休克的治疗；同时影响免疫功能。口服后 1 ~ 2 h 血浆浓度达高峰，血浆半衰期 2 h；常用剂量每次 5 ~ 10 mg/kg。长期应用亦可致胃溃疡、胃出血等。

5. 双氯芬酸

双氯芬酸为强效消炎、镇痛、解热药。其消炎、镇痛、解热作用较阿司匹林强 20 ~ 50 倍。口服后 1 ~ 2 h 血中浓度达高峰，口服每次 0.5 ~ 1.0 mg/kg，儿童一次剂量不超过 25 mg，每日 3 次；肌内注射同口服剂量，每日 1 次。

6. 尼美舒利

化学名为 4- 硝基 -2- 苯氧基甲烷磺酰苯胺，具有明显的抗炎、解热和镇痛作用。其机制为：①选择性抑制环氧化酶的活性。②抑制白三烯产生。③抑制蛋白酶活性。④抑制炎症细胞因子介导的组织损伤。⑤抑制自由基产生。该药对发热、呼吸道感染、类风湿性关节炎等具有明显的治疗作用，不良反应发生率低。剂量为每次 2 ~ 5 mg/kg，每日 2 次，儿童最大剂量 1 次不超过 100 mg。

7. 氨基比林

20 世纪 80 年代以来国内外已将其淘汰，但其复方制剂如复方氨基比林、安痛定在我国仍在应用。氨基比林注射，其解热镇痛作用甚为显著，但过量易致虚脱，甚至休克，且应用后有可能导致颗粒白细胞减少，有致命危险，其发生率远远高于氯霉素。安替比林除过量引起休克外，易产生皮疹、发绀，故两者在儿童不宜应用。

第二节　氧气疗法

氧气疗法（简称氧疗）是儿科临床的重要治疗措施，正确的应用可有效地提高血氧分压改善机体的缺氧，而应用不当不仅影响其效果，还可能带来各种危害。现将小儿氧疗的有关问题介绍如下。

一、氧疗的适应证

凡可引起低氧血症或有组织缺氧者均为氧疗的适应证。如：①各种原因所致的呼吸功能不全，包括呼吸系统疾患所引起的和其他系统疾患影响呼吸中枢者。②循环功能不全，包括各种原因所致的心力衰竭及休克。③严重贫血。④循环血量不足，由于急性失血或脱水所致。

（一）临床指征

1. 发绀。

2. 烦躁不安：是严重缺氧的重要表现，常伴有心率加快。

3. 呼吸异常：包括呼吸过快、过缓、费力或新生儿期出现的呼吸暂停。

4. 休克、心力衰竭、颅高压综合征。

5. 严重高热或伴有意识障碍。

6. 严重贫血。

（二）血气指标

1. 动脉血氧分压（PaO_2）< 8.0 kPa（60 mmHg）。

2. 动脉血氧饱和度（SaO_2）< 90%。

（三）氧疗的作用

氧疗的作用是提高氧分压，改善人体的氧气供应，减轻因代偿缺氧所增加的呼吸和循环的负担。缺氧改善的指标为发绀消失，面色好转，患儿由烦躁转为安静、心率减慢，呼吸情况改善；血气指标为：PaO_2 维持在 8.0 ~ 11.3 kPa 之间，SaO_2 > 90%。新生儿、早产儿易有中毒倾向，PaO_2 以不超过 10.6 kPa（80 mmHg）为宜，而循环不良患儿组织缺氧明显，应尽量维持在 10.6 kPa 以上。

二、常用氧疗方法

（一）鼻导管给氧

多用于中度缺氧的患儿。一般将鼻导管放入鼻内约 1 cm，氧流量一般按：婴儿每分钟 0.5 L，学龄前儿童每分钟 1.0 L，学龄儿童每分钟 1.5 L，可使吸入氧浓度达 30% 左右。

优点：简便、易行、舒适。

缺点：吸入氧浓度不高（≤ 30%），双侧鼻导管或双侧鼻塞，可使吸入氧浓度明显升高，但缺点是鼻腔堵塞，不易让患儿接受，而且患儿张口呼吸，使吸氧效果受影响。

（二）面罩给氧

分开放式面罩和闭式面罩两种，小儿一般用开放式面罩，使用时将面罩置于口鼻前略加固定，不密闭，口罩距口鼻位置一般 0.5 ~ 1 cm，氧流量宜 > 5 L/min，以免造成罩内 CO_2 潴留，吸氧浓度（FIO_2）可达 40% ~ 50%。此法优点是简单、方便，可获较大吸氧浓度；缺点是面罩位置不易固定，影响吸氧浓度且耗氧量大。

（三）头罩给氧

用有机玻璃制成，整个头部放在匣内。用于婴幼儿或不合作的患儿，应注意防止患儿皮肤受损。氧流量为 4 ~ 6 L/min，FIO_2 可达 50% ~ 60%。

优点：舒适、氧浓度可依病情调节，并可保持一定湿度。

缺点：不适应发热或炎热季节使用，耗氧量大。

（四）持续呼吸道正压给氧（CPAP）

CPAP 是在自主呼吸的前提下给予呼吸末正压，目的是防止肺内分流（动静脉短路），纠正严重的低氧血症。应用指征是当严重的低氧血症用普通吸氧方式且 FIO_2 > 60% 而仍不能达到氧疗目标时。临床用于 RDS、ARDS、肺出血、肺水肿以及机械呼吸停机前的过渡。

三、氧疗的注意事项

（一）解决小儿的缺氧不能只靠供氧

除原发病的治疗外，在给氧的同时，还应特别注意改善循环功能和纠正贫血。

（二）氧气需湿化

不论何种方式给氧，氧气均需湿化，即吸入前必须经过湿化水瓶。

（三）慢性呼吸功能不全患儿

长期的二氧化碳潴留已不能刺激呼吸，缺氧是刺激呼吸的主要因素。要防止给氧后由于缺氧刺激的解除而引起呼吸抑制，故一般只给小流量、低浓度氧气吸入，必要时检查血液 $PaCO_2$，以防二氧化碳潴留加重引起的昏迷。

（四）预防氧疗的不良反应发生

当患儿缺氧情况好转后，应及时停止吸氧。不恰当的过高浓度（60% 以上），过长时间（24 h 以上）吸氧，特别是应用呼吸机时，要注意氧中毒。

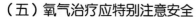

（五）氧气治疗应特别注意安全

治疗环境内要防火、防油，平时要检查氧气开关，勿使漏气。

四、氧疗的不良反应

（一）氧中毒肺损害

长期高浓度吸氧（$FIO_2 > 60\%$）可造成中毒性肺损害。临床表现为呼吸困难、胸闷、咳嗽、咯血、呼吸窘迫等。病理改变为肺泡壁增厚、肺间质水肿、炎性细胞浸润，肺泡上皮增生，黏膜纤毛功能抑制，肺透明膜形成等。此种损害在大儿童是一种可逆性的，降低 FIO_2 可恢复。但在新生儿和早产儿则是不可逆的肺损害，导致"支气管肺发育不良"。故一般主张吸氧浓度：轻、中度缺氧为 30% ~ 40%，严重缺氧为 50% ~ 60%，$FIO_2 > 60\%$ 的高浓度吸氧不超过 24 h，纯氧吸氧不超过 6 h，病情好转后及时减低吸氧浓度。

（二）晶状体后纤维增生

动脉血氧分压持续高于正常（$PaO_2 > 13.33$ kPa）致视网膜动脉 PO_2 持续增高，对体重 < 2 000 g 的早产儿可造成晶体后纤维增生症。

第三节　雾化吸入疗法

雾化吸入疗法是通过特定方式将药物溶液或粉末分散成微小的雾滴微粒，使其悬浮于气体中，然后吸入呼吸道以达到治疗的目的。近年来，雾化疗法进展很快，特别是对呼吸道感染、哮喘的治疗，疗效明显。

一、影响雾化吸入效果的主要因素

雾化吸入的理想效果是药物雾化微粒能沉着在需治疗的各级支气管而产生药理作用，而药物雾化微粒的沉着与以下因素有关。

（一）药物雾化微粒的大小

药物微粒的气体动力学直径（即微粒的物理直径与密度平方根的乘积）是影响其沉着部位的重要因素。直径在 1 ~ 5 μm 的气雾微粒最容易在下呼吸道沉着。直径 < 1 μm 时，易随呼吸运动呼出，而直径 > 5 μm 时，则易沉着在上呼吸道。

（二）患者呼吸的模式

快而浅的呼吸，气体吸入速度快（如哮喘急性发作时），药物雾化微粒沉着在上呼吸道的数量增多，沉着在下呼吸道的数量减少，故治疗效果不佳。相反，缓慢而深的呼吸能使沉着肺泡和终末细支气管的药物雾化微粒数量增多，在吸气末作短暂屏气 1 ~ 2 s 后，可使沉着量增多。从而提高雾化吸入治疗效果。因此，理想的呼吸模式应该是在功能残气位（即平静呼气后）缓慢深吸气，并在吸气末作屏气，以增加药物微粒由于自身重力沉着于下呼吸道的量。在作雾化吸入时，特别是使用定量雾化吸入时，应教会患者这种呼吸形式。

（三）雾化药物的理化性状

气管和支气管黏膜表面覆盖着假复层柱状纤毛上皮细胞，纤毛运动可将气道内的异物或分泌物运动至气道管口咳出，使呼吸道始终保持清洁通畅，对肺起着积极的防御作用。因此，用作雾化的药物除无刺激性外，还必须要有适合的温度和 pH 值，如果药液的 pH 值 < 6.5，纤毛运动会停止。

二、雾化吸入的优点

（一）起效快、疗效好

药物随气体直接进入呼吸道，很快作用于气管内的各种神经受体，解除呼吸道痉挛；同时由于是局部用药，使局部药物浓度大，疗效迅速，缩短治疗时间。

（二）用药量小，不良反应少

雾化吸入疗法的药物剂量，仅是全身用药量的 1/2 ~ 1/5，有利于节省药物减少对全身的毒副作用。

（三）湿化、清洁呼吸道

使用药物溶液经雾化后吸入，可保持呼吸道应有的湿度和湿化的程度，解除支气管痉挛，减少气道阻力，清洁呼吸道分泌物，有利于分泌物的排出。

三、雾化吸入器的类型及使用方法

（一）超声雾化吸入器

由振荡器和雾化装置两部分组成，振荡器产生电磁振荡，经电缆接到雾化装置中的压电晶片上，在高频电压作用下，产生同频率的轴向振动，使电磁能转变为机械能，产生超声波。由于超声波在液体表面的空化作用，破坏液体表面的张力和惯性而产生雾滴，其雾滴大小与振荡频率成反比，频率越高，雾滴越小。频率在 1.5 赫兹时，超声雾化器产生雾滴的直径约 25% 在 2.5 μm 以下，65% 在 2.5 ~ 5 μm，即 90% 左右的雾滴直径在 5 μm 以下，能直接吸入到终末细支气管和肺泡，因此该频率最适合临床雾化吸入治疗的要求。

（二）气动雾化器

利用压缩空气作为动力，当气体向一个方向高速运动时，在其后方或四周形成负压，在其前方由于空气阻力而产生正压，使药液在通过喷射器的细管成雾状喷出，雾粒运动的速度行程与气源压力成正比，雾粒的粗细、雾量的大小与气源压力、喷射器细管的直径、前方受阻物质的表面形态、粗细的过滤程度、液体的黏稠度等因素有关。气源压力：一般气体需 3 ~ 5 kg，若用氧气作气源则氧流量需每分钟 8 ~ 10 L。此类雾化器的优点是仅要求患者用潮气量呼吸，不需特殊的训练，对儿童较适合，对 3 岁以下的婴幼儿可辅以面罩吸入。缺点为耗氧量大，且雾滴的大小受气源量的影响较大。

（三）手压式定量雾化器（metered-dose inhaler，MDI）

药物溶解或悬浮在液体混合推进剂内，放在密封的气筒内，内腔高压，当按压雾化器顶部时，利用其氯氟碳引发正压力，药物即由喷嘴喷出。一般雾滴直径为 2.8 ~ 4.3 μm。目前临床上主要用于哮喘患儿，常用的有必可酮、喘乐宁等。但此雾化需用手操作，且需熟练掌握使用技巧，故婴幼儿使用时，往往达不到理想的效果，现特设计了一种贮雾器，可弥补这一不足。

（四）碟式吸纳器

这是一种用以装有干粉末吸入药物，帮助其被吸入呼吸道的干粉雾化吸入器，临床常用的产品为"旋达碟"常用于治疗哮喘；常用药物为必酮碟、喘宁碟等。适用于儿童。

（五）呼吸激动定量干粉吸入器

此为 Astra 公司最近推出的新吸入器，商品名为"都保"。将药物放在有一特殊开口的药瓶中，药物通过开口在患儿吸气时进入呼吸道。3 岁以下儿童使用较困难。

四、雾化治疗的常用药物

（一）平喘药

目前世界上哮喘治疗方案都采用吸入治疗。比较常用的药物有必可酮和喘乐宁气雾剂和特布他林气雾剂等。

（二）抗微生物药物

1. 抗生素

目前普遍认为，多数抗生素制剂本身对气道有刺激作用，可导致气管痉挛；而且，其抗菌效果不佳并容易产生耐药性等。临床上普遍认同的抗生素有庆大霉素、卡那霉素、新霉素等。亦可用青霉素、苯唑青霉素、异烟肼等，其雾化剂量以常用肌内或静脉注射剂量的 1/2 ~ 1/4 计算。

2. 抗真菌药

这是雾化吸入治疗呼吸道真菌感染值得研究的一个方面，可减少全身应用抗真菌药所致的毒、不良

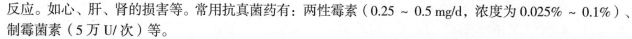

反应。如心、肝、肾的损害等。常用抗真菌药有：两性霉素（0.25 ~ 0.5 mg/d，浓度为 0.025% ~ 0.1%）、制霉菌素（5 万 U/ 次）等。

3. 抗病毒药

临床上常用的抗病毒药有利巴韦林和干扰素等。剂量为：利巴韦林，每日 10 ~ 20 mg/kg，分 2 ~ 4 次，共 5 d；干扰素，2 万 U/ 次，每日 2 次。

（三）祛痰药

祛痰药经雾化吸入有局部刺激作用，且长期吸入可溶解肺组织，故应尽量少用。对一般黏稠痰液，可用生理盐水或 2% ~ 4% 碳酸氢钠雾化，利用其高渗性吸收水分，使痰液变稀，利于咳出或吸收。如果无效，可试用。α - 糜蛋白酶 1 ~ 2 mg/ 次。

（四）其他药物

除上述药物外，临床上还应用了许多药物治疗疾病均有一定的疗效。如酚妥拉明、硝普钠、速尿等吸入治疗哮喘；雾化吸入维生素 K_3、肝素、利多卡因等治疗毛细支气管炎；板蓝根、鱼腥草治疗上呼吸道感染；雾化吸入初乳分泌型蛋白 A 可治疗病毒性肺炎等。总之，雾化吸入药物的选择应根据病情加以选择。

五、雾化吸入的不良反应

雾化吸入时的过度增湿和体温调节障碍。其他如口腔干燥、咽痛、声嘶及霉菌感染等，一般不影响治疗。

第四节　光照疗法

光照疗法简称光疗，是在光作用下，将脂溶性未结合胆红素转化为一种水溶性的异构体，从而降低血清未结合胆红素的方法。此法简便易行，不良反应少，效果明显。自 20 世纪 80 年代初国内已普遍开展。

一、光疗原理

胆红素能吸收光线，在光的作用下，未结合胆红素由 IX aZ 型转化为水溶性的同分异构体 IX aE 型和光红素，该异构体能经胆汁排泄至肠腔或从尿中排出，从而使血清胆红素浓度降低。胆红素吸收光线的波长在 450 ~ 460 nm 作用最强，由于蓝光的波长主峰在 425 ~ 475 nm 之间，故认为是最好的光源，一般均采用蓝光照射。Vecch 等认为波长超过 500 nm 时仍有效，且光穿入皮肤深度增长，对人体更为有利。绿光波长主峰在 510 ~ 530 nm 之间，经临床试用，胆红素平均下降值及下降幅度大于蓝光，不良反应较蓝光小。无蓝光或绿光灯管时，白光也有一定效果，因白光含有一定比例各种色彩的光谱，包括蓝光和绿光。但波峰较低，疗效略差。

二、光疗指征及适应证

（一）光疗指征

1. 凡患儿总胆红素达 204 ~ 255 μmol/L 以上，早产儿 170 μmol/L 以上者，在检查病因的同时开始光疗。

2. 生后 24 h 内出现黄疸且进展较快者，不必等胆红素达 204 ~ 255 μmol/L 便可进行光疗。

3. 产前已确诊为新生儿溶血病者，生后一旦出现黄疸即可开始光疗。

4. 早产儿合并其他高危因素者胆红素达 102.6 μmol/L 开始光疗。

5. 胆红素达 342 μmol/L 以上需换血者，在做换血准备工作时应争取光疗，换血后应继续光疗，以减少换血后胆红素的回升以致再次换血。光疗不能代替换血，因不能去除抗体、致敏红细胞，也不能纠正贫血，早期预防和治疗可减少换血的机会。

（二）光疗适应证

用于各种原因所致的高未结合胆红素血症。如同族免疫性溶血病（母婴 Rh、ABO 血型不合）G-6-

PD 缺乏，感染、血肿，Crigler-Najjar 综合征等。但当血未结合胆红素 > 342μmol/L 时可影响肝脏排结合胆红素的功能，发生瘀胆，当结合胆红素达 68.4μmol/L 时可引起青铜症，应禁用光疗。

三、光疗方法

分单光治疗、双光治疗及毯式光纤黄疸治疗仪三种。

（一）单光治疗

适用于预防性治疗。用 20 W 或 40 W 蓝光或绿光荧光屏光灯 6 ~ 8 只，呈弧形排列于上方，形成如地灯，灯管间距 2.5 cm，灯管距患儿 35 ~ 40 cm。患儿需裸体，每隔 2 ~ 4 h 翻身一次，天冷可睡于暖箱内照光，但应去掉有机玻璃箱盖，以增加蓝光（绿光）照射强度。天热可置于开放暖箱内，周围环境温度维持在 30℃左右。目前一般开放或闭式暖箱上方已配备有蓝光装置。

（二）双光治疗

适用于胆红素已达高胆红素血症的诊断标准的治疗。常选用蓝光箱治疗，箱内上下均有 6 只荧光管，排列呈弧形，灯管间距 2.5 cm，上方距患儿 35 cm，下方距患儿 25 cm，患儿睡在箱中央有机玻璃板上。疗效优于单光治疗。

（三）毯式光纤黄疸治疗仪

适用于母婴同室母乳喂养的早期新生儿或家庭治疗。治疗仪包括一个主机（体积 24 cm × 10 cm × 21 cm）和一个由一条 4 英尺长的纤维光缆连接的光垫。光垫直接贴于婴儿的胸部或背部，其外包裹衣被，不妨碍喂奶、输液和护理。光垫虽直接与皮肤接触，但几乎不产生热，也不直接照射脸部，不良反应很小。缺点是照射面积较小。

四、光疗照射时间

分连续照射和间歇照射两种。间歇照射方法各异，有的照 6 ~ 12 h 停 2 ~ 4 h，有时照 8 h 停 16 h，有时照 12 h 停 12 h，间歇照射与连续照射效果并无差别，但前者可减少不良反应，临床一般选用间歇照射。疗程一般 2 ~ 3 d，发病早，程度重，病因未消除者需适当延长，待胆红素降至 220.5μmol/L 以下可停止光疗。

五、光疗注意事项

1. 充分暴露小儿皮肤，使之有较大接触面积。一般需裸体，用黑布遮住双眼，防止损伤视网膜；用尿布遮盖生殖器，防止损伤生殖器功能，尿布只垫在肛门至耻骨上方，不宜过厚；小儿洗浴后不要扑粉，以免影响疗效。

2. 光疗时不显性失水增加，每日液体入量应增加 25%，并应监测尿量。

3. 光疗时加速核黄素破坏，应适当补充，每日 3 次，每次 5 mg，光疗结束后改为每日一次，连服 3 d。

4. 光疗时需细心护理，因患儿裸体光疗箱的温度要求在 30℃左右，湿度 50%，夏季防止过热，冬季注意保暖，每 2 ~ 4 h 测体温及箱温一次，以便随时调整。

5. 光疗的作用部位在皮肤的浅层组织，光疗可降低皮肤黄疸的可见度，不代表血胆红素相应下降，需每 12 ~ 24 h 监测血胆红素一次。

6. 灯管使用后其照射强度会减退，蓝色荧光灯照射强度的衰减比白色荧光灯快，20 W 比 40 W 衰减更快，使用 2 000 h 后，能量减弱 45%，因此，每次照射后要做记录，超过 2 000 h 应更换灯管，也可用蓝光辐射计测功率 < 200μw/cm² 时必须换管，以免影响疗效。

7. 密切观察全身情况，有无呕吐、发绀、皮疹及大便性状，并详记生命体征。

8. 光疗时哭闹不安者，可给予苯巴比妥，防止皮肤擦伤。

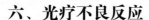

六、光疗不良反应

目前认为光疗相当安全，虽有不良反应，但并无危害性，停光疗后即消失。

（一）发热

发热为常见的表现，约占47%。体温常达38～39℃，亦有39℃以上者。这是由于荧光灯的热能所致。天热更易发生，适当降低箱温，体温可下降，以此与继发性感染相区别。

（二）腹泻

腹泻也较常见，约占55%，大便稀薄呈绿色，每日4～5次，最早于光疗3～4h即可出现。但光疗结束不久即停止，其主要原因是光疗分解产物经肠道排出时刺激肠壁引起。应注意补充水分。

（三）皮疹

皮疹较少见，约占7%。在面部、躯干及下肢可见斑丘疹、色素沉着或瘀点，停光后很快消退，不留痕迹。原因尚不明，可能与光照射和血小板减少有关。

（四）核黄素缺乏或溶血

光疗超过24h，可以造成机体内核黄素缺乏。核黄素吸收高峰在450nm，这正是蓝光对胆红素起作用的最大光谱，因此胆红素与核黄素同时分解，由于核黄素水平降低，影响核黄素腺嘌呤二核苷酸的合成，导致红细胞谷胱甘肽还原酶活性降低，使溶血加重。绿光治疗核黄素缺乏症发生率较蓝光低，因绿光的波长主峰位置在510nm左右。

（五）贫血

光疗可使有的G-6-PD缺陷患儿溶血加重导致贫血，由于光疗时核黄素被氧化，使红细胞内核黄素水平降低，从而使辅酶Ⅱ的产生受抑制，导致G-6-PD及谷胱甘肽还原酶活性减低加重溶血和贫血，需及时停止照射。

（六）低血钙

光疗中可引起低血钙的发生，机制尚不明确。大多无临床症状，严重者可引起呼吸暂停、抽搐、青紫甚至危及生命。补充钙剂或停止光疗后，低钙可恢复。

（七）青铜症

血清结合胆红素高于68.41μmol/L且血清谷-丙转氨酶、碱性磷酸酶升高时，光疗后可使皮肤呈青铜色，血及尿呈暗灰棕色，应停止光疗，以后可逐渐消退。机制不清，可能是由于胆汁瘀积，照光后阻止了胆管对胆红素光氧化产物的排泄，也有认为与铜卟啉有关。

（八）其他

光疗可损伤视网膜，用眼罩可防止；光疗还可影响垂体-生殖腺功能，因此要用尿布遮盖生殖器；有报道光疗可使体细胞受损，DNA被破坏，有潜在发生癌变和细胞突变可能，但经过30min可基本恢复；也有报道连续较长时间光照过程中的化学反应产生过氧化物质，对机体有损害，提示应同时应用自由基清除剂。

光疗是一种简单易行、安全、快速的降低未结合胆红素的首选治疗方法。一般光疗后胆红素浓度每天可下降51.3～85.5μmol/L，平均3d可降至220.5μmol/L以下。疗效与胆红素浓度、日龄、病因有关，胆红素浓度越高，降低越小，因此，光疗开始第一天疗效较好；日龄越大，下降也越快；围产因素所致者下降快；感染因素及时得到控制下降也快。另外，新生儿溶血病光疗中，胆红素尚可继续上升，因光疗不能阻止溶血，切勿认为无效，若血总胆红素上升不快，未超过换血指标，仍应继续光疗。

第五节　换血疗法

换血是治疗早期新生儿重症高未结合胆红素血症最迅速而有效的方法。主要用于重症血型不合溶血病，也可用于严重败血症，DIC和药物中毒等。溶血病换血可及时移去抗体和已被致敏的红细胞，减轻溶血，降低血清胆红素浓度，防止胆红素脑病，同时纠正贫血，防止心力衰竭。由于换血偶有血栓、空气栓塞、心力衰竭和心脏停搏等危险，并有继发感染可能，所以必须严格掌握指征。自广泛应用光疗以来，除严重新生儿溶血病外，需要换血的病例已明显减少。

一、换血指征

1. 产前已诊断为血型不合溶血病，出生时脐血胆红素 > 68.4 μmol/L，血红蛋白 < 120 g/L，伴苍白水肿、肝脾肿大、心力衰竭。

2. 血清胆红素生后 24 h 已达 432 μmol/L，或每小时上升 > 12 μmol/L。

3. ABO 溶血病，前胎有胆红素脑病，此次血清胆红素浓度超过 324 μmol/L 者。

4. 凡有早期胆红素脑病症状者，不论血清胆红素高低，都应考虑换血。

5. 早产儿及前一胎有死胎、胎儿水肿、严重贫血者，可适当放宽指标。此外，生后一周以上，无胆红素脑病症状者，血清胆红素达 427.5 μmol/L（25 mg/dL）以上，也不一定需换血治疗，可采用其他方法。

二、血液选择

1. Rh 血型不合者应采用和母亲 Rh 同型血及 ABO 血型系与婴儿同型者。因 Rh（-）血源极少，找不到 Rh（-）血源时也可用 Rh（+）血，至少能换出 70%～80% 胆红素和抗体，同时因消耗掉部分游离的 Rh 抗体，能使溶血过程较快结束。

2. ABO 血型不合者，最好选用 O 型血细胞，AB 型血浆等份混悬液，亦可选用抗 A 和抗 B 效价不高（< 1 ：32）的 O 型全血。

3. 其他原因换血者，选用 Rh 及 ABO 血型均与患儿相同的全血。

4. 对有明显贫血和心力衰竭的患儿，应用血浆减半的浓缩的血来纠正贫血和心力衰竭。

5. 换血以新鲜血为宜，库血不宜超过 3 d，若保存日久，因部分红细胞破坏，使血浆中钾浓度升高，可引起高钾血症，应用库血时先置室内预热使之与体温接近。供血者应作常规筛查试验，交叉配血才能使用。

6. 首选用肝素抗凝的新鲜血，因肝素抗凝作用强，每 100 mL 血中只需加肝素 3～4 mg，次选用枸橼酸盐保养液（CAD）作抗凝剂的血，因保养液占输入液量的 1/5 血液被稀释，换血后要防止贫血。见表 2-1。

表 2-1 新生儿溶血病换血血液的选择

新生儿	2 换血的血型选择次序
Rh 溶血病有抗 D 者	21. Rh 阴性 ABO 型同儿
	22. Rh 阴性、O 型血
	23. 无抗 DIgG 的 Rh 阳性、ABO 型同儿
	24. 无抗 DIgG 的 Rh 阳性、O 型血
Rh 溶血病抗 C、E 等者	21. Rh 型同母、ABO 型同儿
	22. Rh 型同母、O 型血
	23. 无抗 C、E 等 IgG 的任何 Rh 型、ABO 型同儿
	24. 无抗 C、E 等 IgG 的任何 Rh 型、O 型血
ABO 溶血病	21. O 型红细胞，AB 型血浆
	22. O 型血
	23. 同型血
不明原因的高胆红素血病	21. 同型血
	22. O 型血

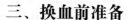

三、换血前准备

（一）环境准备

换血宜在手术室内或清洁环境中进行，室内温度维持在 24 ~ 26℃。

（二）人员配备

常由 5 名医护人员参与。手术者负责插管、换血、测静脉压、应急处理整个换血过程的操作和指导。助手协助手术者消毒皮肤、准备器械、插管、固定导管、抽血注血、结扎脐带等操作。观察记录者除记录手术中情况和出入血量外并观察患儿状态，随时向手术者报告并作急救措施。手术护士负责准备器械和供应敷料、药物、冲洗器械、照料血瓶。巡回护士负责更换血瓶、供应其他药物、器械接送标本等工作。

（三）药物准备

500 mL 生理盐水 3 瓶、肝素 1 支、10% 葡萄糖酸钙 2 支、硫酸鱼精蛋白 1 支、急救备用药品。

（四）器械准备

大字型五通或三通开关 2 个、20 mL 注射器 4 个、塑料导管 2 根、长针头 4 个、盛器 3 个（盛放盐水、废血、肝素盐水）、探针 2 个、钢尺一个（测量静脉压用）、直血管钳 2 个、静脉切开包 1 个、10 mL、5 mL、2 mL 注射器 3 ~ 5 个、滤血器 2 个、标本试管 10 个。

（五）患儿体位及术前处理

患儿放远红外保暖床上，取仰卧位，暴露手术部位，将四肢用夹板棉垫绷带固定，换血大部采用脐静脉，如脐带老化或比较干燥，可用盐水浸泡 30 min 软化。术前安置好心肺监护仪，或心前区放一只听诊器，用胶片固定好，以便手术中进行监测。换血前 1 h 可输入清蛋白 1 g/kg，以增加排除胆红素量。贫血、水肿严重者禁用，因可增加血容量而导致心力衰竭，患儿术前停喂奶一次，防止呕吐或吸入，肌注苯巴比妥 10 mg/kg 使其保持安静。

（六）注射器、导管准备

换血开始前，将注射器、导管等放入肝素生理盐水内（200 mL 生理盐水加肝素 6 ~ 8 mg）抽注滑润，五通或三通开关的各个通道接好备用；若用库血时，应将血瓶置于室温下预温，保持在 27 ~ 37℃ 之间，如在血瓶外用水加温，水温不能超过 37℃，防止溶血。

（七）记录员换血记录表（图 2-1）

术前情况：_____

诊断：_____

手术者：_____ 助手：_____

记录：_____

换血日期：_____

时间	抽出血量		换入血量		出入差	心率/分	呼吸/分	静脉压	备注 婴儿情况处理
	一次	累积	一次	累积					

图 2-1 换血记录表

四、换血途径

（一）选用脐静脉换血

对于脐带保留者，剪剩 5 cm，将脐导管直接插入。插管时，提起脐带与下腹部呈 30° ~ 40° 偏左，导管插入时，方向偏右上方约 30°，使与腹内脐静脉成一直线。导管插入脐轮 5 cm 左右。血即可顺利抽出，为避免血块被推入静脉内，要边插边抽。若脐带已脱落断面愈合者，则在腹上做腹膜外脐静脉切开。在脐孔上 1 cm 处，局麻下作 1.5 cm 长的横的半圆形切口，逐层切开皮肤、皮下脂肪、分离组织、剪开筋膜在正中线稍偏右处找灰白色脐静脉，按静脉切开插管法进行脐静脉插管。过去常选用该法。

（二）双管同步换血

现多采用。该方法用脐动脉抽血，用脐静脉注血，能减少静脉压波动而对颅内血流和肠道血流的影响，避免单一导管每一抽注时浪费 1 mL 新鲜血及缩短换血时间，其缺点是多插一根导管，多一个穿破出血和感染的机会。

（三）用脐静脉插管抽血

同步由小静脉通过输液泵输入血液。

（四）中心静脉

如导管不能插入脐静脉时，可采用肘前窝的中心静脉，从一侧中心静脉插导抽血，另一侧中心静脉输血。

（五）选大隐静脉

必要时可用大隐静脉切开，导管向上通过股静脉进入下腔静脉，但此静脉接近阴部，容易污染而继发感染，且不像脐静脉可以多次应用。

五、换血量和速度

换血量为新生儿全部血容量的 2 倍，新生儿血容量通常为 80 ~ 90 mL/kg，因此，换血量为 160 ~ 180 mL/kg，双倍血容量换血可换出 85% ~ 90% 的致敏红细胞，降低循环血中 50% ~ 60% 的胆红素和抗体。每次换血量根据新生儿对换血的耐受力决定，每次换血量不能超过总换量的 10%，足月儿一般每次从 10 mL 开始，如进行顺利，可增加到 15 ~ 20 mL，早产儿为 5 ~ 10 mL，约 2 min 换一次，全过程 1 ~ 2 h 内完成。

六、换血步骤

1. 先以每分钟 10 mL 速度抽血 10 ~ 20 mL，再以同样速度注入等量，如此交替进行。每换血 100 mL 后注入 10% 葡萄糖酸钙 1 mL（加入 25% 葡萄糖溶液 3 mL 中），以防止因枸橼酸抗凝剂所引起的低钙血症，注入钙剂要慢，注射时注意心率，避免引起心动过缓。

2. 换血过程中监测心率和呼吸，每换 100 mL 血测静脉压一次。将导管与注射器分离，垂直提起导管，立直后用厘米尺读取血柱高低，即为静脉压。正常新生儿静脉压为 0.78 kPa（8 cmH$_2$O），如 > 0.78 kPa 考虑血量过多，防止充血性心力衰竭，宜多抽少注，以降低静脉压。如 < 0.78 kPa 说明血容量不足，宜少抽多注。一般出入量差额不超过 60 ~ 70 mL，待静脉压恢复正常再等量换血。

3. 每换血 100 mL，摇动输血瓶一次，防止红细胞沉降。在换血过程中，若推注遇较大阻力，可用少量含肝素的生理盐水注入塑料管，有时更换管上的输血大号针头可使血流通畅。

4. 记录员要准确记录每次抽出和注入的血量、时间、静脉压、用药、换血故障等。每 15 min 记录呼吸、心跳、一般情况一次。

5. 若选肝素化血作血源者，换血结束时注入所用肝素的半量相等的鱼精蛋白中和肝素，以防止因肝素过量引起血小板及凝血因子减少所致的出血。

6. 换血开始和终了时各采血一次，分别测定血清胆红素、红细胞计数、血红蛋白、血钙、血糖以了解换血效果及预防低血糖。必要时测血细胞比容、血小板、血浆总蛋白及电解质（钠、钾、氯）。

七、换血注意事项及并发症

换血疗法大大减少了重症溶血病的死亡率，但换血有其危险性，可发生一些严重并发症，换血引起死亡的占 0.3% ~ 0.5%，主要死于栓塞和继发感染。

1. 输库血前血液要预温，若输入未预温的血液。患儿可发生体温不升，引起心功能障碍；勿使用血库陈旧血（3 d 以上），因可发生高钾血症、引起心脏停搏。

2. 脐静脉插管时，要求轻巧熟练，思想集中，若强力推动导管可致脐静脉穿孔、出血；导管不宜

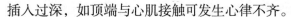

插入过深，如顶端与心肌接触可发生心律不齐。

3. 换血过程切忌有空气或凝血块注入，否则可发生空气栓子或血栓而突然发生心跳停止。静脉导管不可开口放置在空气中，患儿宜安静，哭闹或深喘气可吸入空气造成空气栓子，导管插入时，宜边插边抽血，可避免小血块推入引起血栓。

4. 用肝素作抗凝剂者，用量不能过大，以免引起出血和血小板减少。

5. 注血速度勿过快，换入量勿过多，尤其是早产儿，负荷过重可致心力衰竭。也可影响脑血流及颅压增高。

6. 换血过程中应严格执行无菌操作，防止发生败血症感染。

7. 换血过程中注射血液时门静脉系统产生反压，可影响肠道血流，引起缺血或坏死，可发生坏死性小肠结肠炎及肠穿孔。

八、换血后处理

1. 注意保暖，必要时给氧气吸入。

2. 未拆线前勿洗澡，术后 3 d 内给抗生素，防止切口出血和感染。

3. 禁食 6 h 后喂糖水，吸吮正常可改为正常喂养。

4. 每隔半小时测生命体征一次，共 4 次，以后每 2 h 一次，共 4 次，观察心功能情况。

5. 每隔 1 ~ 2 h 测血糖一次，共 2 ~ 4 次，以便及时发现低血糖。

6. 红细胞的衰老死亡，可使胆红素再次升高或超过第一次换血前的浓度，应考虑再次换血。换血前后争取光疗。

7. 换血后黄疸消退，而贫血明显者，可输给患婴换血时所用同血型的全血或红细胞，但需先重新作交叉配合试验。

九、换血后的护理

1. 术后继续蓝光治疗。

2. 密切观察病情变化，术后每半小时监测生命体征一次，稳定后可改为 2 h 一次。注意有无青紫、水肿、嗜睡、肌张力低下等核黄疸早期症状，注意有无并发症（心功能不全、低血糖、低血钙、酸中毒、休克等）若有异常及时报告医师。若血红蛋白 < 100 g/L（10 g/dL）可少量输血；若胆红素 > 342 μ mol/L（20 mg/dL）可考虑再次换血。

3. 一般情况良好，术后 2 ~ 4 h 可试喂糖水，无不良反应可喂奶。

4. 观察伤口有无渗血，保持局部清洁，防止感染，术后 4 ~ 5 d 拆线。

第六节　机械通气

机械通气的工作原理是建立气道口与肺泡间的压力差。根据呼吸的设计特点，加压方式分为呼吸道直接加压和胸腔加压。呼吸道直接加压是在呼吸道开口直接施加压力，吸气时气体被正压压入肺泡，呼气时气体随肺脏和胸廓被动回缩而排出体外。胸腔加压指筒状或壳状外壳围绕胸腹部，通过外壳的扩张产生负压，导致胸廓和肺的扩张，产生吸气，外壳的被动回缩或合并外壳内正压产生呼气。吸气末，气体可由病变轻的高压区向病变重的低压区扩散引起气体重新分布；机械通气取代或部分取代自主呼吸，可缓解呼吸肌疲劳。

本文主要讨论呼吸道直接加压呼吸机，简称呼吸机。

一、呼吸机的类型和选择

（一）体外免压呼吸机

包括胸甲式、体套式，现已采用。

（二）常规还压呼吸机

1. 简单型呼吸器

手工控制，携带方便。必要时用于机械呼吸机使用前，或用于更换导管而停用呼吸机或呼吸机发生故障时临时使用。手捏频率一般为 16 ～ 20 次 /min。单手挤压潮气量约 600 mL，双手挤压潮气量约 900 mL。

2. 定容（容量切换）型

以吸气时呼吸机向肺内输入预定容量的气体呼吸机转换条件，优点是通气量稳定，不受胸肺顺应性及气道阻力变化的影响。适用于无自主呼吸、肺顺应性差的患者。

3. 定压（压力切换）型

以呼吸道内预定的压力峰值为呼吸相转换条件，机械简单轻便、同步性能好，但呼吸频率潮气量，吸 / 呼比值不能直接调节，同时受胸肺顺应性和气道阻力影响较大。故用于病情垂危，有自主呼吸的患者。

4. 定时（时间切换）型

以预定的吸气时间作为呼吸相转换条件。同步或控制呼吸可随患者情况转换，潮气量可调节，但通气压力受呼吸道阻力影响。

5. 新型多功能呼吸机

目前许多新型呼吸机具有多种功能，可调压力，容量、吸 / 呼比、频率，辅助呼吸或控制呼吸，以及各种通气方式等。并有自动报警和监制系统，由电脑控制，已广泛应用。

（三）高频通气型呼吸机

可分为高频正压通气，高频喷射通气，高频震荡通气。通气频率 60 ～ 5 000 次 /min，潮气量小。通气时气道压力，胸内压低，对血管影响很小，可用于新生儿或成人呼吸窘迫综合征，支气管胸膜瘘和气胸的患者。

二、机械通气的适应证和禁忌证

呼吸机作为支持呼吸的一种重要手段，有助于缓解严重缺氧和 CO_2 潴留，可为治疗引起呼吸衰竭的基础疾患及诱发因素争取宝贵的时间和条件。但必须在全面有效的医疗护理基础上，才能发挥作用。使用原则是宜早用。最好在低氧血症和酸中毒尚未引起机体重要器官严重损伤前使用，否则患儿已濒临死亡状态再用，效果不佳。

（一）适应证

1. 心肺复苏。

2. 各种呼吸功能不全的治疗：至于何时应用机械通气，应结合动脉血气、残存肺功能、原发病，患儿一般情况等综合考虑。总趋势是应用指征逐渐扩大。

3. 预防性机械通气：呼吸功能减退的患者做胸部或腹部手术，严重感染或创伤，慢性肺功能损害并发感染，估计短时间内可能发生呼吸衰竭，可应用预防性通气。

4. 康复治疗：应用逐渐增多，多采用无创伤性通气方式。

5. 新生儿疾患：如呼吸系统疾病，特发性呼吸窘迫综合征，吸入性肺炎，各种感染所致肺炎等出现呼吸衰竭；神经系统损害，颅内出血，早产儿呼吸暂停，药物等引起呼吸抑制；预防性应用，如新生儿持续肺动脉高压。

儿童疾患如呼吸系统疾患，各种肺炎所致呼吸衰竭，重症哮喘，成人呼吸窘迫综合征，上气道梗阻，神经肌肉疾患，中枢性呼吸衰竭，感染性多发性神经根炎，进行性脊髓性肌营养不良等，心肺大手术后，循环衰竭；颅内高压，如创伤感染，溺水、中毒等所致颅内高压，可用过度通气治疗。

（二）禁忌证

肺大泡未经引流，排气功能差、纵隔气肿、大咯血急性期。多发性肋骨骨折，支气管异物取出之前，肺炎合并感染，心肌梗死，低容量性休克未补足血容量前。在出现致命的换气与氧合障碍时，使用呼吸机无绝对禁忌证。

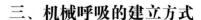

三、机械呼吸的建立方式

（一）间歇正压通气（IPPV）

IPPV 为最常用的人工通气法。呼吸肌在吸气时以正压将气体压入患者肺内，肺内气相压力降至大气压时，可借胸廓和肺泡弹性回缩将气体排出。用于心肺复苏及中枢呼吸衰竭等。此外尚有间歇正、负压通气（CINEEP）和呼气负压通气（CINPV）。

（二）持续气道内正压（CPAP）

呼吸机在各个呼吸周期中提供一恒定的压力，各个通气过程由自主呼吸完成。实质是以零压为基础的自主呼吸上移。其作用相当于呼气末正压。

（三）呼气末正压通气（PEEP）

呼吸机在吸气相产生正压，将气体压入肺脏，保持呼吸运动压力高于大气压，在呼气相中保持一定正压。其作用机制、适宜病症、供气方法与 CPAP 相同。HMD、肺水肿、重症肺炎合并呼吸衰竭及弥漫性肺不张等是 PEEP 的主要适应证。

（四）间歇指令通气（IMV）

IMV 是相对地控制通气，就持续指令通气（CMV）而言。无论自主呼吸次数多少和强弱，呼吸机按呼吸频率给予通气辅助，其压力变化相当于间断 IPPV，每两次机械通气之间是自主呼吸，此时呼吸机只提供气量。可加用各种"自主通气模式"。分容积控制间歇指令通气（VC-IMV）和压力控制间歇指令通气（PC-IMV）。VC-IMV 是传统意义上的间歇指令通气，每次呼吸机输送的潮气量是恒定的。PC-IMV 的自变量则是压力。

（五）同步间歇指令通气（SIMV）

SIMV 即 IMV 同步化，同步时间一般为呼吸周期时间的后 25%。在这段时间内，自主吸气动作可触发呼吸机送气，若无自主呼吸，在下一呼吸周期开始时，呼吸机按 IMV 的设置要求自动送气。

（六）控制通气

通气全部由呼吸机提供，与自主呼吸无关。

1. 容量控制通气（VCV）

VCV 即传统意义上的控制通气。潮气量，呼吸频率，呼吸比完全由呼吸机控制。其压力变化为间歇正压，现多加用吸气末正压，可为容量或时间转移式。

2. 压力控制通气（PCV）

分两种基本类型。一是传统意义上的通气模式，即压力转换式。一是时间转换式，压力为梯形波，流量为递减波。后者已取代前者。

（七）辅助通气

通气量由呼吸机提供，但由自主呼吸触发，呼吸频率和呼吸比值随自主呼吸变化，可理解为控制模式同步化。也分为容量辅助通气（PA）。

（八）辅助 / 控制通气（A/C）

A/C 是上述 VP 和 PA 的结合，自主呼吸能力超过预防呼吸频率为辅助通气，低于预防呼吸频率则为控制通气。预防呼吸频率起"安全阀"作用，有利于防止通气过度或不足，也有利于人机的配合。现代呼吸机多用此方法取代单纯控制通气和辅助通气，如 SC-5 型呼吸机。

（九）压力支持通气（PSV）

在自主呼吸前提下，呼吸机给予一定的压力辅助。以提高患者每分通气量，潮气量，呼吸频率吸气、呼气时间由患者自己调节符合呼吸生理，是目前最常用的通气模式。但呼吸中枢兴奋性显著降低，神经肌肉严重病变，呼吸肌极度疲劳的患者不宜应用。气道阻力显著过高，胸肺顺应性显著降低的情况下易导致通气不足。

（十）叹气样通气（SIGN）

相当于自然呼吸中叹气样呼吸，潮气量大小增加 0.5 ~ 1.5 倍，其作用是扩张陷闭的肺泡。多能容量辅助，控制通气时发挥作用。

以上为常用通气方式。

（十一）指令分钟通气（MMV）

呼吸机按照预定的每分通气量送气，若患者自主呼吸气量低于预防值，不足部分由呼吸机提供，若自主呼吸气量已大于或等于预防值，呼吸机则停止呼吸辅助。MMV期间的通气辅助可用各种正压通气的形式提供，现趋向于用PSV。MMV可保证给呼吸机无力或其他呼吸功能不稳定的患者提供足够的每分通气量，主要缺点，呼吸频率快时，因潮气量小，VD/VP增大，导致肺泡通气量不足。

（十二）反比通气（IRV）

常规通气和自然呼吸时，吸气时间（Ti）小于呼气时间（Te），若设置Ti/Te大于1即为IRV。因完全背离自然呼吸的特点，需在控制通气模式下设置，临床上常用压力控制反比通气（PC-IRV）。

主要优点：①延长气体均匀分布时间，气体交换时间延长，气道峰压和平台压也相应下降，可预防气压伤。②缩短气道产生PEEP，增加FRC，有利于萎缩的肺泡复张。

缺点是：①与自主呼吸不能协调，需要安定剂或眼松弛剂打断自主呼吸。②肺泡扩张时间延长，与PEEP综合作用，可加重对心血管系统的抑制和减少重要脏器的血供。

（十三）气道压力释放通气（APRV）

以周期性气道压力释放来增加肺泡通气量，属定压型通气模式，实质是PEEP的周期性降低。如果压力释放与自然呼吸同步，并按指令间歇进行，则为间歇指令压力性释放通气（IM-PRV）。APRV时肺泡通气量的增加取决于释放容量和释放频率。释放容量由释放压力、释放时间决定，也与胸肺顺应性，气道阻力直接相关。

主要优点：①通气辅助取决于自主呼吸频率，呼吸频率越快，释放频率也越快。②多发性损伤的连枷胸患者，应用APRV可逆转胸壁的部分矛盾运动。③降低吸气相肺泡内压。

主要缺点：在PEEP的基础上进行，对心血管系统有一定影响。APPV为一新型通气模式，尚待更多临床验证。

以上为少用的通气方式。

（十四）压力调节容积控制通气（PRVCV）

压力切换时，预防一定压力值，呼吸机根据容量压力自动调节压力水平，使潮气量保持相对稳定，其压力控制通气的调节交由微电脑完成。故其在具有压力控制通气的特点上，又兼有定容通气模式的优点。

（十五）容积支持通气（VSV）

实质是压力支持容积保证通气，即在PSV基础上，由微处理机测定压力容积关系，自动调节PS水平，以保证潮气量的相对稳定。随着自主呼吸能力的增强，PS自动降低，直至转换成自主呼吸。如呼吸暂停时间超过一定数值（一般为20 s），自动转换为PRVCV。故在具有PSV优点的基础上又兼有定容通气的优点。

（十六）容积保障压力支持通气（VAPSV）

实质是容量辅助通气和压力支持通气的复合，故兼有两种通气模式的优点。以上实质上是容积控制通气和压力支持通气的调节向电脑化发展。

（十七）成比例通气

成比例通气指吸气时呼吸机提供与吸气气道压成比例的辅助通气，而不控制患者的呼吸方式。例如PAV：1指吸气气道压1/2由呼吸肌收缩产生，另1/2由呼吸机给予，故无论何种通气水平，患者和呼吸机各分担1/2的呼吸功。PAV为崭新通气模式，是自主呼吸控制和可调机械通气，使通气反应更符合呼吸生理的一种尝试。

（十八）双水平（相）气道正压通气（BIPAP）

其通气原理是患者在不同高低的正压水平自主呼吸，实际可认为是压力支持加PAP，同时也可加PEEP用压力控制通气。如果是带有患者自己触发的气道内高正压时，可形成同步的压力控制通气加PEEP。主要适用于阻塞性睡眠呼吸暂停综合征，亦用于面罩将患者与BIPAP机连接。对一些只需短时

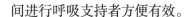

间进行呼吸支持者方便有效。

四、呼吸机参数的设定

（一）潮气量（TV）

正常人的生理潮气量为 6 ~ 8 mL/kg，在使用呼吸机时，由于存在呼吸机管道的无效腔及管道顺应性，气管导管或气管切开套管与气管之间存在间隙，因此预设的潮气量往往比生理潮气量大 1.5 ~ 2 倍。一般情况下呼吸机预设的潮气量为 10 ~ 15 mL/kg，特别是在新生儿及婴儿期，气管套管为无气囊套管，气管套管与气管壁之间有较大间隙存在，其漏气量很难准确估计，因此要通过观察胸部的起伏，听诊两肺的呼吸音，观察压力表的压力变化及血气分析后来确定潮气量是否充足。

新生儿及幼婴儿只适合使用压力切换型呼吸机，而小儿适合使用容量切换型呼吸机。对于压力切换型呼吸机，预设高峰吸入（PIP），相当于预设潮气量。对无呼吸道疾病患者，其预设峰压常为 15 ~ 20 cmH_2O（1.47 ~ 1.96 kPa），轻度肺顺应性改变时为 20 ~ 25 cmH_2O（1.96 ~ 2.45 kPa），中度为 25 ~ 30 cmH_2O（2.45 ~ 2.49 kPa），重度为 30 cmH_2O（2.94 kPa）以上。增加潮气量或增加高峰吸入压可增加每分通气量，但同时增加气道压，可增加 PaO_2 并降低 $PaCO_2$，但也可增加肺的压力性损伤的危险。

（二）呼吸频率

呼吸机的预设频率依疾病的种类、患者自主呼吸的强弱、治疗的目的而异。阻塞性通气障碍时如哮喘、毛支、新生儿胎粪吸入综合征等选用较慢的频率；限制性通气障碍时如 ARDS、肺水肿、肺纤维化和 IRDS 等应选用较快的频率，肺部病变不明显的呼吸衰竭时，呼吸机频率同正常同龄儿。

（三）呼吸比值（I：E）

原则上应既能使吸气时气体在肺内分布均匀，呼气时气体充分排出，又不增加心脏负担。对于有限制性通气障碍的患者如 ARDS 可使用较大 I：E 比值，如 1：1.5 ~ 1：1；对于有阻塞性肺部疾病及气道阻力明显增加的患者如支气管哮喘，胎粪吸入综合征等则可用较小的 I：E 如 1：2 ~ 1：3。对于心功能不全时用 1：5。

（四）氧浓度

提高吸氧浓度，可提高血氧分压，纠正低氧血症。使用呼吸机时氧浓度应根据疾病种类、严重程度 PaO_2 来决定。一般临床经验表明，除新生儿外，吸入 50% 的氧浓度长达数周亦有严重危险，氧浓度 > 50% 时应限制其作用时间在数小时内。一般在 40% ~ 50% 内，使 PaO_2 维持在 7 ~ 8 kPa 前提下，尽量降低吸氧的浓度。

（五）呼气末正压

呼气末正压是指呼吸机在呼气相结束之前，气道压下降到一定预设值时提前关闭呼吸机之呼气阀，使各个呼吸周期气道压都保持在 0 cmH_2O 以上，即呼气末气道压力 > 0。小婴儿和新生儿插管时对肺容量的影响较年长儿显著。因此机械通气时要常规用 2 ~ 3 cmH_2O 的 PEEP。年长儿因肺炎、肺不张、肺水肿，RDS 等 PaO_2 明显降低时，若呼吸机调至 FIO_2 至 0.6 ~ 0.7，PaO_2 仍 < 8 kPa，考虑用 PEEP，通常 2 ~ 5 cmH_2O 并相应提高 PIP。因压力型呼吸机的潮气量大小与 PIP 和 PEEP 之差成反比。

（六）吸气平台压力

调节呼吸机的呼气阀，使其在吸气末继续关闭极短时间然后再开放，从而使这段时间内气道压保持在固定水平上，这段固定在一定水平上的气道压称为吸气平台压力，这段时间称为吸气平台时间。吸气平台时间应设在呼吸周期的 5% 之内，呼气平台可增加平均气道压，使气体在肺内均匀分布，提高 PaO_2 及 SaO_2。

（七）吸气

吸气是呼吸机的一部分特殊功能，它能定时地自动将这段潮气量增加一倍，如正常人的叹气一般。例如每 100 次呼吸周期中预设 1 ~ 2 次叹气。这样能使部分扩张不足的肺泡复张，有助于防止肺不张及改善低氧血症。

五、呼吸机参数的调整

呼吸机参数预设后，应对血氧饱和度作连续监测，然后在 1 h 左右做 1 次血气分析以了解患儿的 pH，PaO_2 等参数。调整时必须先充分了解呼吸机的各种参数对 PaO_2、$PaCO_2$、平均气道压的影响，然后根据呼吸各参数如 PaO_2、$PaCO_2$ 平均气道压，每分通气量的影响来调整各参数，使 PaO_2、$PaCO_2$ 达到理想水平。调整呼吸参数时，每次最好只调一两种参数，每个参数只能作较小幅度的调整，如频率每次调整 1 ～ 2 次 /min，潮气量每次调整 50 mL，氧浓度调整 5% 左右，PEEP 不超过 1 ～ 2 cmH_2O。

六、镇静剂的应用

当患者不安，有躁动时常与呼吸机发生对抗，此时，可用镇静剂，如安定、吗啡等，当用镇静剂烦躁不能解除时，也可用短时作用的肌肉松弛剂。

七、呼吸机湿化

使用呼吸机后，上呼吸道的加湿和湿润作用消失，故应注意湿化。应注意吸入气体的温度不超过 32℃；常用生理盐水常规加入抗生素作为湿化液，应加温至 32 ～ 37℃，并使湿化瓶水蒸气达 70% 以上。

八、呼吸机的管道清洁

管道消毒可根据管道的性能用高压消毒法、药物清洗法、甲醛熏蒸法。

九、呼吸机并发症

1. 气压性损伤：在用呼吸机时由于压力过高或持续时间较长，可因肺泡破裂致不同程度气压伤，如间质性气肿、纵隔气肿、自发性或张力性气胸。预防办法为尽量以较低压力维持血气在正常范围，流量不要过大。

2. 持续的高气道压尤其高 PEEP 可影响回心血量。使心搏击量减少，内脏血流量灌注减少。

3. 呼吸道感染：气管插管本身可将上气道的正常菌群带入下气道造成感染，污染的吸痰管、器械，不清洁的手等均可将病原菌带入下呼吸道。病原菌多是耐药性和毒性非常强的杆菌、链球菌或其他革兰氏阴性杆菌。当发生感染时应使用抗生素。预防方面最重要的是无菌操作，预防性使用抗生素并不能降低或延缓感染的发生反而会导致多种耐抗生素的菌株感染。

4. 喉损伤：最重要的并发症，插管超过 72 h 即可发生轻度水肿，可静脉滴注或局部雾化吸入皮质激素，重者拔管困难时可行气管切开。

5. 肺 - 支气管发育不良：新生儿及婴幼儿长期使用呼吸机，特别是长期使用高浓度的氧吸入时可发生。

十、呼吸机撤离

呼吸机撤离的主要指征是患儿病情改善，呼吸运动恢复、原发病减轻或具有维持气道通畅的条件，如分泌物的减少、咳嗽有力、感染已控制、心血管功能稳定。一般从吸氧浓度、PEEP 或 SIMV 的频率三方面分别逐渐降低，呼吸机撤离与呼吸机调整的方法相似，每次只能调整一、两个参数，每个参数只能作轻微的改动。在调整参数后如患者一般状况仍良好，血 PaO_2、$PaCO_2$ 保持在满意值就可继续减低机械通气的参数。一般来说，当 SIMV 频率降至 6 次，FIO_2 降至 0.3 时就可改用（PAP）。若在 PAP 方式下经一段时间后 PaO_2、$PaCO_2$ 仍满意便可撤机。

在撤离呼吸机过程中，如遇患者出现烦躁不安，自主呼吸频率加快，心动过速，SaO_2、PaO_2 下降，$PaCO_2$ 升高都是不能耐受的表现，应当停止或减慢撤机过程，或及时采用鼻塞 PAP 或提高吸氧浓度。

第三章 新生儿疾病

第一节 新生儿分类

一、根据胎龄分类

胎龄计算是从最后 1 次正常月经第 1 天起至分娩时为止，通常以周表示。

（一）足月儿

胎龄满 37 ~ 42 周（259 ~ 293 d）。

（二）早产儿

胎龄不足 37 周（259 d）。

（三）过期产儿

胎龄 > 42 周（294 d）。

二、根据出生体重分类

（一）低出生体重（LBW）儿

出生体重（birth weight，BW）< 2 500 g，其中 BW < 1 500 g 称极低出生体重（VLBW）儿，BW < 1 000 g 称超低出生体重（ELBW）儿。

（二）正常出生体重（NBW）儿

BW ≥ 2 500 g 和 ≤ 4 000 g。

（三）巨大儿

BW > 4 000 g。

三、根据出生体重与胎龄分类

（一）小于胎龄儿

BW 在同胎龄儿平均体重的第 10 百分位以下者。

（二）适于胎龄儿

BW 在同胎龄儿平均体重的第 10 至第 90 百分位之间者。

（三）大于胎龄儿

BW 在同胎龄儿平均体重的第 90 百分位以上者。

四、高危儿

高危儿指已发生或可能发生危重疾病而需要监护的新生儿。足月小样儿是指胎龄满 37 ~ 42 周，BW < 2 500 g 者。

第二节 简易胎龄评估法

简易胎龄评估法：胎龄周数 = 27 + 总分。

体重 < 2 500 g，生后 3 d 内住院者，均应评估胎龄，见表 3-1。

表 3-1 简易胎龄评估表体征

体征	0分	1分	2分	3分	4分
足底	无	前半部红痕不明显	红痕 > 前半部，褶痕 < 前 1/3	褶痕 > 前 1/3	明显深的褶痕 > 前 2/3
乳头形成	难认，无乳晕	明显可见乳晕淡平，直径 < 0.75 cm	乳晕呈点状，边缘不突起，直径 < 0.75 cm	乳晕呈点状，边缘突起，直径 > 0.75 cm	–
指甲	–	未达指尖	已达指尖	超过指尖	–
皮肤组织	很薄，胶冻状	薄而光滑	光滑，中等厚度皮疹或表皮翘起	稍厚，表皮皴裂、翘起，以手足最为明显	厚，羊皮纸样皴裂，深浅不一

第三节 新生儿窒息

凡是造成母体与胎儿间血液循环和气体交换障碍的原因，皆可造成胎儿宫内窒息，进而导致新生儿窒息。由于呼吸障碍，血氧含量迅速下降，造成血液重新分布。非生命器官，如肠、肾、肌肉及皮肤血管收缩，以保证脑、心肌、肾上腺等生命器官的供血。当缺氧继续加重，乳酸积累，造成代谢性酸中毒，pH 值明显下降。窒息早期由于儿茶酚胺释放，可出现高血糖症。上述诸因素可导致心功能衰竭，心率减慢；血压下降，静脉压上升，生命器官供血不足，加重脑损害，可遗留后遗症，甚至死亡。

一、诊断精要

（一）临床表现

1. 胎儿缺氧（宫内窒息）

早期有胎动增加，胎心率增快，≥ 160 次 /min；晚期胎动减少甚至消失，胎心率变慢，羊水被胎粪污染呈黄绿或墨绿色。

2. Apgar 评分

内容包括心率、呼吸、对刺激反应、肌张力和皮肤颜色 5 项，每项 0 ~ 2 分，总共 10 分；评分越高表示窒息程度越轻，0 ~ 3 分为重度窒息，4 ~ 7 分为轻度窒息（表 3-2）。

表 3-2 新生儿 Apgar 评分表

体征	0分	1分	2分
皮肤颜色	青紫或苍白	身体红，四肢青紫	全身红
心率	无	< 100 次 /min	> 100 次 /min
弹足底或插鼻管反应	无反应	有些动作如皱眉	哭，喷嚏
肌张力	松弛	四肢略屈曲	四肢活动
呼吸	无	慢，不规则	正常，哭声响

3. 各器官受损表现（表3-3）

表3-3　围生期窒息对各系统可能的损害

系统	损害
中枢神经	缺氧缺血性脑病、颅内出血、脑水肿
肾	肾小球滤过率和（或）肾小管重吸收功能下降、肾小管坏死和肾衰竭
心血管	三尖瓣关闭不全、心肌坏死、心力衰竭、休克
肺	肺动脉高压、胎粪吸入综合征、肺出血、呼吸衰竭
消化	应激性溃疡、坏死性小肠结肠炎、肝功能损害
代谢	酸中毒、低血糖、低血钙、抗利尿激素分泌增加
皮肤	皮下脂肪坏死
血液	弥散性血管内凝血

（二）实验室检查

1. 对宫内缺氧胎儿，可通过羊膜镜或胎头露出宫颈口时取头皮血测 pH 值，以决定娩出后的抢救措施。

2. 出生后立即取动脉血做血气分析，同时测定血糖、电解质、血尿素氮和肌酐。

3. 动态进行头颅 B 超、CT 或磁共振检查。

二、治疗精要

1. 治疗原则

窒息复苏是产、儿、麻醉三科医护人员必须掌握的技术，全部培训合格上岗，复苏才能争分夺秒；遇到高危孕妇有胎儿宫内窘迫，估计娩出时有窒息可能者，应通知儿科医生到场抢救。

2. ABCDE 复苏方案

A：尽量吸净呼吸道黏液、建立通畅的呼吸道；B：建立呼吸，增加通气，保证供氧；C：建立正常循环，保证足够的心搏出量；D：药物治疗，纠正酸中毒；E：评价、监护、注意保暖、减少氧耗。A 是根本，B 是关键。

3. 初步复苏步骤

（1）保暖：生后即置于保暖台上。

（2）温热干毛巾揩干头部及全身，减少散热。

（3）摆好体位，肩部垫高 2 ~ 3 cm，使颈部轻微伸仰。

（4）婴儿娩出后即吸净口、鼻、咽黏液，吸引时间不超过 10 s。

（5）触觉刺激：经上述处理后仍无呼吸，可采用拍打足底 2 次和摩擦儿背来促使呼吸出现。以上各步骤要求在 20 s 内完成。

三、处方选择

（一）复苏的基本程序

以下程序贯穿复苏的整个过程。评估主要基于 3 个体征：呼吸、心率、肤色。

（二）复苏的步骤

1. 快速评估

出生后立即用几秒钟的时间快速评估 4 项指标：

（1）羊水清吗？

（2）是否有哭声或呼吸？

（3）肌张力是否好？

（4）肤色是否红润？

如以上任何 1 项为"否"，则进行以下初步复苏。

2. 初步复苏

（1）保暖：将新生儿放在辐射保暖台上或因地制宜采取保温措施，如用预热的毯子裹住新生儿以减少热量散失等。因会引发呼吸抑制也要避免高温。

（2）体位：置新生儿头轻度伸仰位（鼻吸气位）。

（3）吸引：在肩娩出前助产者用手挤捏新生儿的面、颏部排出（或用吸球吸出）新生儿的口咽、鼻中的分泌物。娩出后，用吸球或吸管（8 F 或 10 F）先口咽后鼻清理分泌物。过度用力吸引可能导致喉痉挛和迷走神经性的心动过缓并使自主呼吸出现延迟。应限制吸管的深度和吸引时间（< 10 s），吸引器的负压不超过 100 mmHg（1 mmHg = 0.133 kPa）。羊水胎粪污染时的处理：当羊水有胎粪污染时，无论胎粪是稠或稀，头部一旦娩出，先吸引口、咽和鼻，可用大孔吸管（12 F 或 14 F）或吸球吸胎粪。接着评估新生儿有无活力：新生儿有活力时，继续初步复苏；如无活力，采用胎粪吸引管进行气管内吸引。

（4）擦干：快速擦干全身。

（5）刺激：用手拍打或手指弹患儿的足底或摩擦背部 2 次以诱发自主呼吸；如这些努力无效表明新生儿处于继发性呼吸暂停，需要正压人工呼吸。

3. 气囊面罩正压人工呼吸

（1）指征。

有活力的定义是：呼吸规则或哭声响亮、肌力张力好，心率 > 100 次 /min。

①呼吸暂停或抽泣样呼吸。

②心率 < 100 次 /min。

③持续的中心性青紫。

（2）方法。

①最初的几次正压呼吸需要 30 ～ 40 cmH$_2$O（1 cmH$_2$O = 0.098 kPa），以后维持在 20 cmH$_2$O。

②频率 40 ～ 60 次 /min（胸外按压时为 30 次 /min）。

③充分的人工呼吸应显示双肺扩张，由胸廓起伏、呼吸音、心率及肤色来评价。

④如正压人工呼吸达不到有效通气，需检查面罩和面部之间的密闭性，是否有气道阻塞（可调整头位，清除分泌物，使新生儿的口张开）或气囊是否漏气；面罩型号应正好封住口鼻，但不能盖住眼睛或超过下颌。

⑤经 30 s 100% 氧的充分人工呼吸后，如有自主呼吸，且心率 ≥ 100 次 /min，可逐步减少并停止正压人工呼吸。如自主呼吸不充分，或心率 < 100 次 /min，须继续用气囊面罩或气管导管施行人工呼吸；如心率 < 60 次 /min，继续正压人工呼吸并开始胸外按压。

⑥持续气囊面罩人工呼吸（> 2 min）可产生胃充盈，应常规插入 8 F 胃管，用注射器抽气和在空气中敞开胃管端口来缓解。

新生儿复苏成功的关键是建立充分的正压人工呼吸，用 90% ～ 100% 氧快速恢复缺氧症状，如不能得到氧可给新生儿用空气进行正压通气。有条件最好配备压力表。要达到高浓度氧（90% ～ 100%）需要连接储氧器。

4. 喉镜下经口气管插管

（1）气管插管指征。

①需要气管内吸引清除胎粪时。

②气囊面罩人工呼吸无效或要延长时。

③经气管注入药物时。

④特殊复苏情况，如先天性膈疝或超低出生体重儿。

（2）准备：进行气管插管必需的器械和用品应存放一起，在每个产房、手术室、新生儿室和急救室应随时备用。常用的气管导管为上下直径一致的直管、不透射线和有厘米（cm）刻度。如使用金属管芯，不可超过管端。

（3）方法。

①左手持喉镜，使用带直镜片（早产儿用 0 号，足月儿用 1 号）的喉镜进行经口气管插管。将喉镜夹在拇指与前 3 个手指间，镜片朝前；小指靠在新生儿颏部提供稳定性；喉镜镜片应沿着舌面右边滑入，将舌头推至口腔左边，推进镜片直至其顶端达会厌软骨谷。

②暴露声门，采用一抬一压手法，轻轻抬起镜片：上抬时需将整个镜片平行朝镜柄方向移动使会厌软骨抬起即可暴露声门和声带。如未完全暴露，操作者用自己的小指或由助手的食指向下稍用力压环状软骨，使气管下移有助于看到声门。在暴露声门时不可上撬镜片顶端来抬起镜片。

③插入有金属管芯的气管导管，将管端置于声门与气管隆凸之间，接近气管中点。

④整个操作要求在 20 s 内完成，并常规做 1 次气管吸引。插入导管时，如声带关闭，可采用 Hemlish 手法，助手用右手食、中两指在胸外按压的部位向脊柱方向快速按压 1 次促使呼气产生，声门就会张开。

5. 胸外按压

（1）指征：100% 氧充分正压人工呼吸 30 s 后心率 < 60 次 /min。在正压人工呼吸同时须进行胸外按压。

（2）疗法：应在胸骨体下 1/3 进行按压。

①拇指法：双手拇指端压胸骨。根据新生儿体型不同，双手拇指重叠或并列，双手环抱胸廓支撑背部。此法不易疲劳，能较好地控制压下深度，并能较好地增强心脏收缩和冠状动脉灌流的效果。

②双指法：右手食、中两个手指尖放在胸骨上，左手支撑背部。其优点是不受患儿体型大小及操作者手大小的限制。按压深度约为前后胸直径的 1/3，产生可触及脉搏的效果。按压和放松的比例为按压时间稍短于放松时间，放松时拇指或其他手指应不离开胸壁。

（3）胸外按压和正压人工呼吸需默契配合：避免同时施行。胸外按压和人工呼吸的比例应为 3∶1，即 90 次 /min 按压和 30 次 /min 呼吸，达到每分钟约 120 个动作。因此，每个动作约 1/2 s，2 s 内 3 次胸外按压 1 次正压呼吸。30 s 后重新评估心率，如心率仍 < 60 次 /min，除继续胸外按压外，考虑使用肾上腺素。

6. 药物

在新生儿复苏时，很少需要用药。新生儿心动过缓通常是因为肺部充盈不充分或严重缺氧，而纠正心动过缓的最重要步骤是充分的正压人工呼吸。

（1）肾上腺素。

①指征：心搏停止或在 30 s 的正压人工呼吸和胸外按压后，心率持续 < 60 次 /min。

②剂量：静脉或气管注入的剂量是 0.1 ～ 0.3 mL/kg 的 1∶10 000 溶液（0.01 ～ 0.03 mg/kg），需要时 3 ～ 5 min 重复 1 次。浓度为 1∶1 000 肾上腺素会增加早产儿颅内出血的危险。

③用药方法：首选气管导管内注入，如效果不好可改用外周静脉，有条件的医院可经脐静脉导管给药。

（2）扩容剂。

①指征：对怀疑失血或休克（苍白、低灌注、脉弱）的低血容量的新生儿，如对其他复苏措施无反应要考虑扩充血容量。

②扩容剂的选择：可选择等渗晶体溶液，推荐生理盐水。大量失血则需要输入与患儿交叉配血阴性的同型血或 O 型血红细胞悬液。

③方法：首次剂量为 10 mL/kg，经外周静脉或脐静脉（> 10 min）缓慢推入。在进一步的临床评估和反应观察后可重复注入 1 次。给窒息新生儿和早产儿不恰当的扩容会导致血容量超负荷或发生并发症，如颅内出血。

（3）碳酸氢钠。

①指征：在一般的心肺复苏（CPR）过程中不鼓励使用碳酸氢钠，如在对其他治疗无反应时或严重代谢性酸中毒时使用。

②剂量：2 mmol/kg，用 5%（0.6 mmol/mL）碳酸氢钠溶液 3.3 mL/kg，用等量 5% ～ 10% 葡萄糖溶液稀释后经脐静脉或外周静脉缓慢注射（> 5 min）。

③注意：A. 碳酸氢钠的高渗透性和产生 CO_2 的特性可对心肌和大脑功能有害，应在建立充分的人工呼吸和血液灌流后应用；B. 再次使用碳酸氢钠治疗持续代谢性酸中毒或高血钾时应根据动脉血气或血清电解液等而定；C.因有腐蚀性不能经气管导管给药。

（4）纳洛酮。

①指征：为麻醉药拮抗剂。需两个指征同时出现：A. 正压人工呼吸使心率和肤色恢复正常后，仍出现严重的呼吸抑制；B. 母亲分娩前 4 h 有注射麻醉药史。在注射纳洛酮前，必须要建立和维持充分的人工呼吸。

②剂量：0.1 mg/kg 经静脉、气管导管或肌内、皮下给药。由于麻醉药药效时间通常比纳洛酮长，可能需要重复注射纳洛酮防止呼吸暂停复发。

③注意：母亲疑似吸毒者或持续使用美沙酮（镇静剂）的新生儿不可用纳洛酮，否则会导致新生儿严重惊厥。

（5）脐静脉插管：脐静脉是静脉注射的最佳途径，用于注射肾上腺素或纳洛酮以及扩容剂和碳酸氢钠。可插入 3.5 F 或 5 F 的不透射线的脐静脉导管，导管尖端应仅达皮下进入静脉，轻轻抽吸就有回血流出。插入过深，则高渗透性和影响血管的药物可能直接损伤肝脏。务必避免将空气推入脐静脉。

四、经验指导

（一）Apgar 评分

Apgar 评分不是决定是否要复苏的指标，出生后应立即评价呼吸、心率、肤色等来商定复苏措施。

（二）复苏成功必须做到以下几点

1. 每个分娩都有受过复苏训练的人在场，并要反复强化技能和知识。
2. 复苏及时，不断正确评价呼吸、心率和皮色来决定下一步操作。
3. 备足所需器械并检查后依次定点安置以便随时取用。

（三）用药

只有极少数重度窒息儿在气管插管加压给氧和胸外按压心脏 30 s 后无反应时才需用药。对于临产前有胎心、出生时已无心跳者，则需在气管插管胸外按压心脏的同时立即用药。

（四）复苏后监护

重症监护至少 3 d，监护主要内容为体温、呼吸、心率、血压、尿量、肤色和窒息所导致的神经系统症状；注意酸碱失衡、电解质紊乱、大小便异常、感染及喂养等问题。

（五）接受复苏的早产儿尤需关注的问题

1. 体温管理：置于合适中性温度的暖箱。
2. 对 < 1 500 g 的极低出生体重儿、< 1 000 g 的超低出生体重儿因缺乏肺泡表面活性物质可发生呼吸窘迫综合征，出生后有可能立即需要气管插管进行肺泡表面活性物质（PS）防治。
3. 由于生发层基质的存在，易造成室管膜下脑室内出血。心肺复苏时注意操作轻柔。
4. 围生期窒息的早产儿易发生坏死性小肠结肠炎，应密切观察、适量喂养。
5. 早产儿对高动脉氧分压非常敏感，易造成氧损害。需要规范用氧，进行经皮氧饱和度或血气的动态监测及定时眼底检查随访。

第四节 新生儿缺氧缺血性脑病

新生儿缺氧缺血性脑病（HIE）指围生期窒息引起的部分或完全缺氧、脑血流减少或暂停而导致的胎儿或新生儿脑损伤。患者常在生后 1 周尤其头 3 d 内出现一系列脑功能障碍表现，如烦躁不安或嗜睡、吐奶、尖叫、抽搐等症状。轻症患者预后良好；病情危重者，病死率高，幸存者可遗留后遗症，如智力低下、癫痫和脑性瘫痪。围生期缺氧主要发生在宫内，80% ~ 90% 发生在产前或产时，10% 发生在出生后。

一、诊断精要

（一）临床表现

1. 病史

有围生期窒息史，如胎心监护异常（胎心减慢 < 100 次 /min，持续时间超过 2 min）；胎儿头皮或脐带血 pH < 7.0；羊水胎粪重度污染；低 Apgar 评分特别是 1 min < 3 分，5 min < 5 分；有明确的复苏史。

2. 生后 72 h 内该病急性期常见以下异常神经症状

意识障碍，如过度兴奋、嗜睡、反应迟钝、昏迷；肌张力改变，如增强、减弱甚至松软；原始反射减弱或消失。病情较重者常在生后 12 ～ 24 h 内表现有惊厥、中枢性呼吸衰竭、颅压增高、脑干损伤症状及多器官功能衰竭。

3. 下列情况提示预后不良

（1）重度窒息经抢救 20 min 以上才出现自主呼吸。

（2）临床分度为重度。

（3）临床表现有脑干症状。

（4）频繁惊厥发作。

（5）积极治疗 1 周后神经症状、体征未消失。

（6）治疗 2 周脑电图仍有中度以上异常改变。

（7）血清酶活性明显增高，生后 72 h 内的肌酸磷酸激酶（CPK） > 2 000 U/L，乳酸脱氢酶（LDH） > 600 U/L，谷草转氨酶（GOT） > 150 U/L，生后 1 d 内脑型肌酸激酶同工酶（CK–BB） > 60 U/L。

（8）影像学检查脑室出血在 Ⅱ 级以上，有明确脑实质损伤改变。

（9）合并多脏器功能受累。

4. 临床分度（表 3–4）

表 3–4 新生儿缺氧缺血性脑病临床分度

项目	轻度	中度	重度
意识	过度兴奋	嗜睡、迟钝	昏迷
肌张力	正常	减低	松软
拥抱反射	稍活跃	减弱	消失
吸吮反射	正常	减弱	消失
惊厥	无	通常伴有	多见或持续
中枢性呼吸衰竭	无	无或轻度	常有
瞳孔改变	无	缩小	不对称，扩大或光反应消失
前囟张力	正常	正常或稍饱满	饱满、紧张
病程及预后	病程持续 24 h 左右，预后好	大多数 1 周后症状消失，不消失存活可能有后遗症	病死率高，多数 3 周内死亡，存活者症状可持续数周，多有后遗症

（二）辅助检查

1. 生化检查

血清及脑脊液中 CK–BB 在 24 ～ 72 h 异常增高，其与预后有一定关系。

2. 脑电图

中重度患儿常表现有低电压、暴发抑制，甚至等电位，对判断预后有帮助。

3. CT 脑扫描

在生后 5 ～ 7 d 进行，主要表现为脑水肿及坏死，灰白质界限不清，广泛或局限性低密度灶，重则常伴有蛛网膜下腔出血、脑室及脑实质出血；婴儿期可见脑萎缩及多房性软化。

4. 脑超声检查

探头频率最好为 5 ～ 10 MHz，急性期可见弥漫性回声增强，脑室受压变窄或消失，沟回混沌不清。局限性高回声区可能为该部位出血或梗阻。晚期可见脑软化之多房性空洞或局部脑软化等表现。对脑室出血的敏感度同 CT，对早产儿脑室周围白质软化、生发基质的出血有较高的诊断率。

5. MRI

在应用造影剂 Ga–DTPA 情况下可以早期诊断脑水肿及血脑屏障破坏；对诊断脑出血及晚期髓鞘发育延迟较好。

二、治疗精要

（一）基本治疗

1. 维持血气、血压、血糖在正常范围

（1）供氧。选择适当地给氧方法，保持 $PaO_2 > 6.65 ～ 9.31$ kPa（50 ～ 70 mmHg）、$PaCO_2 < 5.32$ kPa（40 mmHg），但要防止 PaO_2 过高和 $PaCO_2$ 过低。

（2）纠正酸中毒。改善通气以纠正呼吸性酸中毒，在此基础上使用碳酸氢钠纠正代谢性酸中毒。严重酸中毒时可用 5% 碳酸氢钠 1 ～ 3 mL/kg 以 5% 葡萄糖 1 : 1 稀释，静脉缓慢推注，或经 1 : 2.5 倍稀释后静脉滴注。

（3）纠正低血糖：按 6 ～ 8 mg/（kg·min）静脉输注葡萄糖，使血糖维持在正常高值，但应注意防止高血糖。

（4）纠正低血压：输入多巴胺 5 ～ 15 μg/（kg·min），可合用多巴酚丁胺 2.5 ～ 10 μg/kg，应从小剂量开始逐渐增加用量。

（5）补液：每天液量控制在 60 ～ 80 mL/kg。防止低钠血症发生，在生后 48 h 常见。

2. 监测必要指标

监测电解质、颅内压及心电图变化。

3. 对症治疗

（1）降颅压、控制脑水肿。出现颅内高压症状可先用呋塞米，或甘露醇、地塞米松。

（2）控制惊厥。首选苯巴比妥；在疗效不显时可加用安定，两药合用时应注意抑制呼吸的可能性。

（二）维持脑适宜灌注，改善心肌代谢

生后 24 h 内彻底纠正代谢性酸中毒及防止呼吸性碱中毒发生。积极治疗缺氧缺血性心肌损伤，增加心肌收缩力，可应用多巴胺或多巴酚丁胺，1，6– 二磷酸果糖。

（三）其他

改善脑细胞磷脂代谢及氨基酸供给。

三、处方选择

（一）降颅压、控制脑水肿

1. 呋塞米：1 mg/kg，静注，数小时后可再用，连用 2 ～ 3 次。

2. 甘露醇：首剂 0.5 ～ 0.75 g/kg，静注，以后可用 0.25 ～ 0.5 g/kg，4 ～ 6 h 1 次。

3. 地塞米松：每次 0.5 ～ 1.0 mg/kg，2 次 /d，静注，48 h 后减量，一般用 3 ～ 5 d。

（二）控制惊厥

1. 苯巴比妥：首选。负荷量为 20 mg/kg，于 15 ～ 30 min 静脉滴注，若不能控制惊厥，1 h 后可加用 10 mg/kg；12 ～ 24 h 后开始用维持量为 5 mg/（kg·d），直至惊厥控制。

2. 地西泮：在上药疗效不显时可加用，剂量为每次 0.1 ～ 0.3 mg/kg，静注缓注。

（三）改善脑细胞磷脂代谢及氨基酸供给

1. 胞磷胆碱：125 mg/d，静脉滴注，用 7 ～ 14 d。

2. 脑活素：2 mL/d，静脉滴注，用 7 ~ 14 d。

四、预防

同新生儿窒息，孕妇应定期做产前检查，发现高危妊娠应及时处理，减少早产和手术产。提高产科技术，对高危妊娠进行产时胎心监护，及早发现胎儿宫内窘迫并进行处理；分娩时，当胎头娩出后，立即挤净口、鼻内黏液，生后再次挤出或吸出口、鼻、咽部分泌物，并做好一切新生儿复苏准备工作。

第五节　新生儿湿肺

新生儿湿肺又称暂时性呼吸困难。由于肺内液体吸收延迟，在肺内滞留引起，是早期新生儿呼吸窘迫常见原因之一；多见于足月儿、剖宫产，或因新生儿窒息缺氧，均可使肺泡内液体增多。

一、诊断要点

本病多见于足月剖宫产儿或接近足月儿的早产儿，为自限性疾病。

（一）临床症状

出生 2 ~ 5 h 后出现呼吸急促，唇周青紫，呼吸每分钟 60 ~ 80 次以上，但反应正常，哭声响。症状重者青紫明显，呻吟，反应较差。体征：有呼吸音减低或湿啰音。临床症状于生后 48 ~ 72 h 消失。

（二）辅助检查

1. 血气分析

pH、$PaCO_2$、PaO_2 和 BE 值一般都在正常范围，重症者可有低氧血症，呼吸性和代谢性酸中毒。

2. X 线表现

X 线胸片显示肺气肿，肺门纹理增粗和斑点状云雾影，常见毛发线（叶间积液）。

二、鉴别诊断

（一）肺透明膜病

此病多见于早产儿，常有宫内窘迫史，病情呈进行性发展，胸部 X 线检查有特殊改变，病情重，预后差，均与新生儿湿肺不同。

（二）羊水吸入综合征

此病有窒息或呼吸窘迫史，呼吸急促在复苏后发生；而新生儿湿肺则出生时正常，呼吸窘迫发生较晚，X 线检查亦有助于鉴别。

三、治疗精要

原则是加强监护和对症治疗，青紫者供氧，吸吮困难时静脉补液。Ⅰ 型呼吸衰竭给予 CPAP，Ⅱ 型呼吸衰竭给予 IPPV + PEEP。两肺湿啰音多时，用呋塞米 1 mg/kg，静注，1 ~ 2 次。

四、经验指导

1. 本症预后良好，病程短者为 5 ~ 6 h 或 1 d 内呼吸正常，长者 4 ~ 5 d 恢复。

2. 早产儿湿肺症的临床特点为发病早、症状重、反应差，可以发生呼吸衰竭、心力衰竭，甚至死亡，要注意鉴别，治疗。

3. 临床上应注意剖宫产儿，尤其是选择性剖宫产儿，既缺乏产道的挤压，又缺乏应激反应，发生湿肺的概率较高。

第四章　呼吸系统疾病

第一节　急性上呼吸道感染

急性上呼吸道感染（AURI）简称上感，俗称"感冒"，是小儿最常见的疾病。系由各种病原体引起的上呼吸道炎症，主要侵犯鼻、咽、扁桃体及喉部。一年四季均可发病。若炎症局限在某一组织，即按该部炎症命名，如急性鼻炎、急性咽炎、急性扁桃体炎、急性喉炎等。急性上呼吸道感染主要用于上呼吸道局部感染定位不确切者。

一、病因

各种病毒和细菌均可引起，以病毒感染为主，可占原发性上呼吸道感染的90%以上，主要有鼻病毒、呼吸道合胞病毒、流感病毒、副流感病毒、腺病毒、单纯疱疹病毒、柯萨奇病毒、埃可病毒、冠状病毒、EB病毒等。少数可由细菌引起。由于病毒感染，上呼吸道黏膜失去抵抗力而继发细菌感染，最常见致病菌为A组溶血性链球菌、肺炎链球菌、流感嗜血杆菌、葡萄球菌等。近年来肺炎支原体亦不少见。

婴幼儿时期由于上呼吸道的解剖生理特点及免疫特点易患本病。营养障碍性疾病，如维生素D缺乏性佝偻病、锌或铁缺乏症，以及护理不当、过度疲劳、气候改变和不良环境因素等，给病毒、细菌的入侵造成了有利条件，则易致反复上呼吸道感染或使病程迁延。

二、临床表现

本病多发于冬春季节，潜伏期1～3d，起病多较急。由于年龄大小、体质强弱及病变部位的不同，病情的缓急、轻重程度也不同。年长儿症状较轻，而婴幼儿症状较重。

（一）一般类型上感

1. 症状

（1）局部症状：流清鼻涕、鼻塞、打喷嚏，也可有流泪、微咳或咽部不适。患儿多于3～4d内不治自愈。

（2）全身症状：发热、烦躁不安、头痛、全身不适、乏力等。部分患儿有食欲不振、呕吐、腹泻、腹痛等消化系统的症状。有些患儿病初可出现脐部附近阵发性疼痛，多为暂时性，无压痛。可能是发热引起反射性肠痉挛或蛔虫骚动所致。如腹痛持续存在，多为并发急性肠系膜淋巴结炎应注意与急腹症鉴别。

婴幼儿起病急，全身症状为主，局部症状较轻。多有发热，有时体温可达39～40℃，热程2～3d至1周左右不等，起病1～2d由于突发高热可引起惊厥，但很少连续多次，退热后，惊厥及其他神经症状消失，一般情况良好。

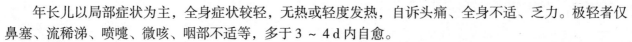

年长儿以局部症状为主，全身症状较轻，无热或轻度发热，自诉头痛、全身不适、乏力。极轻者仅鼻塞、流稀涕、喷嚏、微咳、咽部不适等，多于 3 ~ 4 d 内自愈。

2. 体征

检查可见咽部充血，咽后壁滤泡肿大，如感染蔓延至鼻咽部邻近器官，可见相应的体征，如扁桃体充血肿大，可有脓性分泌物，下颌淋巴结肿大，压痛。肺部听诊多数正常，少数呼吸音粗糙或闻及痰鸣音。肠病毒感染者可见不同形态的皮疹。

（二）两种特殊类型上感

1. 疱疹性咽峡炎

由柯萨奇 A 组病毒引起，多发于夏秋季节，可散发或流行。临床表现为骤起高热，咽痛，流涎，有时呕吐、腹痛等。体查可见咽部充血，在咽腭弓、腭垂、软腭或扁桃体上可见数个至十数个 2 ~ 4 mm 大小灰白色的疱疹，周围有红晕，1 ~ 2 d 后疱疹破溃形成小溃疡。病程一周左右。

2. 咽 – 结合膜热

由腺病毒 3、7 型引起，多发生于春夏季，可在集体儿童机构中流行。以发热、咽炎和结膜炎为特征。临床表现为多呈高热、咽痛、眼部刺痛、结膜炎，有时伴有消化系统的症状。体查可见咽部充血、有白色点块状分泌物，周边无红晕，易于剥离，一侧或两侧滤泡性眼结膜炎，颈部、耳后淋巴结肿大。病程 1 ~ 2 周。

三、并发症

婴幼儿上呼吸道感染波及邻近器官，引起中耳炎、鼻窦炎、咽后壁脓肿、颈部淋巴结炎，或炎症向下蔓延，引起气管炎、支气管炎、肺炎等。年长儿若患 A 组溶血性链球菌性咽峡炎可引起急性肾小球肾炎、风湿热等。

四、实验室检查

病毒感染者血白细胞计数在正常范围内或偏低，中性粒细胞减少，淋巴细胞计数相对增高。病毒分离、血清反应、免疫荧光、酶联免疫等方法，有利于病毒病原体的早期诊断。细菌感染者血白细胞可增高，中性粒细胞增高，在使用抗菌药物前进行咽拭子培养可发现致病菌。链球菌引起者可于感染 2 ~ 3 周后血中 ASO 滴度增高。

五、诊断和鉴别诊断

根据临床表现不难诊断，但应与以下疾病相鉴别。

（一）流行性感冒

由流感病毒、副流感病毒所致，有明显的流行病史。局部症状轻，全身症状重，常有发热、头痛、咽痛、四肢肌肉酸痛等，病程较长。

（二）急性传染病早期

上呼吸道感染常为急性传染病的前驱症状，如麻疹、流行性脑脊髓膜炎、脊髓灰质炎、猩红热、百日咳、伤寒等，应结合流行病史、临床表现及实验室资料等综合分析，并观察病情演变加以鉴别。

（三）急性阑尾炎

上呼吸道感染同时伴有腹痛应与急性阑尾炎鉴别，本病腹痛常先于发热，腹痛部位以右下腹为主，呈持续性，有肌紧张和固定压痛点，白细胞及中性粒细胞增高。

六、治疗

（一）一般治疗

1. 注意适当休息，多饮水，发热期间宜给流质或易消化食物。

2. 保持室内空气新鲜及适当的温度、湿度。

3. 加强护理，注意呼吸道隔离，预防并发症。

（二）抗感染治疗

1. 抗病毒药物应用

病毒感染时不宜滥用抗生素。常用抗病毒药物如下。

（1）利巴韦林（利巴韦林）：具有广谱抗病毒作用，10 ~ 15 mg/（kg·d），口服或静脉滴注，或 2 mg 含服，1 次 /2 h，6 次 /d，疗程为 3 ~ 5 d。

（2）双嘧达莫（潘生丁）：有抑制 RNA 病毒及某些 DNA 病毒的作用，3 ~ 5 mg/（kg·d），疗程为 3 d。

（3）双黄连针剂：60 mg/（kg·d），加入 5% 或 10% 的葡萄糖液中静脉滴注，采用其口服液治疗也可取得良好的效果。

局部可用 1% 的利巴韦林滴鼻液，4 次 /d；病毒性结膜炎可用 0.1% 的阿昔洛韦滴眼，1 次 /1 ~ 2 h。

2. 抗生素类药物

如果细菌性上呼吸道感染、病情较重、有继发细菌感染，或有并发症者可选用抗生素治疗，常用者有青霉素、复方新诺明和大环内酯类抗生素，疗程 3 ~ 5 d。如证实为溶血性链球菌感染或既往有风湿热、肾炎病史者，青霉素疗程应为 10 ~ 14 d。

（三）时症治疗

1. 退热：高热应积极采取降温措施，通常可用物理降温如冷敷、冷生理盐水灌肠、温湿敷或 35% ~ 50% 的酒精（乙醇）溶液擦浴等方法，或给予阿司匹林、对乙酰氨基酚、布洛芬制剂口服或 20% 的安乃近肌内注射或滴鼻、小儿退热栓（吲哚美辛栓）肛门塞入，均可取得较好的降温效果。非超高热最好不用糖皮质激素类药物治疗。

2. 高热惊厥者可给予镇静、止惊等处理。

3. 咽痛者可含服咽喉片。

4. 鼻塞者可在进食前或睡前用 0.5% 的麻黄素液滴鼻。用药前应先清除鼻腔分泌物，每次每侧鼻孔滴入 1 ~ 2 滴，可减轻鼻黏膜充血肿胀，使呼吸道通畅，便于呼吸和吮乳。

（四）中医疗法

常用中成药如银翘散、板蓝根冲剂、感冒退热冲剂、小柴胡冲剂、藿香正气散等。上呼吸道感染在中医称"伤风感冒"，根据临床辨证分为风寒感冒和风热感冒，分别选用辛温解表方剂和宜辛凉解表方剂，疗效可靠。

七、预防

1. 加强锻炼，以增强机体抵抗力和防止病原体入侵。

2. 提倡母乳喂养，经常到户外活动，多晒阳光，防治营养不良及佝偻病。

3. 患者应尽量不与健康小儿接触，在呼吸道发病率高的季节，避免去人多拥挤的公共场所。

4. 避免发病诱因，注意卫生，保持居室空气新鲜，在气候变化时注意增减衣服，避免交叉感染。

5. 对反复呼吸道感染的小儿可用左旋咪唑每日 2.5 mg/kg，每周服 2 d，3 个月一疗程。或用转移因子，每周注射 1 次，每次 4 U，连用 3 ~ 4 月。中药黄芪每日 6 ~ 9 g，连服 2 ~ 3 个月，对减少复发次数也有一定效果。

第二节　反复呼吸道感染

一、定义和诊断标准

呼吸道感染是儿童尤其婴幼儿最常见的疾病，据统计发展中国家每年每个儿童患 4.2 ~ 8.7 次的呼吸道感染，其中多数是上呼吸道感染，肺炎的发生率则为每年每 100 个儿童 10 次。反复呼吸道感染是指一年内发生呼吸道感染次数过于频繁，超过一定范围。根据反复感染的部位可分为反复上呼吸道感染和反复下呼吸道感染（支气管炎和肺炎），对于反复上呼吸道感染或反复支气管炎国外文献未见有明确的定义或标准，反复肺炎国内外较为一致的标准是1年内患2次或2次以上肺炎或在任一时间框架内患3次或3次以上肺炎，每次肺炎的诊断需要有胸部X线的证据。我国儿科学会呼吸学组于1987年制订了反复呼吸道感染的诊断标准，并于2007年进行了修订，如下表4-1。

表4-1　反复呼吸道感染判断条件

年龄（岁）	反复上呼吸道感染（次/年）	反复下呼吸道感染（次/年）	
		反复气管支气管炎	反复肺炎
0～2	7	3	2
3～5	6	2	2
6～14	5	2	2

注：①两次感染间隔时间至少7 d以上。②若上呼吸道感染次数不够，可以将上、下呼吸道感染次数相加，反之则不能。但若反复感染是以下呼吸道为主，则应定义为反复下呼吸道感染。③确定次数须连续观察1年。④反复肺炎指1年内反复患肺炎≥2次，肺炎须由肺部体征和影像学证实，两次肺炎诊断期间肺炎体征和影像学改变应完全消失。

二、病因和基础疾病

小儿反复呼吸道感染病因复杂，除了与小儿时期本身的呼吸系统解剖生理特点以及免疫功能尚不成熟有关外，微量元素和维生素缺乏、环境因素、慢性上气道病灶等是反复上呼吸道感染常见原因。对于反复下呼吸道感染尤其是反复肺炎患儿，多数存在基础疾病，我们对北京儿童医院106例反复肺炎患儿回顾性分析发现其中88.7%存在基础病变，先天性或获得性呼吸系统解剖异常是最常见的原因，其次为呼吸道吸入、先天性心脏病、哮喘、免疫缺陷病和原发纤毛不动综合征等。

（一）小儿呼吸系统解剖生理特点

小儿鼻腔短，后鼻道狭窄，没有鼻毛，对空气中吸入的尘埃及微生物过滤作用差，同时鼻黏膜嫩弱又富于血管，极易受到损伤或感染，由于鼻道狭窄经常引起鼻塞而张口呼吸。鼻窦黏膜与鼻腔黏膜相连续，鼻窦口相对比较大，鼻炎常累及鼻窦。小儿鼻咽部较狭小，喉狭窄而且垂直，其周围的淋巴组织发育不完善，防御功能较弱。婴幼儿的气管、支气管较狭小，软骨柔软，缺乏弹力组织，支持作用薄弱，黏膜血管丰富，纤毛运动较差，清除能力薄弱，易引起感染，并引起充血、水肿、分泌物增加，易导致呼吸道阻塞。小儿肺的弹力纤维发育较差，血管丰富，间质发育旺盛，肺泡数量较少，造成肺含血量丰富而含气量相对较少，故易感染，并易引起间质性炎症或肺不张等。同时，小儿胸廓较短，前后径相对较大呈桶状，肋骨呈水平位，膈肌位置较高，使心脏呈横位，胸腔较小而肺相对较大，呼吸肌发育不完善，呼吸时胸廓活动范围小，肺不能充分地扩张、通气和换气，易因缺氧和CO_2潴留而出现面色青紫。以上特点容易引起小儿呼吸道感染，分泌物容易堵塞且感染容易扩散。

（二）小儿反复呼吸道感染的基础病变

1. 免疫功能低下或免疫缺陷病

小儿免疫系统在出生时发育尚未完善，随着年龄增长逐渐达到成人水平，故小儿特别是婴幼儿处于生理性免疫低下状态，是易患呼吸道感染的重要因素。新生儿外周血T细胞数量已达成人水平，其中CD_4细胞数较多，但CD_4辅助功能较低且具有较高的抑制活性，一般6个月时CD_4的辅助功能趋于正常。与细胞免疫相比，体液免疫的发育较为迟缓，新生儿B细胞能分化产生IgM的浆细胞，但不能分化为产生IgG和IgA的浆细胞，有效的IgG类抗体应答需在生后3个月后才出现，2岁时分泌IgG的B细胞才达成人水平，而分泌IgA的B细胞5岁时才达成人水平。婴儿自身产生的IgG从3个月开始增多，1岁时达成人的60%，6～7岁时接近成人水平。IgG有IgG1、IgG2、IgG3和IgG4四个亚类，在正常成人血清中比率为70%、20%、6%和4%，其中IgG1、IgG3为针对蛋白质抗原的主要抗体，而IgG2、IgG4为抗多糖抗原的重要抗体成分，IgG1在5～6岁，IgG3在10岁左右，IgG2和IgG4在14岁达成人水平。新生儿 IgA 量极微，1 岁时仅为成人的 20%，12 岁达成人水平。另外，婴儿期非特异免疫如吞噬细胞功能不足，铁蛋白、溶菌酶、干扰素、补体等的数量和活性不足。

除了小儿时期本身特异性和非特异性免疫功能较差外，许多研究表明反复呼吸道感染患儿（复感儿）与健康对照组相比多存在细胞免疫、体液免疫或补体某种程度的降低，尤其是细胞免疫功能异常在小儿反复呼吸道感染中起重要作用，复感儿外周血 CD_3^+ 细胞、CD_4^+ 细胞百分率及 CD_4^+/CD_8^+ 比值降低，这种异常标志着辅助性 T 细胞功能相对不足，不利于对病毒等细胞内微生物的清除，也不利于抗体产生，因只有在抗原和辅助性 T 细胞信号的协同作用下，B 细胞才得以进入增殖周期。在 B 细胞应答过程中，辅助性 T 细胞（Th）除提供膜接触信号外，还分泌多种细胞因子，影响 B 细胞的分化和应答特征。活化的 Th1 细胞可通过分泌白细胞介素 2（IL-2），使 B 细胞分化为以分泌 IgG 抗体为主的浆细胞；而活化的 Th2 细胞则通过分泌白细胞介素 4（IL-4），使 B 细胞分化为以分泌 IgE 抗体为主的浆细胞。活化的抑制性 T 细胞（Ts）可通过分泌白细胞介素 10（IL-10）而抑制 B 细胞应答，就功能分类而言，CD_8T 细胞属于抑制性 T 细胞。反复呼吸道感染患儿 CD_8 细胞百分率相对升高必然会对体液免疫反应产生不利影响，有报道复感儿对肺炎链球菌多糖抗原产生抗体的能力不足。分泌型 IgA（SIgA）是呼吸道的第一道免疫屏障，能抑制细菌在气道上皮的黏附及定植，直接刺激杀伤细胞的活性，可特异性或非特异性地防御呼吸道细菌及病毒的侵袭，因此对反复呼吸道感染患儿注意 SIgA 的检测。IgM 在早期感染中发挥重要的免疫防御作用，且 IgM 是通过激活补体来杀死微生物的。补体系统活化后可通过溶解细胞、细菌和病毒发挥抗感染免疫作用，补体成分降低或缺陷时，机体的吞噬和杀菌作用明显减弱。

呼吸系统是免疫缺陷病最易累及的器官，因此需要特别注意部分反复呼吸道感染患儿不是免疫功能低下或紊乱，而是存在各种类型的原发免疫缺陷病，最常见的是 B 淋巴细胞功能异常导致体液免疫缺陷病，如 X 连锁无丙种球蛋白血症（XLA），常见变异型免疫缺陷病（CVID）、IgG 亚类缺乏症和选择性 IgA 缺乏症等。106 例反复肺炎患儿发现 6 例原发免疫缺陷病，其中 5 例为体液免疫缺陷病，年龄均在 8 岁以上，反复肺炎病程在 2～9 年，均在 2 岁后发病，表现间断发热、咳嗽和咳痰，肝脾大 3 例，胸部 X 线合并支气管扩张 3 例，诊断根据血清免疫球蛋白的检查，2 例常见变异性免疫缺陷病反复检查血 IgG、IgM 和 IgA 测不出或明显降低。1 例 X 链锁无丙种球蛋白血症为 11 岁男孩，2 岁起每年肺炎 4～5 次，其兄 3 岁时死于多发性骨结核；查体扁桃体未发育，多次测血 IgG、IgM 和 IgA 含量极低，外周血 B 淋巴细胞明显减少，细胞免疫功能正常。1 例选择性 IgA 缺乏和 1 例 IgG 亚类缺陷年龄分别为 10 岁和 15 岁，经检测免疫球蛋白和 IgG 亚类诊断，这例 IgG 亚类缺陷患儿反复发热、咳嗽 6 年半，每年患肺炎住院 7～8 次。查体：双肺可闻及大量中等水泡音，杵状指（趾）。免疫功能检查 IgG 略低于正常低限，IgG2，IgG4 未测出。肺 CT 提示两下肺广泛支气管扩张。慢性肉芽肿病是一种原发吞噬细胞功能缺陷病，由于遗传缺陷导致吞噬细胞杀菌能力低下，临床表现婴幼儿期反复细菌或真菌感染（以肺炎为主）及感染部位肉芽肿形成，四唑氮蓝（NBT）试验可协助诊断，近年来我们发现多例反复肺炎和曲霉菌肺炎患儿存在吞噬细胞功能缺陷。

继发性免疫缺陷多考虑恶性肿瘤、免疫抑制剂治疗和营养不良，目前 HIV 感染已成为获得性免疫缺陷的常见原因，2 例艾滋病患儿年龄分别为 4 岁和 6 岁，病程分别为 3 月和 2 年，均表现间断发热、咳嗽，1 例伴腹泻和营养不良，2 例均有输血史，X 线表现为两肺间质性肺炎，经查血清 HIV 抗体阳性确诊。

2. 先天气道和肺发育畸形

气道发育异常包括喉气管支气管软化、气管性支气管、支气管狭窄和支气管扩张，其中以喉气管支气管软化症最为常见，软化可发生于局部或整个气道，气道内径正常，但由于缺乏足够的软骨支撑这些患儿在呼气时气道发生内陷，气道阻力增加，气道分泌物排出不畅，易于感染，41 例反复肺炎患儿中 16 例经纤维支气管镜诊断为气管支气管软化症，其中 1 例 2 岁男孩，1 年内患"肺炎"5 次，纤支镜检查提示左总支气管软化症。气管性支气管是指气管内额外的或异常的支气管分支，通常来自气管右侧壁，这种异常损害了右上肺叶分泌物的排出或造成气管的严重狭窄。先天性支气管狭窄导致的肺部感染可发生于主干支气管或中叶支气管，而肺炎和肺不张后的支气管扩张发生于受累支气管狭窄部位的远端。

支气管扩张是先天或获得性损害。获得性支气管扩张多是由于肺的严重细菌感染后导致的局部气道损害，麻疹病毒、腺病毒、百日咳杆菌、结核分枝杆菌是最常见的病原，近年发现支原体感染也是支气管扩张的常见病原。支气管扩张分为柱状和囊状扩张，早期柱状扩张损害仅涉及弹性和气道肌肉支撑组织，积极治疗可部分或完全恢复。晚期囊状扩张损害涉及气道软骨，这时支气管形成圆形的盲囊，不再与肺泡组织交流。抗菌药物不能渗入到扩张区域的脓汁和潴留的黏液中，囊状支气管扩张属于不可逆性，易形成反复或持续的肺部感染。

肺发育异常包括左或右肺发育不良、肺隔离症、肺囊肿和先天性囊性腺瘤畸形均可引起反复肺炎。肺隔离症是一块囊实性成分组成的非功能性肺组织团块异常连接到正常肺，其血供来自主动脉而不是肺血管，通常表现为学龄儿童反复肺炎。支气管源性肺囊肿常位于气管周围或隆突下，囊肿被覆纤毛柱状上皮、平滑肌、黏液腺和软骨，感染可发生于囊肿本身或被囊肿压迫的周围肺。很多患者在婴儿期表现呼吸困难，这些患儿肺炎的发生往往是邻近正常肺蔓延而来，而一旦感染发生由于与正常的支气管树缺乏连接使感染难于清除。先天性囊性腺瘤畸形约 80% 出生前的经超声诊断，表现为生后不久出现的呼吸窘迫，一小部分表现为由于支气管压迫和分泌物清除障碍引起的反复肺炎。

3. 原发纤毛不动综合征

本病是由于纤毛先天结构异常导致纤毛运动不良，气道黏液纤毛清除功能障碍，表现反复呼吸道感染和支气管扩张，可同时合并鼻窦炎、中耳炎。部分病例有右位心或内脏转位称为 Kartagener 综合征。

4. 囊性纤维化

囊性纤维化属遗传性疾病，遗传缺陷引起跨膜传导调节蛋白功能障碍，气道和外分泌腺液体和电解质转运失衡，呼吸道分泌稠厚的黏液并清除障碍，在儿童典型表现为反复肺炎、慢性鼻窦炎、脂肪痢和生长落后。囊性纤维化是欧洲和美洲白人儿童反复肺炎的常见原因，在我国则很少见。

5. 先天性心脏病

先心病的患儿易患反复肺炎有几个原因：心脏扩大的血管或房室压迫气管，引起支气管阻塞和肺段分泌物的排出受损，导致肺不张和继发感染；左向右分流和肺血流增加了反复呼吸道感染的易感性，其机制尚不清楚；长期肺水肿伴肺静脉充血使小气道直径变小，肺泡通气减少和分泌物排出减少易于继发感染等。

（三）反复呼吸道感染的原因

1. 反复呼吸道吸入

许多原因可以造成反复呼吸道吸入，可能是由于结构或功能的原因不能保护气道，或由于不能把口腔分泌物（食物、液体和口腔分泌物）传送到胃，或由于不能防止胃内容物反流。肺浸润的部位取决于吸入发生时患儿的体位，立位时多发生于中叶或肺底，而仰卧位时则易累及上叶。

吞咽功能障碍可由中枢神经系统疾病、神经肌肉疾病或环咽部的解剖异常引起。闭合性脑损伤或缺氧性脑损伤形成的完全性中枢神经系统功能障碍经常发生口咽分泌物控制不良，通常伴有严重的智能落后和脑性瘫痪。慢性反复发作的癫痫也可导致反复吸入发生。外伤、肿瘤、血管炎、神经变性等引起的脑神经损伤或功能障碍也与吞咽功能受损有关。某些婴儿吞咽反射成熟延迟可以引起环咽肌肉不协调导致反复吸入。神经肌肉疾病如肌营养不良可以有吞咽功能异常，气道保护反射如咳嗽呕吐反射减弱或缺乏，易于反复的微量吸入和感染。上气道的先天性或获得性的解剖损害如腭裂、喉裂和黏膜下裂引起吸入与吞咽反射不协调、气道清除能力下降和喂养困难有关。

食管阻塞或动力障碍也可引起呼吸道反复的微量吸入，血管环是外源性的食管阻塞最常见的原因，经肺增强 CT 和血管重建可确诊。其他较少见原因有肠源性的重复畸形、纵隔囊肿、畸胎瘤、心包囊肿、淋巴瘤和神经母细胞瘤等。食管异物是内源性食管阻塞的最常见原因，最重要的主诉是吞咽困难、吞咽痛和口腔分泌物潴留，部分患儿表现为反复喘鸣和胸部感染。食管蹼和食管狭窄也可引起食管内容物的吸入，表现为反复下呼吸道感染。

气管食管瘘与修复前和修复后的食管运动障碍有关，多数的气管食管瘘在出生后不久诊断，但小的 H 型的瘘可引起慢性吸入导致儿童期反复下呼吸道感染。许多儿童在气管食管瘘修复后仍有吸入是由于残留的问题如食管狭窄、食管动力障碍、胃食管反流和气管食管软化持续存在。胃食管反流的儿童可表现慢性反应性气道疾病或反复肺炎。

2. 支气管腔内阻塞或腔外压迫

（1）腔内阻塞：异物吸入是儿科患者腔内气道阻塞最常见的原因。常发生于6个月~3岁，窒息史或异物吸入史仅见于40%的患者，肺炎可发生于异物吸入数日或数周，延迟诊断或异物长期滞留于气道是肺炎反复或持续的原因。例如1例2岁女孩，临床表现反复发热、咳嗽4个月，家长否认异物吸入史，外院反复诊断左下肺炎。查体左肺背部可闻及管状呼吸音及细湿啰音，杵状指（趾）。胸片：左肺广泛蜂窝肺改变，右肺大叶气肿，纤维支气管镜检查为左下异物（瓜子壳）。造成腔内阻塞的其他原因有支气管结核、支气管腺瘤和支气管内脂肪瘤等。

（2）腔外压迫：肿大的淋巴结是腔外气道压迫最常见的原因。感染发生是由于管外压迫导致局部气道狭窄引起黏液纤毛清除下降，气道分泌物在气道远端至阻塞部位的潴留，这些分泌物充当了感染的根源，同时反复抗生素治疗可引起耐药病原菌的感染。

气道压迫最常见原因是结核分枝杆菌感染引起的淋巴结肿大，肿大淋巴结可以发生在支气管旁、隆突下和肺门周围区域。在某些地区真菌感染如组织胞浆菌病或球孢子菌病也可引起气道压迫和继发细菌性肺炎。

非感染原因引起的肺淋巴结肿大也可导致外源性气道压迫。结节病可引起淋巴组织慢性非干酪性肉芽肿样损害，往往涉及纵隔淋巴结。纵隔的恶性疾病如淋巴瘤偶然引起腔外气道压迫，但以反复肺炎为主要表现并不常见。

心脏和大血管的先天异常也可导致大气道的管外压迫，压迫导致气道狭窄或引起局部的支气管软化，感染的部位取决于血管压迫的区域。这些异常包括双主动脉弓、由右主动脉弓组成的血管环、左锁骨下动脉来源异常、动脉韧带、无名动脉压迫和肺动脉索，其中最常见的是双主动脉弓包围气管和食管，症状通常始于婴儿早期，除了感染并发症外，可能包括喘息、咳嗽和吞咽困难。肺动脉索为一实体，左肺动脉缺如，供应左肺的异常血管来自右肺动脉，这一血管压迫了右支气管。

3. 支气管哮喘

支气管肺炎是哮喘的一个常见并发症，同时也有部分反复肺炎患儿实际上是未诊断的哮喘，这在临床并不少见。造成哮喘误诊为肺炎原因是部分哮喘患儿急性发作时，临床表现不典型，如以咳嗽为主要表现，无明显的喘息症状，由于黏液栓阻塞胸部X线表现为肺不张，也有部分原因是对哮喘的认识不够。

4. 营养不良、微量元素及维生素缺乏

营养不良能引起广泛免疫功能损伤，由于蛋白质合成减少，胸腺、淋巴结萎缩，各种免疫激活剂缺乏，免疫功能全面降低，尤其是细胞免疫异常，营养不良引起免疫功能低下容易导致感染；反复感染又可引起营养吸收障碍而加重营养不良，造成恶性循环。

钙剂能增强气管、支气管纤毛运动，使呼吸道清除功能增强，同时又可提高肺巨噬细胞的吞噬能力，加强呼吸道防御功能。因此血钙降低必然会影响机体免疫状态导致机体抵抗力下降以及易致呼吸道感染。当患维生素D缺乏性佝偻病时，患儿可出现肋骨串珠样改变、赫氏沟、肋骨外翻、鸡胸等骨骼的改变，能使胸廓的生理活动受到限制而影响小儿呼吸，并加重呼吸肌的负担。

微量元素锌、铁缺乏可影响机体的免疫功能与反复呼吸道感染有关。锌对免疫系统的发育和免疫功能的正常会产生一定的影响。锌参与体内40多种酶的合成，并与200多种酶活性有关。缺锌可引起体内相关酶的活性下降，导致核酸、蛋白、糖、脂肪等多种代谢障碍。同时缺锌可使机体的免疫器官胸腺、脾脏和全身淋巴器官重量减轻、甚至萎缩，致使T细胞功能下降，体液免疫功能受损而削弱机体免疫力而导致反复呼吸道感染。

铁是人体中最丰富的微量元素，婴幼儿正处在生长发育的黄金时期，对铁的需要相对增多，如体内储蓄铁减少，不及时补充，可导致铁缺乏。铁也与多种酶的活性有关，如过氧化氢酶、过氧化物酶、单氨氧化酶等。缺铁时这些酶的活性降低，影响机体的代谢过程及肝内DNA的合成，儿茶酚胺的代谢受抑制，并且铁能直接影响淋巴组织的发育和对感染的抵抗力。缺铁性贫血或铁缺乏症儿童的特异性免疫功能（包括细胞和体液免疫功能）和非特异性免疫功能均有一定程度的损害，故易发生反复呼吸道感

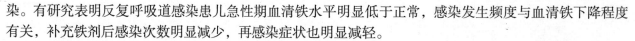

染。有研究表明反复呼吸道感染患儿急性期血清铁水平明显低于正常，感染发生频度与血清铁下降程度有关，补充铁剂后感染次数明显减少，再感染症状也明显减轻。

铅暴露对儿童及青少年健康可产生多方面危害，除了对神经系统、精神记忆功能、智商及行为能力等方面的影响外，铅暴露对幼儿免疫系统功能也有影响，且随着血铅水平的增高，这种影响越显著；有研究表明铅能抑制某些免疫细胞的生长和分化，削弱机体的抵抗力，使机体对细菌、病毒感染的易感性增加；血铅含量与血 IgA、IgG 水平存在较明显的负相关，因此血铅升高也是反复呼吸道感染的一个原因。

维生素 A 对维持呼吸道上皮细胞的分化及保持上皮细胞的完整性具有重要的作用。正常水平的维生素 A 对维持小儿的免疫功能具有重要的作用。而当维生素 A 缺乏时，呼吸道黏膜上皮细胞的生长和组织修复发生障碍，带纤毛的柱状上皮细胞的纤毛消失，上皮细胞出现角化，脱落阻塞气道管腔，而且腺体细胞功能丧失，分泌减少，呼吸道局部的防御功能下降。此时病毒和细菌等微生物易于侵入造成感染。有研究表明反复呼吸道感染患儿血维生素 A 的水平降低，且降低水平与疾病严重程度呈正相关，回升情况与疾病的恢复水平平行，补充维生素 A 可降低呼吸道感染的发生率。

5. 环境因素

环境的变化与呼吸道的防卫有密切关系，尤其是小儿对较大的气候变化的调节能力较差，在北方多见于冬春时，南方多见于夏秋两季气温波动较大时。当白天与夜间温差加大、气温多变、忽冷忽热时，小儿机体内环境不稳定，对外界适应力差，很易患呼吸道感染。此外空气污染程度与小儿的呼吸道感染密切相关，居住在城镇比在农村儿童发病率高，与城镇内汽车尾气、工业污水、废气等对空气污染有关，家庭内化纤地毯、室内装修、油漆和被动吸烟等，有害气体吸入呼吸道，直接破坏支气管黏膜的纤毛上皮，降低呼吸道黏膜抵抗力，易患呼吸道感染。居住人口密集，人员流动多，空气流动差，也会增加发病率。

家庭中有呼吸系统病患者、入托、家里饲养宠物也是易患反复呼吸道感染的环境因素，原因是这些情况下儿童易受生活环境中病原体的传染、过敏原刺激以及脱离家庭进入陌生的环境（托儿所）发生心理、生理、免疫方面的改变和缺少了家里父母的悉心照顾。

6. 上呼吸道慢性病灶

小儿上呼吸道感染如治疗不及时，可形成慢性病灶如慢性扁桃体炎、鼻炎和鼻窦炎，细菌长期处于隐伏状态，一旦受凉、过劳或抵抗力下降时，就会引起反复发病。小儿鼻窦炎症状表现不典型，常因鼻涕倒流入咽以致流涕症状不明显，而以咳嗽为主要症状。脓性分泌物流入咽部或吸入支气管导致咽炎、腺样体炎、支气管炎等疾病。因此慢性扁桃体炎，慢性鼻—鼻窦炎和过敏性鼻炎是部分患儿反复呼吸道感染的原因。

三、诊断思路

对于反复呼吸道感染患儿首先是根据我国儿科呼吸组制订的标准确定诊断，然后区分该患儿是反复上呼吸道感染，还是反复下呼吸道感染（支气管炎，肺炎），或者是二者皆有。

对于反复上呼吸道感染患儿，多与免疫功能不成熟或低下、护理不当、入托幼机构的起始阶段、环境因素（居室污染和被动吸烟）、营养因素（微量元素缺乏，营养不良）有关，部分儿童与慢性病灶有关，如慢性扁桃体炎、慢性鼻窦炎和过敏性鼻炎等，进一步检查包括血常规、微量元素和免疫功能检查，摄鼻窦片，请五官科会诊等。

对于反复支气管炎的学前儿童，多由于反复上呼吸道感染治疗不当，使病情向下蔓延，少数有潜在基础疾病，如先天性喉气管支气管软化症，伴有反复喘息的患儿尤其应与婴幼儿哮喘、支气管异物相鉴别。反复支气管炎的学龄儿童，多与反复上呼吸道感染治疗不当、鼻咽部慢性病灶、咳嗽变应性哮喘和免疫功能低下引起一些病原体反复感染有关；进一步的检查包括血常规，免疫功能、过敏原筛查、病原学检查（咽培养，支原体抗体等）、肺功能、五官科检查（纤维喉镜），必要时行支气管镜检查。

对于反复肺炎患儿多数存在基础疾病，应进行详细检查，首先根据胸部 X 线平片表现区分是反复或持续的单一部位肺炎还是多部位肺炎，在此基础上结合病史和体征选择必要的辅助检查。对于反复单一部位的肺炎，诊断第一步应进行支气管镜检查，对于支气管异物可达到诊断和治疗目的。也可发现其他的腔内阻塞如结核性肉芽肿、支气管腺瘤或某些支气管先天异常如支气管软化、狭窄，开口异常或变异。如果支气管镜正常或不能显示，胸部 CT 增强和气管血管重建可以明确腔外压迫造成支气管阻塞（纵隔肿物、淋巴结或血管环），支气管扩张和支气管镜不能发现的远端支气管腔阻塞以及先天性肺发育异常如肺发育不良、肺隔离症、先天性肺囊肿和先天囊腺瘤样畸形等。

对于反复或持续的多部位的肺炎，如果患儿为婴幼儿，以呛奶、溢奶或呕吐为主要表现，考虑呼吸道吸入为反复肺炎的基础原因，应进行消化道造影、24 h 食管 pH 检测。心脏彩超检查可以除外有无先天性心脏病。免疫功能检查除了常规的 CD 系列和 Ig 系列外，应进行 IgG 亚类、SIgA、补体以及 NBT 试验检查。年长儿自幼反复肺炎伴慢性鼻窦炎或中耳炎，应考虑免疫缺陷病、原发纤毛不动综合征或囊性纤维化，应进行免疫功能检查、纤毛活检电镜超微结构检查或汗液试验。反复肺炎伴右肺中叶不张，应考虑哮喘，应进行过敏原筛查、气道可逆性试验或支气管激发试验有助于诊断。有输血史，反复间质性肺炎应考虑 HIV 感染进行血 HIV 抗体检测。反复肺炎伴贫血应怀疑特发性肺含铁血黄素沉着症，应进行胃液或支气管肺泡灌洗液含铁血黄素细胞检查。

四、鉴别诊断

（一）支气管哮喘

哮喘常因呼吸道感染诱发，因此常被误诊为反复支气管炎或肺炎。鉴别主要是哮喘往往有家族史、患儿多为特应性体质如易患湿疹、过敏性鼻炎，肺部可多次闻及喘鸣音，过敏原筛查阳性，肺功能检查可协助诊断。

（二）特发性肺含铁血黄素沉着症

急性出血等易误诊为反复肺炎，特点为反复发作的小量咯血，往往为痰中带血，同时伴有小细胞低色素性贫血，咯血和贫血不成比例，胸片双肺浸润病灶短期内消失。慢性反复发作后胸片呈网点状或粟粒状阴影，易误诊为粟粒型肺结核。例如，男，4 岁，反复咳嗽 6 月，咯血 1 次。反复诊断为肺炎，入院前 10 d 儿咯血 1 次，查体：面色苍白，双肺可闻及痰鸣音和中等水泡音，胃液含铁血黄素细胞阳性，诊断肺含铁血黄素沉着症。

（三）闭塞性毛细支气管炎并（或）机化性肺炎

闭塞性毛细支气管炎（BO）、闭塞性毛细支气管炎并机化性肺炎（BOOP）多为特发性，感染、有毒气体或化学物质吸入等也可诱发，临床表现为反复咳嗽、喘息、肺部听诊可闻及喘鸣音和固定的中小水泡音。肺功能提示严重阻塞和限制性通气障碍。肺片和高分辨 CT 表现为过度充气，细支气管阻塞及支气管扩张。BOOP 并发肺实变，有时呈游走性。男，4 岁，反复咳嗽 1 年。1 年前曾患渗出性多形性红斑，此后反复咳嗽。查体：双肺可闻及中等水泡音及哮鸣音。CT 提示双肺散在毛玻璃影，外周支气管扩张，部分区域过度充气，诊断闭塞性毛细支气管炎。

（四）肺结核

小儿肺结核临床多以咳嗽和发热为主要表现，如纵隔淋巴结明显肿大可压迫气管、支气管出现喘息症状，易于误诊为反复肺炎和肺不张。鉴别主要通过结核接触史、卡介苗接种史和结核菌素试验，以及肺 CT 上有无纵隔和肺门淋巴结肿大等。

五、治疗

小儿反复呼吸道感染病因复杂，因此积极寻找病因，进行针对性的病因治疗是这类患儿的基本的治疗原则。

（一）免疫调节治疗

当免疫功能检查，发现患儿存在免疫功能低下时，可使用免疫调节剂进行免疫调节治疗。所谓免疫调节剂泛指调节、增强和恢复机体免疫功能的药物。此类药物能激活一种或多种免疫活性细胞，增强机体的非特异性和特异性免疫功能，包括增强淋巴细胞对抗原的免疫应答能力，提高机体内 IgA、IgG 水平，从而使患儿低下的免疫功能好转或恢复正常，以达到减少呼吸道感染的次数。目前常用的免疫调节剂有以下几种，在临床中可以根据经验和患儿具体情况选用。

1. 细菌提取物

（1）必思添：含有两个从克雷白肺炎杆菌中提取的糖蛋白，能增强巨噬细胞的趋化作用和使白细胞介素 –1（IL–1）分泌增加，从而提高特异性和非特异性细胞免疫及体液免疫，增加 T、B 淋巴细胞活性，提高 NK 细胞、多核细胞、单核细胞的吞噬功能。用法为每月服用 8 d，停 22 d，第 1 个月为 1 mg，2 次 /d；第 2、3 个月为 1 mg，1 次 /d，空腹口服，连续 3 个月为 1 疗程。这种疗法是通过反复刺激机体免疫系统，使淋巴细胞活化，并产生免疫回忆反应，达到增强免疫功能的作用。

（2）泛福舒：自 8 种呼吸道常见致病菌（流感嗜血杆菌、肺炎链球菌、肺炎和臭鼻克雷白杆菌、金黄色葡萄球菌、化脓性和绿色链球菌、脑膜炎奈瑟菌）提取，具有特异和非特异免疫刺激作用，能提高反复呼吸道感染患儿 T 淋巴细胞反应性及抗病毒活性，能激活黏膜源性淋巴细胞，刺激补体及细胞活素生成及促进气管黏膜分泌型免疫球蛋白。实验表明，口服泛福舒后能提高 IgA 在小鼠血清中的浓度及肠、肺中的分泌。用法为每日早晨空腹口服 1 粒胶囊（3.5 mg/cap），连服 10 d，停 20 d，3 个月为 1 个疗程。

（3）兰菌净（lantigen B）：为呼吸道常见的 6 种致病菌（肺炎链球菌、流感嗜血杆菌 b 型、卡他布兰汉姆菌、金黄色葡萄球菌、A 组化脓性链球菌和肺炎克雷白菌）经特殊处理而制成的含有细菌溶解物和核糖体提取物的混悬液，抗原可透过口腔黏膜，进入白细胞丰富的黏膜下层，通过刺激巨噬细胞，释放淋巴因子，激活 T 淋巴细胞和促进 B 淋巴细胞成熟，并向浆细胞转化产生 IgA。研究证实，舌下滴入兰菌净可提高唾液分泌型 IgA（SIgA）水平，尤适用于婴幼儿 RRI。用法为将药液滴于舌下或唇与牙龈之间，< 10 岁 7 滴 / 次，早晚各 1 次，直至用完 1 瓶（18 mL），≥ 10 岁 15 滴 / 次，早晚各 1 次，直至用完 2 瓶（36 mL）。用完上述剂量后停药 2 周，不限年龄再用 1 瓶。

（4）卡介苗：系减毒的卡介苗及其膜成分的提取物，能调节体内细胞免疫、体液免疫、刺激单核 – 吞噬细胞系统，激活单核 – 巨噬细胞功能，增强 NK 细胞活性，诱生白细胞介素、干扰素来增强机体抗病毒能力，可用于 RRI 治疗。2 ~ 3 次 / 周，0.5 mL/ 次（0.5 mg/ 支），肌注，3 个月为 1 个疗程。

2. 生物制剂

（1）丙种球蛋白（IVIG）：其成分 95% 为 IgG 及微量 IgA、IgM。IgG 除能防止某些细菌（金葡菌、白喉杆菌、链球菌）感染外，对呼吸道合胞病毒（RSV）、腺病毒（ADV）、埃可病毒引起的感染也有效。IVIG 的生物功能主要是识别、清除抗原和参与免疫反应的调节。用于替代治疗性连锁低丙种球蛋白血症或 IgG 亚类缺陷症，血清 IgG < 2.5 g/L 者，常用剂量为 0.2 ~ 0.4 g/（kg·次），1 次 / 月，静滴。也可短期应用于继发性免疫缺陷患儿，补充多种抗体，防治感染或控制已发生的感染。但选择性 IgA 缺乏者禁用。另外需注意掌握适应证，避免滥用。

（2）干扰素（IFN）：能诱导靶器官的细胞转录出翻译抑制蛋白（TIP）–mRNA 蛋白，它能指导合成 TIP，TIP 与核蛋白体结合使病毒的 mRNA 与宿主细胞核蛋白体的结合受到抑制，因而妨碍病毒蛋白、病毒核酸以及复制病毒所需要的酶合成，使病毒的繁殖受到抑制。其还具有明显的免疫调节活性及增强巨噬细胞功能。1 次 /d，10 万 ~ 50 万 U/ 次，肌注，3 ~ 5 d 为 1 个疗程。也可用干扰素雾化吸入防治呼吸道感染。

（3）转移因子：是从健康人白细胞、脾、扁桃体提取的小分子肽类物质，作用机制可能是诱导原有无活性的淋巴细胞合成细胞膜上的特异性受体，使之成为活性淋巴细胞，这种致敏淋巴细胞遇到相应抗原后能识别自己，排斥异己而引起一系列细胞反应，致敏的小淋巴细胞变为淋巴母细胞，并进一步增殖、分裂，并释放出多种免疫活性介质，以提高和触发机体的免疫防御功能，改善机体免疫状态。1 ~ 2 次 / 周，2 mL/ 次，肌内注射或皮下注射，3 个月为 1 个疗程。转移因子口服液含有多种免疫调节因子，与注射制剂有相似作用，且无明显不良反应，更易被患儿接受。

（4）胸腺肽：从动物（小牛或猪）或人胚胸腺提取纯化而得。可使由骨髓产生的干细胞转变成 T 淋巴细胞，它可诱导 T 淋巴细胞分化发育，使之成为效应 T 细胞，也能调节 T 细胞各亚群的平衡，并对白细胞介素、干扰素、集落刺激因子等生物合成起调节作用，从而增强人体细胞免疫功能，用于原发或继发细胞免疫缺陷病的辅助治疗。

（5）分泌型 IgA（SIgA）：对侵入黏膜中的多种微生物有局部防御作用，当不足时，可补充 SIgA 制剂。临床应用的 SIgA 制剂如乳清液，为人乳初乳所制成，富含 SIgA。SIgA 可防止细菌、病毒吸附、繁殖，对侵入黏膜中的细菌、病毒、真菌、毒素等具有抗侵袭的局部防御作用。5 mL/ 次，2 次 /d 口服，连服 2 ~ 3 周。

3. 其他免疫调节剂

（1）西咪替丁：为 H_2 受体阻断剂，近年发现其有抗病毒及免疫增强作用。15 ~ 20 mg/（kg·d），分 2 ~ 3 次口服，每 2 周连服 5 d，3 个月为 1 个疗程。

（2）左旋咪唑：为小分子免疫调节剂，可激活免疫活性细胞，促进 T 细胞有丝分裂，长期服用可使 IgA 分泌增加，增强网状内皮系统的吞噬能力，因此能预防 RRI。2 ~ 3 mg/（kg·d），分 1 ~ 2 次口服，每周连服 2 ~ 3 d，3 个月为 1 个疗程。

（3）卡慢舒：又名羧甲基淀粉，可使胸腺增大，胸腺细胞增多，选择性刺激 T 细胞，提高细胞免疫功能，增加血清 IgG、IgA 浓度。3 岁以下 5 mL/ 次；3 ~ 6 岁 10 mL/ 次；7 岁以上 15 mL/ 次，口服，3 次 /d，3 个月为 1 个疗程。

（4）匹多莫德：是一种人工合成的高纯度二肽，能促进非特异性和特异性免疫反应，可作用于免疫反应的不同阶段，在快反应期，它可刺激非特异性自然免疫，增强自然杀伤细胞的细胞毒作用，增强多形性中性粒细胞和巨噬细胞的趋化作用、吞噬作用及杀伤作用；在免疫反应中期，它可调节细胞免疫，促进白介素 -2 和 γ- 干扰素的产生；诱导 T 淋巴细胞母细胞化，调节 TH/TS 的比例使之正常化；在慢反应期，可调节体液免疫，刺激 B 淋巴细胞增殖和抗体产生。该药本身不具有抗菌活性，但与抗生素治疗相结合，可有效地改善感染的症状和体征，缩短住院日，因此该药不仅可用于预防感染，也可用于急性感染发作的控制。

4. 中药制剂

黄芪是一种常用的扶正中药，具有增强机体和非特异免疫功能的作用，能使脾脏重量及其细胞数量增加，促进抗体生成，增加 NK 细胞活性和单核细胞吞噬功能。其他常用的中成药有玉屏风散（生黄芪，白术、防风等）、黄芪防风散（生黄芪、生牡蛎、山药、白术、陈皮、防风）、健脾粉（黄芪、党参、茯苓、白术、甘草）等。

（二）补充微量元素和各种维生素

铁、锌、钙以及维生素 A、B、C、D 等，可促进体内各种酶及蛋白的合成，促进淋巴组织发育，维持体内正常营养状态和生理功能，增强机体的抗病能力。

（三）去除环境因素，注意加强营养

合理饮食；避免被动吸烟及异味刺激，保持室内空气新鲜，适当安排户外活动及身体锻炼；治疗慢性鼻窦炎和过敏性鼻炎，手术治疗先天性肺囊性病和先心病等。

（四）合理使用抗病毒药以及抗菌药物

应严格掌握各种抗菌和抗病毒药的适应证、应用剂量和方法，防止产生耐药性或混合感染。避免滥用激素导致患儿免疫功能下降继发新的感染。

第三节　急性感染性喉炎

急性感染性喉炎是喉黏膜急性弥漫性炎症。临床上以犬吠样咳嗽、声嘶、喉鸣、吸气性呼吸困难为特征。可发生于任何季节，以冬春季为多。多见于 5 岁以下，尤其是婴幼儿，新生儿罕见。

一、病因

引起上感的病毒、细菌均可引起急性喉炎。常见的病毒为副流感病毒、流感病毒和腺病毒，常见的细菌为金黄色葡萄球菌、链球菌和肺炎链球菌。患麻疹、百日咳、猩红热、流感、白喉等急性传染病时，也容易并发急性喉炎。由于小儿喉腔狭窄，喉软骨柔软，黏膜下淋巴组织丰富，组织疏松，炎症时易水肿、充血，发生喉梗阻。所以，小儿急性喉炎的病情比成人严重。

二、临床表现

起病急、症状重。患儿可有发热、头痛等上感的全身症状，但多不突出。主要表现有声嘶、咳嗽、喉鸣、吸气性呼吸困难，其特征是犬吠样咳嗽，呈"空、空"的咳声。喉镜检查可见喉黏膜充血，肿胀，尤以声门下区红肿明显，喉腔狭窄，喉黏膜表面可有脓性或黏液性分泌物附着。一般白天症状较轻，夜间入睡后由于喉部肌肉松弛，分泌物阻塞，症状加重，可出现吸气性喉鸣和吸气性呼吸困难、发憋，甚至出现喉梗阻，严重者可窒息死亡。

喉梗阻按吸气性呼吸困难的轻重，临床上分为 4 度。Ⅰ度：安静时无症状，仅活动后吸气性喉鸣、呼吸困难，肺呼吸音清晰，心率无改变。Ⅱ度：安静时也有吸气性喉鸣和呼吸困难，轻度三凹征。不影响睡眠和进食，肺部听诊可闻及喉传导音或病理性呼吸音，心率增快。无明显缺氧的表现。Ⅲ度：除上述呼吸梗阻症状进一步加重外，患儿因缺氧而出现烦躁不安，口唇、指趾发绀，头面出汗、惊恐面容。听诊呼吸音明显减低，心音低钝，心率快。Ⅳ度：患儿渐显衰竭、昏睡状态，由于呼吸无力，三凹征可不明显，面色苍白或发灰，肺部听诊呼吸音几乎消失，仅有气管传导音，心音低钝，心律不齐，如不及时抢救可因严重缺氧和心力衰竭而死亡。

三、诊断和鉴别诊断

根据急起的犬吠样咳嗽、声嘶、吸气性喉鸣和吸气性呼吸困难、昼轻夜重等可做出诊断。但需和急性喉痉挛、白喉、呼吸道异物等其他原因引起的喉梗阻鉴别。

四、治疗

（一）保持呼吸道通畅

清除口咽部分泌物，防止缺氧，必要时，可用 1% 麻黄素以及肾上腺皮质激素超声雾化吸入，有利于黏膜水肿消退。

（二）积极控制感染

由于病情进展快，难以判断感染系病毒或细菌引起，因此，宜选用足量抗生素治疗。常用者为青霉素类、头孢菌素类以及大环内酯类。

（三）肾上腺皮质激素

因其非特异性的抗炎、抗过敏作用，能较快减轻喉头水肿，缓解喉梗阻。应与抗生素同时应用。常用泼尼松每天 1 ~ 2 mg/kg，分次口服。严重者可用地塞米松或氢化可的松注射。激素应用时间不宜过长，一般 2 ~ 3 d 即可。

（四）对症治疗

缺氧者给予氧气吸入；烦躁不安者可应用镇静剂，异丙嗪有镇静和减轻喉头水肿的作用，而氯丙嗪可使喉头肌肉松弛，加重呼吸困难不宜使用；痰多者可止咳祛痰，严重时直接喉镜吸痰。

（五）气管切开

经上述处理，病情不见缓解，缺氧进一步加重，或Ⅲ度以上的喉梗阻，应及时气管切开，以挽救生命。

第四节　急性支气管炎

急性支气管炎为儿科常见病，常继发于上呼吸道感染之后，也为肺炎的早期表现。气管常同时受累，故诊断应为急性气管、支气管炎。是某些急性传染病如麻疹、百日咳、白喉等的常见并发症。

一、病因

病原体多为病毒、细菌，临床多见为细菌和病毒混合感染。凡能引起上呼吸道感染的病原体均可引起支气管炎。

二、临床表现

起病可急可缓。发病早期常有上呼吸道症状，最常见的症状是发热、咳嗽。体温多波动在 38.5℃左右，可持续 3 ~ 5 d。咳嗽初为干咳，以后随分泌物增多而出现咳痰，初期为白色黏痰，随着病情进展渐转成脓痰。婴幼儿晨起时或兴奋时咳嗽加剧，偶有百日咳样阵咳。全身症状表现为精神不振，食欲低下，呼吸急促、呕吐、腹泻等，年长儿全身症状较轻，但可诉有头痛、乏力、咽部不适、胸痛等。体征可有咽部充血，肺部听诊早期为呼吸音粗糙，随病情进展可闻及散在干啰音及粗湿啰音，但啰音的部位多不固定，随着咳嗽及体位改变啰音可减少或消失。

婴幼儿时期有一种特殊类型的支气管炎，称为哮喘性支气管炎，是指婴幼儿时期有哮喘表现的支气管炎。多发生在 2 岁以下，体质虚胖以及有湿疹或过敏史的小儿。患儿除有急性支气管炎临床表现外，往往伴有哮喘症状及体征，如呼气性呼吸困难，三凹征阳性，口唇发绀，双肺可闻哮鸣音及少量湿性啰音，以哮鸣音为主，肺部叩诊呈鼓音。本病有反复发作倾向，每次发作症状、体征类同，但一般随年龄增长而发作减少，仅有少数至年长后发展为支气管哮喘。

三、辅助检查

胸片显示正常，或者肺纹理增强，肺门阴影增深。病毒感染者周围血白细胞总数正常或偏低，细菌感染或混合感染者周围血白细胞总数及中性粒细胞均可增高。

四、诊断与鉴别诊断

根据临床症状与体征主要为发热、咳嗽及肺部不固定粗的干、湿啰音，诊断不难。婴幼儿急性支气管炎病情较重时与肺炎早期不易鉴别，应按肺炎处理。哮喘性支气管炎应与支气管哮喘鉴别，后者多见于年长儿，起病急骤，反复发作，用皮质激素等气雾剂可迅速缓解或用肾上腺素皮下注射有效。

五、治疗

（一）一般治疗

同上呼吸道感染，需经常改变体位，使呼吸道分泌物易于排出。

（二）控制感染

对考虑为细菌感染或混合感染者可使用抗生素，首选青霉素类抗生素，如青霉素、氨苄西林、阿莫西林（羟氨苄青霉素），病原菌明确为百日咳杆菌或肺炎支原体、衣原体者选用大环内酯类，如红霉素、罗红霉素、阿奇霉素等。

（三）对症治疗

对频繁干咳者可给镇咳药，而呼吸道分泌物多者一般尽量不用镇咳剂或镇静剂，以免抑制咳嗽反射，影响黏痰咳出。常用止咳祛痰药有复方甘草合剂、急支糖浆、川贝枇杷露。对痰液黏稠者可行超声雾化吸入［含 α－糜蛋白酶、庆大霉素、利巴韦林（利巴韦林）、肾上腺皮质激素等］，亦可用 10% 氯化铵，每次 0.1 ~ 0.2 mL/kg 口服。对哮喘性支气管炎，可口服氨茶碱，每次 2 ~ 4 mg/kg，每 6 h 1 次，伴有烦躁不安者可与异丙嗪合用，每次 1 mg/kg，每 6 h 1 次；哮喘严重者可口服泼尼松或用氢化可的松（或地塞米松）加入 10% 葡萄糖溶液中静脉滴注，疗程 1 ~ 3 d。

六、预防

与上呼吸道感染的预防相同。对反复发作者可用气管炎疫苗，在发作间歇期开始注射，每周 1 次，每次 0.1 mL，若无不良反应，以后每次递增 0.1 mL，至每次 0.5 mL 为最大量，10 次为 1 疗程。效果显著者可再用几个疗程。

第五节　急性毛细支气管炎

急性毛细支气管炎是 2 岁以下婴幼儿特有的一种呼吸道感染性疾病，尤其以 6 个月内的婴儿最为多见，是此年龄最常见的一种严重的急性下呼吸道感染。以呼吸急促、三凹征和喘鸣为主要临床表现。主要为病毒感染，50% 以上为呼吸道合胞病毒（RSV），其他副流感病毒、腺病毒亦可引起，RSV 是本病流行时唯一的病原。寒冷季节发病率较高，多为散发性，也可成为流行性。发病率男女相似，但男婴重症较多。早产儿、慢性肺疾病及先天性心脏病患儿为高危人群。

一、诊断

（一）表现

1. 症状

（1）2 岁以内婴幼儿，急性发病。

（2）上呼吸道感染后 2 ~ 3 d 出现持续性干咳和发作性喘憋，咳嗽和喘憋同时发生，症状轻重不等。

（3）无热、低热、中度发热，少见高热。

2. 体征

（1）呼吸浅快，60 ~ 80 次/min，甚至 100 次/min 以上；脉搏快而细，常达 160 ~ 200 次/min。

（2）鼻扇明显，有三凹征；重症面色苍白或发绀。

（3）胸廓饱满呈桶状胸，叩诊过清音，听诊呼气相呼吸音延长，呼气性喘鸣。毛细支气管梗阻严重时，呼吸音明显减低或消失，喘憋稍缓解时，可闻及弥漫性中、细湿啰音。

（4）因肺气肿的存在，肝脾被推向下方，肋缘下可触及，合并心力衰竭时肝脏可进行性增大。

（5）因不显性失水量增加和液体摄入量不足，部分患儿可出现脱水症状。

（二）辅助检查

1. 胸部 X 线检查

可见不同程度的梗阻性肺气肿（肺野清晰，透亮度增加），约 1/3 的患儿有肺纹理增粗及散在的小点片状实变影（肺不张或肺泡炎症）。

2. 病原学检查

可取鼻咽部洗液做病毒分离检查，呼吸道病毒抗原的特异性快速诊断，呼吸道合胞病毒感染的血清学诊断，都可对临床诊断提供有力佐证。

二、鉴别诊断

患儿年龄偏小，在发病初期即出现明显的发作性喘憋，体检及 X 线检查在初期即出现明显肺气肿，故与其他急性肺炎较易区别。但本病还需与以下疾病鉴别：

（一）婴幼儿哮喘

婴儿的第一次感染性喘息发作，多数是毛细支气管炎。毛细支气管炎当喘憋严重时，毛细支气管接近于完全梗阻，呼吸音明显降低，此时湿啰音也不易听到，不应误认为是婴幼儿哮喘发作。如有反复多次喘息发作，亲属有变态反应史，则有婴幼儿哮喘的可能。婴幼儿哮喘一般不发热，表现为突发突止的喘憋，可闻及大量哮鸣音，对支气管扩张药及皮下注射小剂量肾上腺素效果明显。

（二）喘息性支气管炎

发病年龄多见于 1 ~ 3 岁幼儿，常继发于上感之后，多为低至中等度发热，肺部可闻及较多不固定的中等湿啰音、喘鸣音。病情多不重，呼吸困难、缺氧不明显。

（三）粟粒性肺结核

有时呈发作性喘憋，发绀明显，多无啰音。有结核接触史或家庭病史，结核中毒症状，PPD 试验阳性，可与急性毛细支气管炎鉴别。

（四）可发生喘憋的其他疾病

如百日咳、充血性心力衰竭、心内膜弹力纤维增生症、吸入异物等。①因肺脏过度充气，肝脏被推向下方，可在肋缘下触及，且患儿的心率与呼吸频率均较快，应与充血性心力衰竭鉴别。②急性毛细支气管炎一般多以上呼吸道感染症状开始，此点可与充血性心力衰竭、心内膜弹力纤维增生症、吸入异物等鉴别。③百日咳为百日咳鲍特杆菌引起的急性呼吸道传染病，人群对百日咳普遍易感。目前我国百日咳疫苗为计划免疫接种，发病率明显下降。百日咳典型表现为阵发、痉挛性咳嗽，痉咳后伴1次深长吸气，发出特殊的高调鸡鸣样吸气性吼声，俗称"回勾"。咳嗽一般持续2～6周。发病早期外周血白细胞计数增高，以淋巴细胞为主。采用鼻咽拭子法培养阳性率较高，第1周可达90%。百日咳发生喘憋时需与急性毛细支气管炎鉴别，典型的痉咳、鸡鸣样吸气性吼声、白细胞计数增高以淋巴细胞为主、细菌培养百日咳鲍特杆菌阳性可鉴别。

三、治疗

该病最危险的时期是咳嗽及呼吸困难发生后的48～72 h。主要死因是过长的呼吸暂停、严重的失代偿性呼吸性酸中毒、严重脱水。病死率为1%～3%。

（一）对症治疗

吸氧、补液、湿化气道、镇静、控制喘憋。

（二）抗生素

考虑有继发细菌感染时，应想到金黄色葡萄球菌、大肠杆菌或其他院内感染病菌的可能。对继发细菌感染的重症患儿，应根据细菌培养结果选用敏感抗生素。

（三）并发症的治疗

及时发现和处理代谢性酸中毒、呼吸性酸中毒、心力衰竭及呼吸衰竭。并发心力衰竭时应及时采用快速洋地黄药物，如毛花苷C。对疑似心力衰竭的患儿，也可及早试用洋地黄药物观察病情变化。

1. 监测心电图、呼吸和血氧饱和度，通过监测及时发现低氧血症、呼吸暂停及呼吸衰竭的发生。一般吸入氧气浓度在40%以上即可纠正大多数低氧血症。当患儿出现吸气时呼吸音消失，严重三凹征，吸入氧气浓度在40%仍有发绀，对刺激反应减弱或消失，血二氧化碳分压升高，应考虑做辅助通气治疗。病情较重的小婴儿可有代谢性酸中毒，需做血气分析。约1/10的患者有呼吸性酸中毒。

2. 毛细支气管炎患儿因缺氧、烦躁而导致呼吸、心跳增快，需特别注意观察肝脏有无在短期内进行性增大，从而判断有无心力衰竭的发生。小婴儿和有先天性心脏病的患儿发生心力衰竭的机会较多。

3. 过度换气及液体摄入量不足的患儿要考虑脱水的可能。观察患儿哭时有无眼泪，皮肤及口唇黏膜是否干燥，皮肤弹性及尿量多少等，以判断脱水程度。

（四）抗病毒治疗

利巴韦林、中药双黄连。

1. 利巴韦林

常用剂量为每日10～15 mg/kg，分3～4次。利巴韦林是于1972年首次合成的核苷类广谱抗病毒药，最初的研究认为，它在体外有抗RSV作用，但进一步的试验却未能得到证实。目前美国儿科协会不再推荐常规应用这种药物，但强调对某些高危、病情严重患儿可以用利巴韦林治疗。

2. 中药双黄连

北京儿童医院采用双盲随机对照方法的研究表明，双黄连雾化吸入治疗RSV引起的下呼吸道感染是安全有效的方法。

（五）呼吸道合胞病毒（RSV）特异治疗

1. 静脉用呼吸道合胞病毒免疫球蛋白（RSV-IVIG）

在治疗RSV感染时，RSV-IVIG有两种用法：①一次性静脉滴注RSV-IVIG 1 500 mg/kg。②吸入疗法，只在住院第1天给予RSV-IVIG制剂吸入，共2次，每次50 mg/kg，约20 min，间隔30～60 min。

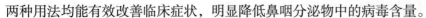

两种用法均能有效改善临床症状，明显降低鼻咽分泌物中的病毒含量。

2. RSV 单克隆抗体

用法为每月肌内注射 1 次，每次 15 mg/kg，用于整个 RSV 感染季节，在 RSV 感染开始的季节提前应用效果更佳。

（六）支气管扩张药及肾上腺糖皮质激素

1. 支气管扩张药

过去认为支气管扩张药对毛细支气管炎无效，目前多数学者认为，用 j3 受体兴奋药治疗毛细支气管炎有一定的效果。综合多个研究表明，肾上腺素为支气管扩张药中的首选药。

2. 肾上腺糖皮质激素

长期以来对糖皮质激素治疗急性毛细支气管炎的争议仍然存在，目前尚无定论。但有研究表明，糖皮质激素对毛细支气管炎的复发有一定的抑制作用。

四、疗效分析

（一）病程

一般为 5 ~ 15 d。恰当的治疗可缩短病程。

（二）病情加重

如果经过合理治疗病情无明显缓解，应考虑以下方面：①有无并发症出现，如合并心力衰竭者病程可延长。②有无先天性免疫缺陷或使用免疫抑制剂。③小婴儿是否输液过多，加重喘憋症状。

五、预后

预后大多良好。婴儿期患毛细支气管炎的患儿易于在病后半年内反复咳喘，随访 2 ~ 7 年有 20% ~ 50% 发生哮喘。其危险因素为过敏体质、哮喘家族史、先天小气道等。

第五章　循环系统疾病

第一节　原发性心肌病

原发性心肌病是一种原因不明的心肌病，按病理生理特点分为四型：扩张性心肌病、肥厚性心肌病（分梗阻型及非梗阻型两种）、限制性心肌病，致心律失常性心肌病（右心室心肌病）。

诊断要点：

具备下列各项中至少一项可考虑心肌病。

1. 心脏增大，尤其是 X 线心影呈球形增大，而无其他原因可寻者。

2. 充血性心力衰竭未能发现其他心脏病者。

3. 心电图示 ST 段和 T 波变化或有各种心律失常无其他原因可解释者。

4. 有昏厥发作同时伴心脏增大无其他原因解释者。

5. 体循环或肺循环动脉栓塞无其他原因可解释者。

一、扩张型心肌病

扩张型心肌病是原发性心肌病中最多见的一种。

（一）诊断要点

1. 多见于学龄前及学龄儿童，起病及进展多缓慢，症状轻重不一。

2. 体检：X 线及超声心动图显示有心脏扩大，左室或双室扩张。

3. 临床大多并发充血性心力衰竭及心律失常，表现为心悸、乏力、气急、水肿、胸闷、呼吸急促、呼吸困难和端坐呼吸等。第一心音减弱，出现第三、四心音和奔马律；心前区有收缩期反流性杂音，为心脏增大，二尖瓣关闭不全所致。

4. 常规心电图及 Holter 心电图 ST-T 改变，表现为 ST 水平降低，T 波倒置、低平或双向；异位搏动和异位心律，可出现频繁、多型、多源的室性早搏，并可发展成室性心动过速；传导障碍，表现为房室传导阻滞（Ⅰ~Ⅲ度），室内束支及分支阻滞；心室肥厚。

5. 胸片：心脏增大，心胸比例增加，以左室为主或普遍性增大呈球形。肺瘀血或肺水肿；胸腔积液。透视下心脏搏动明显减弱。

6. 超声心动图：各室腔明显增大，以左心室为主；室间隔和左心室后壁运动幅度减低，二尖瓣前后叶开放幅度小；射血分数和短轴缩短率下降；多巴酚丁胺负荷超声心动图，心脏 β 受体功能反应性低下。

7. 心导管和心肌活检：对扩张型心肌病超声心动图的诊断价值较大，般不常规进行心导管检查。

但在临床怀疑有冠状动脉起源异常时，可选择主动脉根部造影或选择性冠状动脉造影。心导管检查和心血管造影可测定肺动脉压力、肺毛细血管楔压，显示二尖瓣、三尖瓣反流等。心肌活检显示不同程度心肌肥厚，纤维化，没有明显的淋巴细胞浸润。

应与病毒性心肌炎及原发性心内膜弹力纤维增生症鉴别。

（二）治疗要点

治疗原则：①积极对症治疗，如抢救心源性休克、控制心力衰竭、纠正心律不齐等。②改善心肌营养代谢及能量供应。

1. 一般治疗

①卧床休息，减轻心脏负荷。②控制呼吸道感染，及时应用抗生素，酌情用丙种球蛋白、干扰素等提高机体免疫力。③切断自身免疫反应。

2. 控制心力衰竭

①正性肌力药物：由于心肌病对洋地黄敏感性增加，且疗效较差，应用剂量宜偏小。常采用地高辛维持量法，剂量为正常的 1/2 ~ 2/3，长期应用。其他正性肌力药物如多巴胺和多巴酚丁胺，以及具有正性肌力和扩张血管双重作用药物如氨力农和米力农等可根据临床需要选择使用。②利尿剂：间断使用，不宜长期使用，应注意电解质平衡和血容量改变。③扩血管药物：对重症和顽固性经一般治疗无效的患儿常可获得满意疗效。常用药物有硝普钠和硝酸甘油。硝普钠一般有效剂量为每分钟 1 ~ 8 μg/kg，停药时，应逐渐减量；硝酸甘油剂量为每分钟 0.5 ~ 5 μg/kg，静脉点滴，从小剂量开始，根据临床需要逐渐加量，随时调节用量，为避免耐药性的产生，一般每天静脉点滴时间不超过 6 h。

3. 血管紧张素转换酶抑制剂

目前临床使用较多的是卡托普利和依那普利。卡托普利 0.5 ~ 4 mg/（kg·d），分 3 次服用；依那普利 0.08 ~ 0.1 mg/（kg·d），每日 1 次，疗程 4 ~ 12 周。

4. β受体拮抗剂

从小剂量开始，严密观察下逐渐增加剂量。临床常用的有美托洛尔和阿替洛尔。美托洛尔口服剂量为 0.5 ~ 1 mg/kg，每日 2 ~ 3 次；阿替洛尔口服 0.5 ~ 1 mg/kg，每日 1 ~ 2 次。阿替洛尔，每次 0.5 ~ 1 mg/kg，每日 2 ~ 3 次。

5. 钙通道阻滞剂

维拉帕米，每次 2 mg/kg，每日 3 ~ 4 次。硫氮唑酮，每次 0.5 mg/kg，每 8 h 1 次，如无不适，2 ~ 4 周后可加倍。

6. 抗心律失常治疗

扩张型心肌病选择抗心律失常药物时，应注意两点：①大多数抗心律失常药具有负性肌力作用。②抗心律失常药物的致心律失常作用，尤其是在扩张性心肌病心肌电活动发生紊乱的情况下。目前首选第Ⅲ类抗心律失常药物胺碘酮，因其负性肌力作用弱；根据临床需要，亦可选择β受体拮抗治疗。

7. 免疫治疗

大剂量丙种球蛋白可改善机体免疫调节功能和增加心脏收缩功能，总量为 1 ~ 2 g/kg。干扰素和胸腺素有一定的疗效。对发现与免疫学异常有关的心肌炎性病变，或心力衰竭不易控制的危重病例，可考虑应用肾上腺皮质激素。

8. 抗凝药

严重心力衰竭特别是合并房颤时，为预防栓塞性并发症给予抗血小板凝集药。栓塞形成时，可用肝素或尿激酶治疗。

9. 心脏移植

对终末期、重症和治疗无效的扩张型心肌病可施行心脏移植手术。

10. 营养心肌及改善心肌代谢的药物

（1）1，96- 二磷酸果糖（FDP）1 ~ 2.5 mL/（kg·d），75 mg/mL，最大量 200 mL/d，每日 1 ~ 2

次，静脉注射，在 5 ~ 20 min 内静脉滴注，7 ~ 10d 为 1 疗程，可重复 3 ~ 4 个疗程。

（2）辅酶 Q_{10} 30 ~ 60 mg/d，分次服，疗程 1 ~ 3 个月。

（3）天门冬氨酸钾镁 20 ~ 40 mL（20 mL 含钾离子 103.3 mg，镁离子 33.7 mg）加于 5% 葡萄糖液 250 ~ 500 mL 中，静脉滴注，每日 1 次。

（4）其他：如极化液，ATP，辅酶 A，细胞色素 C，肌苷，维生素 C、B_1、B_6 等。

二、肥厚性心肌病

本病可见于婴儿及新生儿，约 1/3 有家族史。左心室肥厚，分布在流出道、室间隔中部或心尖部。常以左室肥厚与室间隔不对称肥厚为特点。心室收缩功能正常而舒张功能受损，使左室充盈困难；因而心排血量减少。

（一）诊断要点

1. 症状

早期为运动后呼吸困难，逐渐有乏力、心悸、心绞痛、头晕、昏厥，也可发生猝死。心力衰竭不多见。

2. 体征

心界向左扩大，在心尖内侧可听见收缩期喷射性杂音，第二心音呈反向分裂（P_2 在前，A_2 在后）。

3. 常规心电图及 Holter 心电图

左室肥厚，可出现异常 Q 波，常见于 Ⅱ、Ⅲ、aVF、V_3、V_5 导联，ST 段下降及 T 波倒置、左房肥大。

4. X 线

有不同程度心脏扩大，但缺乏特异性。

5. 超声心动图

室间隔肥厚较左室壁明显，室间隔与左室壁厚度比值为 ≥ 1.5。

6. 心内膜心肌活检

室间隔组织学检查含有大量结构破坏的、肥大的、排列紊乱的心肌细胞。

（二）治疗要点

限制激烈运动，减轻症状及防止骤死。可用普萘洛尔每日 3 ~ 4 mg/kg，可达 120 mg/d，根据症状及心率加减剂量；对普萘洛尔无效者可用钙通道阻滞剂改善症状，维拉帕米每次 2 mg/kg，每日 3 ~ 4 次。有室性心律失常可用胺碘酮；地高辛和利尿剂可加重左室流出道梗阻，应尽量不用，有严重充血性心力衰竭者可用小剂量地高辛及普萘洛尔。如内科治疗无效，压力阶差超过 9.3 kPa（70 mmHg），可行室间隔肥厚肌肉切除术。

三、限制性心脏病

常见于儿童及青少年。病变主要为心内膜及心肌纤维化，使心室收缩与舒张均发生障碍，心室腔减小，心室充盈受限制，心室顺应性下降，回心血量有障碍，心排血量减少，但流出道无变化，心腔闭塞是晚期病例的特征。

（一）诊断要点

1. 临床表现

表现为原因不明的心力衰竭。临床表现随受累心室及病变程度有所不同。右心病变为主者表现为肝大、腹水、下肢水肿、颈静脉怒张。左心病变为主者常有呼吸困难、咳嗽、咯血、胸痛，有时伴肺动脉高压表现。多数无杂音或有轻度收缩期杂音，可有栓塞表现。

2. X 线检查

心脏有中至重度增大，呈球形或烧瓶状。心搏减弱，肺野瘀血。

3. 心电图

常见心房肥大、房早、ST-T 改变，可有心室肥厚及束支传导阻滞，24 h 心电图可发现潜在致死性心律失常。

4. 超声心动图示

左、右心房明显扩大，左右心室腔变小，房室瓣、腱索、乳头肌及心尖部心内膜增厚，常有三尖瓣及二尖瓣关闭不全，心室早期充盈突然限制，快速充盈相明显缩短，左心室等容舒张时间明显减少。

（二）鉴别诊断

除外其他的心脏病，如先天性心脏病、风湿性心脏病、继发性及地方性心肌病。有时应与缩窄性心包炎鉴别困难，必要时可做心血管造影和心内膜心肌活检。

（三）治疗要点

无特殊治疗，以对症药物为主。有水肿、腹水者可用利尿剂，为防止栓塞可用抗凝药。钙通道阻滞剂可增加心室顺应性和心搏出量。外科治疗为手术切除心内膜下纤维组织。

第二节　病毒性心肌炎

病毒性心肌炎是病毒侵犯心脏所致的以心肌炎性病变为主要表现的疾病，可伴有心包或心内膜炎症改变。近年来国内发病有增多趋势，是小儿常见的心脏疾患。本病临床表现轻重不一，预后大多良好，少数可发生心力衰竭、心源性休克，甚至猝死。

一、病因

近年来动物实验及临床观察表明，可引起心肌炎的病毒有 20 余种，其中以柯萨奇 B 组病毒（1 ~ 6 型）最常见。另外，柯萨奇 A 组病毒、埃可病毒、脊髓灰质炎病毒、腺病毒、传染性肝炎病毒、流感和副流感病毒、麻疹病毒、单纯疱疹病毒及流行性腮腺炎病毒等也可引起本病。

二、发病机制

本病的发病机制尚不完全清楚。一般认为与病毒直接侵犯心脏和免疫反应有关。①疾病早期，病毒及其毒素可经血液循环直接侵犯心肌细胞，产生变性、坏死。临床上可从心肌炎患者的鼻咽分泌物或粪便中分离出病毒，并在恢复期血清中检出相应的病毒中和抗体有 4 倍以上升高；从心肌炎死亡病例的心肌组织中可直接分离出病毒，用荧光抗体染色技术可在心肌组织中找到特异性病毒抗原，电镜检查可发现心肌细胞有病毒颗粒。这些均强有力地支持病毒直接侵犯心脏的学说。②病毒感染后可通过免疫反应造成心肌损伤。临床观察，往往在病毒感染后经过一定潜伏期才出现心脏受累征象，符合变态反应规律；患者血清中可测到抗心肌抗体增加；部分患者表现为慢性心肌炎，部分可转成扩张性心肌病，符合自身免疫反应；尸体解剖病例免疫荧光检查在心肌组织中有免疫球蛋白（IgG）及补体沉积。以上现象说明本病的发病机制中还有变态反应或自身免疫参与。

三、临床表现

发病前 1 ~ 3 周常有呼吸道或消化道病毒感染史，患者多有轻重不等的前驱症状，如发热、咽痛、肌痛等。

临床表现轻重不一，轻型患儿一般无明显自觉症状，仅表现心电图异常，可见期前收缩或 ST-T 改变。心肌受累明显时，可有心前区不适、胸闷、气短、心悸、头晕及乏力等症状，心脏有轻度扩大，伴心动过速、心音低钝或奔马律，心电图可出现频发期前收缩、阵发性心动过速或Ⅱ度以上房室传导阻滞，可导致心力衰竭及昏厥等。反复心衰者，心脏明显扩大，可并发严重心律失常。重症患儿可突然发生心源性休克，表现为烦躁不安、面色苍白、皮肤发花、四肢湿冷、末梢发绀、脉搏细弱、血压下降、闻及奔马律等，可在数小时或数天内死亡。

体征主要为心尖区第一音低钝，心动过速，部分有奔马律，一般无明显器质性杂音，伴心包炎者可听到心包摩擦音，心界扩大。危重病例可有脉搏微弱、血压下降、两肺出现啰音及肝脏肿大，提示循环衰竭。

四、辅助检查

（一）心电图检查

常有以下几种改变：① ST 段偏移，T 波低平、双向或倒置。② QRS 低电压。③房室传导阻滞或窦房传导阻滞、束支传导阻滞。④各种期前收缩，以室性期前收缩最常见，也可见阵发性心动过速、房性扑动等。

（二）X 线检查

轻者心脏大小正常，重者心脏向两侧扩大，以左侧为主，搏动减弱，可有肺瘀血或肺水肿。

（三）心肌酶测定

血清肌酸磷酸激酶（CK）早期多有增高，其中以来自心肌的同工酶（CK-MB）特异性强，且较敏感。血清谷草转氨酶（AST）、α-羟丁酸脱氢酶（α-HBDH）、乳酸脱氢酶（LDH）在急性期也可升高，但恢复较快，其中乳酸脱氢酶特异性较差。

（四）病原学诊断

疾病早期可从咽拭子、咽冲洗液、粪便、血液、心包液中分离出病毒，但需结合血清抗体测定才有意义。恢复期血清抗体滴度比急性期增高 4 倍以上或病程早期血中特异性 IgM 抗体滴度在 1 ∶ 128 以上均有诊断意义。应用聚合酶链反应（PCR）或病毒核酸探针原位杂交法自血液中查到病毒核酸可作为某一型病毒存在的依据。

五、诊断

（一）临床诊断依据

1. 心功能不全、心源性休克或心脑综合征。

2. 心脏扩大（X 线、超声心动图检查具有表现之一）。

3. 心电图改变：以 R 波为主的 2 个或 2 个以上主要导联（Ⅰ、Ⅱ、aVF、V_5）ST-T 改变持续 4 周以上伴动态变化，出现窦房、房室传导阻滞，完全性右束支或左束支传导阻滞，成联律、多形、多源、成对或并行期前收缩，非房室结及房室折返引起的异位心动过速，低电压（新生儿除外）及异常 Q 波。

4. 血清 CK-MB 升高或心肌肌钙蛋白（cTnI 或 cTnT）阳性。

（二）病原学诊断依据

1. 确诊指标

自患儿心内膜、心肌、心包（活检、病理）或心包穿刺液中发现以下之一者可确诊为病毒性心肌炎：①分离到病毒。②用病毒核酸探针查到病毒核酸。③特异性病毒抗体阳性。

2. 参考指标

有以下之一者结合临床可考虑心肌炎系病毒引起。①自患儿粪便、咽拭子或血液中分离到病毒，且恢复期血清同型抗体滴度较第 1 份血清升高或降低 4 倍以上。②病程早期患儿血清型特异性 IgM 抗体阳性。③用病毒核酸探针自患儿血中查到病毒核酸。

如具备临床诊断依据 2 项，可临床诊断。发病同时或发病前 2 ~ 3 周有病毒感染的证据支持诊断。①同时具备病原学确诊依据之一者，可确诊为病毒性心肌炎。②具备病原学参考依据之一者，可临床诊断为病毒性心肌炎。③凡不具备确诊依据，应给予必要的治疗或随诊，根据病情变化，确诊或除外心肌炎。④应除外风湿性心肌炎、中毒性心肌炎、先天性心脏病、结缔组织病以及代谢性疾病的心肌损害、甲状腺功能亢进症、原发性心肌病、原发性心内膜弹力纤维增生症、先天性房室传导阻滞、心脏自主神经功能异常、β-受体功能亢进及药物引起的心电图改变。

六、治疗

本病目前尚无特效疗法，可结合病情选择下列处理措施。

（一）休息

急性期至少应休息到热退后 3 ~ 4 周，有心功能不全及心脏扩大者应绝对卧床休息，以减轻心脏负担。

（二）营养心肌及改善心肌代谢药物

1. 大剂量维生素 C 和能量合剂

维生素 C 能清除氧自由基，增加冠状动脉血流量，增加心肌对葡萄糖的利用及糖原合成，改善心肌代谢，有利于心肌炎恢复，一般每次 100 ~ 150 mg/kg 加入 10% 葡萄糖液静脉滴注，1 次 /d，连用 15 d。能量合剂有加强心肌营养、改善心肌功能的作用，常用三磷腺苷（ATP）、辅酶 A、维生素 B_6 与维生素 C 加入 10% 葡萄糖液中一同静脉滴注。因 ATP 能抑制窦房结的自律性，抑制房室传导，故心动过缓、房室传导阻滞时禁用。

2. 泛癸利酮（辅酶 Q_{10}）

有保护心肌作用，每次 10 mg，3 岁以下 1 次 /d，3 岁以上 2 次 /d，肥胖年长儿 3 次 /d，疗程 3 个月。部分患者长期服用可致皮疹，停药后可消失。

3. 1，6- 二磷酸果糖（FDP）

FDP 是一种有效的心肌代谢酶活性剂，有明显保护心肌代谢作用。150 ~ 250 mg/（kg·d）静脉滴注，1 次 /d，10 ~ 15 d 为 1 个疗程。

（三）维生素 E

为抗氧化剂，小剂量短疗程应用，每次 5 mg，3 岁以下 1 次 /d，3 岁以上 2 次 /d，疗程 1 个月。

（四）抗生素

急性期应用青霉素清除体内潜在细菌感染病灶，20 万 U/（kg·d）静脉滴注，疗程 7 ~ 10 d。

（五）肾上腺皮质激素

在病程早期（2 周内），一般病例及轻型病例不主张应用，因其可抑制体内干扰素的合成，促进病毒增殖及病变加剧。对合并心源性休克、心功能不全、心脏明显扩大、严重心律失常（高度房室传导阻滞、室性心动过速）等重症病例仍需应用，有抗炎、抗休克作用，可用地塞米松 0.2 ~ 1 mg/kg 或氢化可的松 15 ~ 20 mg/kg 静脉滴注，症状减轻后改用泼尼松口服，1 ~ 1.5 mg/（kg·d），逐渐减量停药，疗程 3 ~ 4 周。对常规治疗后心肌酶持续不降的病例可试用小剂量泼尼松治疗，0.5 ~ 1 mg/（kg·d），每 2 周减量 1 次，共 6 周。

（六）积极控制心力衰竭

由于心肌炎患者对洋地黄制剂极为敏感，易出现中毒现象，故多选用快速或中速制剂，如毛花苷 C（西地兰）或地高辛等，剂量应偏小，饱和量一般用常规量的 1/2 ~ 2/3，洋地黄化量时间不能短于 24 h，并需注意补充氯化钾，因低钾时易发生洋地黄中毒和心律失常。

（七）抢救心源性休克

静脉推注大剂量地塞米松 0.5 ~ 1 mg/kg 或大剂量维生素 C 200 ~ 300 mg/kg 常可获得较好效果。及时应用血管活性药物，如多巴胺［1 mg/kg 加入葡萄糖液中用微泵 3 ~ 4 h 内输完，相当于 5 ~ 8 mg/（kg·min）］、间羟胺（阿拉明）等可加强心肌收缩力、维持血压及改善微循环。持续氧气吸入，烦躁者给予苯巴比妥、地西泮（安定）或水合氯醛等镇静剂。适当输液，维持血液循环。

（八）纠正心律失常

对严重心律失常除上述治疗外，应针对不同情况及时处理。①房性或室性期前收缩：可口服普罗帕酮（心律平）每次 5 ~ 7 mg/kg，每隔 6 ~ 8 h 服用 1 次，足量用 2 ~ 4 周。无效者可选用胺碘酮（可达龙），5 ~ 10 mg/（kg·d），分 3 次口服。②室上性心动过速：普罗帕酮每次 1 ~ 1.5 mg/kg 加入葡萄糖液中缓慢静脉推注，无效者 10 ~ 15 min 后可重复应用，总量不超过 5 mg/kg。③室性心动过速：多采用利多卡因静脉滴注或推注，每次 0.5 ~ 1.0 mg/kg，10 ~ 30 min 后可重复使用，总量不超过 5 mg/kg。对病情危重，药物治疗无效者，可采用同步直流电击复律。④房室传导阻滞：可应用肾上腺皮质激素消除局部水肿，改善传导功能，地塞米松 0.2 ~ 0.5 mg/kg，静注或静滴。心率慢者口服山莨菪碱（654-2）、阿托品或静脉注射异丙肾上腺素。

第三节　感染性心内膜炎

感染性心内膜炎是指致病菌侵入血流直接感染而引起心内膜炎及大动脉内膜炎的炎症病变。过去本病称为细菌性心内膜炎，实际上本病致病菌种类不只限于细菌，几乎所有致病菌微生物均可引起本病，故目前称为感染性心内膜炎。一般按其发病的急缓、病程及临床表现分为急性及亚急性两型。急性型常发生在正常心脏，多由毒力较强的致病菌引起，病程短，如不及时治疗，多在6周内死亡。亚急性型则多发生在原有心脏病基础上，多由毒力较弱的致病菌引起，起病较隐匿，临床表现可不典型，病程较长。近年来随抗生素的广泛使用，本病的临床表现也有所变化，两型间常无明显界限而不宜分型。本病儿科不少见，其发病率无明显下降趋势。

本病的并发症多，治疗困难，预后较差，严重者可致死亡，故早期诊断及治疗对本症的预后有重要意义。

一、病因

急性感染性心内膜炎的病原体多为毒力较强的化脓性细菌，以耐青霉素G的金黄色葡萄球菌最多见（约占50%），其次有溶血性乙型链球菌、绿脓杆菌、肺炎双球菌及霉菌等。血培养较易获得阳性结果。多发生在无器质性心脏病儿，特别是免疫功能低下、长期静脉治疗、皮肤外伤、器官内膜机械损伤（动静脉插管、内窥镜检查等）等患儿。脓毒败血症的局部表现也可发生在心脏病的基础上。近年来，随心血管疾病的创伤性检查及心脏外科手术的广泛开展，伴发心内膜炎发生率较前明显增高，特别在心内直视术后及瓣膜置换术后。有报告，换瓣术后心内膜炎并发率为0.98% ~ 4.6%，其中手术后早期死亡率可高达56% ~ 88%。早期感染多源于围手术期污染或术后感染性并发症，病原多为金黄色葡萄球菌及霉菌，也与体外循环使机体免疫功能下降有关。

亚急性感染性心内膜炎的病原体多为毒力较低的非条件致病菌，最常见的是草绿色链球菌，其次有表皮葡萄球菌（白色葡萄球菌）、肠球菌、革兰阴性菌、金黄色葡萄球菌及霉菌。由于病原致病力较低，培养不易获得阳性。多发生在器质性心脏病儿。在先天性血管畸形，血流动力学改变引起血流的旋涡及血流喷射冲击，使心内膜内皮受损，胶原暴露，纤维组织增生及血小板聚集，可使感染病原体沉积而形成赘生物。赘生物附着的部位多于心脏低压面。感染源来自体内慢性感染性或各种急性感染及器械检查所引起的菌血症，死亡率约30% ~ 50%。此型心内膜炎也可发生在正常心脏者，尤其是在长期静脉治疗、免疫功能低下的患儿。后天性心脏病多见于儿童风湿性瓣膜病。近年来，随风湿病发病率的下降，心内膜炎发病率明显降低。

二、临床表现

（一）全身症状

长期高热或低热、进行性贫血、盗汗、食欲减退、体重减轻及肝脾大。

（二）心脏体征

心杂音为乐性且变幻不定，原有的杂音会变得较粗、较响。原先无杂音的可出现杂音，一般为心尖部2 ~ 3级收缩期杂音。若继发心肌炎、心脏脓肿可出现心衰。

（三）栓塞表现

为感染性心内膜炎重要体征。可见皮肤、黏膜瘀点，指、趾末节掌面的紫红色小结节（欧氏小结），也可出现心、脑、肾、脾等脏器栓塞的相应表现，如冠状动脉栓塞可出现心肌梗死症状；脑栓塞见脑膜炎或精神神经症状或肢体瘫痪；肾栓塞见腰痛、血尿和菌尿；脾栓塞引起左上腹或肋部疼痛和局部压痛；肺栓塞见胸痛、气促或咯血。

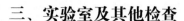

三、实验室及其他检查

（一）血液检查

有轻到中度贫血，白细胞数及中性粒细胞升高。涂片见大的吞噬细胞、血沉增快、α－球蛋白增多。

（二）血培养

最好在用抗生素前取血，24 ～ 48 h 内连续送血培养 3 ～ 6 次。

（三）尿常规及肾功能

常有血尿及蛋白尿。晚期病儿可有肾功能不全。

（四）超声心动图

B 型超声心动图可见心瓣膜或心腔壁上有 2 mm 以上赘生物的异常回声波。

四、诊断

对原有心脏病的患儿，如出现 1 周以上不明原因的发热应想到本病的可能。诊断除病史、临床表现外，血培养是确诊的关键，超声心动图对判断赘生物的数目、大小、形态、位置和瓣膜的功能有重要的价值，但结果阴性不能排除本病的诊断。

五、鉴别诊断

亚急性感染性心内膜炎起病隐匿者应注意与下列疾病鉴别：

（一）风湿热

风湿热与心内膜炎两种病均可有发热、贫血、血沉快及心脏杂音。心内膜炎也可为风湿性心脏病的并发症，临床容易漏诊。当抗风湿足够治疗后，仍持续心率增快，低热，进行性心衰加重血沉下降时应考虑后者的可能。获得阳性血培养结果及超声心动图证实心内赘生物存在有助后者诊断。

（二）结核感染

全身非特异性症状与心内膜炎相似，应注意区别两病各自的诊断根据，如结核接触史、PPD 试验强阳性、抗结核治疗有效、多无心脏病证据、找到结核感染灶等，两者易区别。

（三）反复呼吸道感染

在左向右分流的先天性心脏病儿，因肺循环血量增加所致肺瘀血，常易罹患呼吸道感染。临床常忽略心内膜炎的可能。

六、治疗

（一）抗生素治疗

1. 治疗原则

（1）及早应用抗生素，尽量选用杀菌剂，有时杀菌剂和抑菌剂联合应用。

（2）根据血培养阳性细菌对抗生素的敏感度，选用细菌敏感的抗生素；如血培养阴性，则根据临床判断可能的致病菌，选择通常有效的足量的药物，以后视治疗反应调整剂量或更换其他抗生素。抗生素剂量宜大，多采用静脉分次滴注（如每 6 ～ 8 h 1 次）。疗程中应测定抗生素的血浓度及血清对致病菌的杀菌效价。血清杀菌效价应高于 1：8；低于 1：4 提示治疗不满意或可能复发。且治疗时间必须足够，一般疗程应在 4 ～ 6 周。

2. 抗生素选择

当疑诊本病时，待取血培养后即先用水剂青霉素 G 每日 300 万 ～ 600 万 U，分 3 ～ 4 次静脉滴注，可并用氨基苄青霉素类药［50 ～ 100 mg/（kg·d）］或链霉素 20 mg/（kg·d），治疗 3 d。如效果不好，可加大青霉素 G 量，每日小婴儿 1 000 万 U，年长儿 2 000 万 U。如疗效良好，可连续用 6 周。注意，链霉素对小婴儿听神经及肾脏有损害。疗效差者换用其他抗生素如万古霉素、头孢霉素类。青霉素过敏者开始即可选用万古霉素或红霉素与氨基糖苷类抗生素合用，如庆大霉素 3 000 ～ 4 000 U/（kg·d）

或卡那霉素 15 ~ 30 mg/（kg·d），分 2 ~ 3 次静滴。应密切观察后 3 种药的毒副作用，如听力损害、肾功能损害。草绿色链球菌感染仍首选大剂量青霉素加用氨基糖苷类。金黄色葡萄球菌未经治疗的可选用青霉素 G 2 000 万 U/d，分 4 次静滴。耐药者可直接用新青霉素 Ⅱ 或甲氧苯青霉素，剂量为 200 ~ 300 mg/（kg·d），分 4 次静滴，或用头孢拉定或头孢菌素 Ⅵ，每日 200 mg/kg，分 4 次静脉滴注，或万古霉素每日 40 mg/kg，分 2 ~ 3 次静滴。肠球菌感染宜首选氨苄青霉素类或万古霉素与氨基糖苷合用。革兰阴性杆菌感染根据药敏选用头孢菌素类如头孢哌酮 50 ~ 100 mg/（kg·d），或头孢曲松 50 ~ 100 mg/（kg·d）等。支原体感染多选用红霉素、阿奇霉素等静脉滴注。

在抗生素治疗后 6 个月内，治疗期间感染症状再度出现或血培养又出现阳性称为本病复发。对复发病例再次治疗时疗程宜长。

（二）外科治疗手术指征

1. 对顽固性进行性心力衰竭，内科治疗无效者。
2. 瓣膜口为赘生物阻塞引起休克者。
3. 反复发生栓塞者（尤其累及主要脏器，如脑、心、眼、肾等）。
4. 感染在心内膜扩散导致瓣膜破裂、主动脉窦瘤形成、心肌脓肿等。
5. 超声心动图检查赘生物进行性增大者。手术方法包括感染病灶切除，瓣膜修补，取出栓子，人工瓣膜替换术，完全房室传导阻滞者安置心脏起搏器等。

（三）其他治疗

包括休息，营养丰富的饮食，输血或血浆支持，抗贫血治疗，抗心力衰竭治疗等。

（七）预防

对本症的预防十分重要，对有心脏病患儿应定期随诊，及时发现病情。有病灶者如龋齿、鼻窦炎、上呼吸道感染等及时处理。在各种创伤性检查操作前都应预防性应用抗生素。各种手术后预防用药 3 ~ 5 d，以降低本病的发病率。

第四节　风湿性心脏病

风湿性心脏病是急性风湿性心肌炎后数月或数年发生的心脏瓣膜疾病。据统计，第一次发作急性风湿热的小儿约 1/3 在 5 年后有风湿性瓣膜病，二尖瓣受累者最多约占 30%，其次为主动脉瓣病变和主动脉瓣与二尖瓣同时受累，三尖瓣与肺动脉瓣受累者甚少。瓣膜的关闭不全与狭窄可单独发生，亦可同时存在，但常其中之一较显著。在风湿性瓣膜病的基础上，还可有风湿炎症的反复发作，称为风湿活动。一、二尖瓣关闭不全为儿童期慢性风湿性瓣膜病中最常见者，主要由于二尖瓣叶、乳头肌腱索因炎症中有粘连，此外，二尖瓣环可纤维化，纤维化和短缩使瓣叶不能正常关闭，左室收缩时不能相应缩小，致二尖瓣反流加重关闭不全。风湿性二尖瓣关闭不全者约 50% 合并二尖瓣狭窄。

一、二尖瓣关闭不全

（一）病因

本病病因是 A 组 B 溶血性链球菌咽峡炎致急性风湿性心肌炎后，部分病人可遗留瓣膜病变，复发者更易形成二尖瓣膜损害。

（二）临床表现

轻症可无症状，重者有疲劳、乏力、面色苍白、心悸和呼吸困难等，严重者发生心力衰竭。体征：可见心尖冲动向左下移位，心界向左扩大，心尖部可扪及抬举性搏动。心尖部可闻 Ⅱ 级以上吹风样全收缩期杂音，传至左腋下与左背并多伴有收缩期震颤，心尖区可伴有低调短舒张期杂音，常可闻第三心音。

（三）诊断与鉴别诊断

1. 诊断

心尖部闻及 Ⅱ 级以上吹风样全收缩期杂音传至左腋下伴有震颤，常为诊断本病的线索，若既往有风湿热病史临床可初步考虑为本病,再根据胸部 X 线检查:轻者可正常,较重者常示左心房和左心室扩大。心电图:轻者正常,重者可见双峰 P 波及左心室肥厚。超声心动图:左室扩大,左室后壁搏幅增强。二维超声可显示瓣叶病变及二尖瓣叶不能闭合;脉冲多普勒可示其反流程度。经以上实验室检查可以明确诊断。个别诊断有困难者可行左室造影,可见左房立即显影,二尖瓣增厚、活动受限,反流重大者左房有明显的浓影。

2. 鉴别诊断

部分病人询问不出风湿热病史须与先天性二尖瓣关闭不全、二尖瓣脱垂等鉴别。

(1)先天性二尖瓣关闭不全:属于先天性发育不良,瓣叶畸形、拱形二尖瓣、降落伞形二尖瓣等,发病年龄较小,在婴幼儿期可闻心杂音,心功能不全症状出现较早。

(2)二尖瓣脱垂:可引起二尖瓣反流杂音。超声心动图对二尖瓣脱垂的诊断有重要作用,可见后瓣和(或)前瓣在收缩期朝背面运动的特点。二维超声心动图见瓣叶在全收缩期朝向左房隆出,超过关闭线 2 mm 以上,或在收缩晚期后移。M 型见二尖瓣叶 C-D 段于收缩中期或全收缩期弓形向后呈"吊床"样曲线运动特点,与风湿性二尖瓣关闭不全鉴别不困难。

(四)治疗

本病治疗重点是预防风湿热的复发,预防感染性心内膜炎,控制心力衰竭。严重者可进行外科手术治疗。

1. 内科治疗

每月肌注长效青霉素,连续 5 ~ 10 年,预防风湿热复发。在拔牙、补牙、扁桃体切除术等前后均肌注青霉素预防链球菌感染。

2. 外科治疗

严重病例可施行瓣环成形术或瓣膜置换术。

(五)预防

应重视预防风湿热的发生,主要是控制链球菌的感染以免发生风湿热。对已患过风湿热的病儿应预防链球菌的感染,以免复发风湿活动。患儿有发热、咽痛、扁桃体炎等应用青霉素肌注,每日 2 次,每次 40 万 ~ 60 万 U,7 ~ 10 d 可彻底肃清隐伏的链球菌。

二、二尖瓣狭窄

单纯性二尖瓣狭窄在儿科较少见。二尖瓣狭窄的病变为瓣叶纤维组织增生而僵硬,瓣叶之间有粘连,腱索亦粘连缩短,使二尖瓣口的面积明显缩小,左房流入左心室血流量减少,左房压升高,左室充盈严重不良,心排血量下降,使左房和肺静脉瘀血,出现明显血流动力学改变,从而产生一系列临床症状。

(一)临床表现

轻度狭窄者可不出现症状,中度者有乏力、心悸,活动后出现气促,重者口唇轻度发绀,面颊潮红呈"二尖瓣面容",以及心力衰竭现象。二尖瓣狭窄伴有房颤者,常因左心房扩张和瘀血有血栓形成。若血栓脱落引起动脉栓塞,其中以脑动脉栓塞最常见,其他可有四肢、肠、肾、脾等处栓塞。左心房如有大块血栓形成可阻塞二尖瓣口而发生昏厥,周围脉搏消失和对称性四肢末端缺血或坏死。体检可见心前区饱满,心界向左扩大,心尖区第一心音亢进,并可闻及隆隆样舒张中、晚期杂音,左侧卧位时明显,常伴舒张期震颤。胸骨左缘第 3、4 肋间有时可闻及开瓣音,肺动脉瓣区第二心音亢进。

(二)诊断与鉴别诊断

1. 诊断

根据既往有风湿性心肌炎史,听诊发现第一心音亢进,心尖区闻及隆隆样舒张中、晚期杂音可考虑为本病。但需结合胸部 X 线检查:以左心房、右心室增大为主,肺瘀血;轻者可以正常。心电图:轻症可正常;重者可见电轴右偏,二尖瓣型 P 波及右心室肥厚等;晚期有心房颤动。超声心动图具有特征性改变。二尖瓣前叶曲线双峰消失,呈所谓"城墙样改变";二尖瓣前后叶呈同向运动;左房和右室增大。在二维超声短轴切面可显示瓣口的大小,严重者可呈鱼嘴样,长轴切面可见二尖瓣叶增厚、腱索短缩，前瓣与后瓣在舒张期间时向前移动；左房增大。符合上述实验室检查结果可诊断本病。

2. 鉴别诊断

本病应与先天性二尖瓣狭窄、左房黏液瘤和房间隔缺损鉴别。

（1）先天性二尖瓣狭窄：因二尖瓣发育异常，瓣膜呈降落伞样畸形，可以出现类似风湿性二尖瓣狭窄的症状和体征。但先天性者心杂音常在婴幼儿期发现，部分病例还有其他心血管畸形。

（2）左房黏液瘤：为心脏原发性肿瘤，出现二尖瓣口受阻的表现，临床上症状和体征似二尖瓣狭窄，但往往呈间歇性，随体位改变而变化，听诊可有肿瘤扑落音，容易有反复周围栓塞现象。超声心动图显示左房内有云雾状光点，可以做出正确鉴别诊断。选择性心血管造影显示左心房内有充盈缺损。

（三）治疗

1. 内科治疗

长效青霉素及青霉素的应用同前。病人出现活动时乏力、气促或呼吸困难可用利尿剂治疗。有心房颤动时首选快速作用洋地黄制剂及（或）少量心得安，控制心室率转成窦律，必要时可做电复律。右心衰竭可用洋地黄和利尿剂。

2. 手术治疗

药物治疗无效时，在无活动风湿时行手术治疗。有人认为，如狭窄严重、内科治疗失败，即便有潜在的风湿活动，亦应进行手术。近年有用球囊导管由右房入左房至左室，扩张二尖瓣 Vt，部分病人仍需进行二尖瓣分离术或置换术。

（四）并发症

本病最易并发亚急性感染性心内膜炎。

第六章 消化系统疾病

第一节 口炎

口炎是指口腔黏膜的炎症，可单独发病也可继发于急性感染、腹泻、营养不良以及维生素 B、C 缺乏等全身性疾病，可由病毒、细菌、真菌引起，亦可因局部受理化刺激而引起，若病变仅局限于舌、牙龈、口角，亦可称为舌炎、牙龈炎、口角炎。婴幼儿时期口腔黏膜薄嫩、血管丰富，唾液分泌少，口腔黏膜较干燥，有利于微生物繁殖；不注意食具及口腔卫生、不适当擦拭口腔、食物过高温度刺激或各种疾病导致机体抵抗力下降等因素均可导致口腔炎的发生。

一、鹅口疮

鹅口疮又名雪口病，为白色念珠菌感染所致的口炎。多见于新生儿和婴幼儿，营养不良、腹泻、长期应用广谱抗生素或激素的患儿。大多通过不洁食具感染，新生儿在出生时亦可经产道感染。

（一）临床表现

在口腔黏膜上出现白色奶块样点状或片状物，可融合成片，略高于黏膜表面，不易拭去，强行擦拭剥落后，局部黏膜潮红粗糙，可有渗血。患处不痛，不流涎，一般不影响吃奶，也无全身症状。常见于颊黏膜、舌、齿龈、上腭、唇内黏膜等处，可蔓延至咽部，偶可累及消化道或呼吸道，引起真菌性肠炎或真菌性肺炎。取白膜涂片，加 10% 氢氧化钠 1 滴，镜检可见真菌菌丝和孢子。

（二）治疗

用 2% 的碳酸氢钠溶液清洗口腔每日 2 ~ 4 次，以餐后 1 h 左右为宜，动作应轻、快、准，以免引起呕吐。局部可涂抹 10 万 ~ 20 万 U/mL 制霉菌素混悬液或 1% 甲紫溶液，每日 2 ~ 3 次。

二、疱疹性口炎

疱疹性口炎为单纯疱疹病毒感染所致，多见于 1 ~ 3 岁的小儿，冬、春季多见，传染性强，常在卫生条件差的托幼机构引起小范围流行。

（一）临床表现

起病时发热体温达 38 ~ 40℃，1 ~ 2 d 后唇红部及邻近口周皮肤和口腔黏膜出现散在或成簇的小水疱，直径 2 ~ 3 mm，周围有红晕，可很快破裂形成浅溃疡，溃疡表面覆盖黄白色膜样渗出物，多个小溃疡可融合成不规则的较大溃疡。局部疼痛明显，出现流涎、拒食、烦躁、颌下淋巴结肿大。病程 1 ~ 2 周，发热可持续 5 ~ 7 d，局部淋巴结肿大可持续 2 ~ 3 周。本病应与疱疹性咽峡炎鉴别，后者由柯萨奇病毒引起，多发生于夏季，常骤起发热及咽痛，疱疹主要发生在咽部和软腭，有时见于舌面，但不累及齿龈和颊黏膜。

（二）治疗

多饮水，用 3% 过氧化氢溶液或 0.1% 依沙吖啶（利凡诺）溶液清洁口腔，较大儿童可含漱等保持口腔清洁和黏膜湿润。局部可涂碘苷（疱疹净），亦可喷洒西瓜霜、锡类散、冰硼散等。为预防感染可涂 2.5% ~ 5% 金霉素鱼肝油软膏；伴口唇干裂可涂液状石蜡或抗生素软膏。疼痛重者，进食前用 2% 利多卡因涂抹局部，同时避免摄入刺激性食物。

三、溃疡性口炎

由链球菌、金黄色葡萄球菌、肺炎链球菌、铜绿假单胞菌或大肠杆菌等感染引起。多见于婴幼儿，常发生于急性感染、长期腹泻等体弱患儿，在口腔不洁时有利于细菌繁殖而致病。

（一）临床表现

口腔各部均可发生，常见于舌、唇内及颊黏膜处，可蔓延到唇及咽喉部。初起时口腔黏膜充血、水肿，继而形成大小不等的糜烂和浅溃疡，溃疡表面有纤维素性炎症渗出物形成的灰白色或黄色假膜，边界清楚，易拭去，拭去后遗留溢血的创面，但不久又被假膜覆盖。患儿常因局部疼痛而哭闹、烦躁、拒食、流涎。常有发热，体温可达 39 ~ 40℃，伴颌下淋巴结肿大。溃疡性口炎假膜涂片染色可见大量细菌，血常规检查可有白细胞和中性粒细胞增高。

（二）治疗

1. 控制感染

注意口腔卫生，可用 0.1% ~ 0.3% 依沙吖啶溶液等清洁口腔后涂 2.5% ~ 5% 金霉素鱼肝油软膏，或用中药养阴生肌散等，1 ~ 2 次/d。病情较重者可选择敏感的抗生素控制感染。

2. 止痛

疼痛明显，可局部涂 2% 利多卡因。

3. 饮食

给予温凉半流食或流食，富含足够营养和 B 族维生素及维生素 C，有利于疮口愈合。

4. 对症治疗

对发热者给予对症处理，烦躁者可酌情给予镇静剂，有脱水、酸中毒者应予以积极纠正。

第二节　胃食管反流病

胃食管反流是指由于全身或局部原因引起胃内容物，包括从十二指肠流入胃的胆盐和胰酶反流入食管。易发生于新生儿期，尤其是早产儿更多见。近年来受到广泛重视。

1947 年 Neuhaser 和 Berenberg 首先报道了本病，由于胃 - 食管连接部松弛，引起食后呕吐，当时称为松弛症，1959 年 Carte 强调患儿常伴有解剖学异常，称为胸骨或食管裂孔疝。以后许多学者发现大多数松弛症患儿，经体位治疗即可痊愈，并无裂孔疝存在。也有学者称为先天性短食管，实际上大多数短食管患者为严重反流后食管缩窄、纤维化及挛缩的结果，而并非的反流的原因，1974 年 Randolph 强调下端食管括约肌的作用，近年来将此种患儿命名为胃食管反流更能反映本病的发生是由于食管的功能性病变所致。

一、病因及发病机制

（一）防止反流屏障失常

包括下端食管括约肌、横膈右脚肌、膈食管韧带、食管和胃之间的 His 角和食管末端的纵行黏膜皱襞的瓣膜样作用等，其中以下端食管括约肌为防止胃食管反流的最重要屏障，起主导作用。下端食管括约肌具有特殊的结构，由环状肌组成，位于食管穿越膈肌处，形成一长 1 ~ 4 cm 高压带，将胃和食管分隔。在静息状态下保持有一定的压力，使下端食管关闭，在吞咽时，下端食管括约肌反射性的舒张，压力下降，使食物进入胃内，阻止胃内容物反流到食管。下端食管括约肌的环状平滑肌对药理剂量下的许多神经介质较为敏感。具有使下端食管括约肌的环状平滑肌对药理剂量下的许多神经介质较为敏感。具有使下端食管括约肌收缩而压力升高的物质包括胃泌素、血清素、组胺和胰多肽等；使括约肌松弛而致压力下降的物质则有胰泌素、胰高血糖素、胆囊收缩素和血管活性肠肽等。任何影响上述神经介质的因素均可造成胃食管反流，如消化性溃疡、胃肠手术、恶性贫血、电解质紊乱等。如果下端食管括约肌肌肉数量减少或肌细胞有缺陷，静息时下端食管括约肌张力低，且不能随胃内压力改变而变化，遂发生胃食管反流。如初生婴儿、早产儿下端食管括约肌发育不健全，易发生胃食反流。2 周以内新生儿下端食管括约肌压力较低 [< 0.3325 kPa（2.5 mmHg）]，早产儿则需 2 ～ 3 个月胃食管功能才能较成熟，建立起有效的抗反流屏障。此外下端食管括约肌到咽部的距离相对短，卧位时间亦较长，多哭闹而使腹压升高，这些因素均导致胃食管反流更多见于新生儿期，甚至 40% 的正常新生儿可发生胃食管反流。另外某些因素可影响下端食管括约肌的功能，如肥胖、进食过多的脂肪、巧克力等均能降低下端食管括约肌张力，助长胃食管反流的发生。

（二）食管蠕动功能障碍

食管蠕动是第二屏障。当食物进入食管，由吞咽产生的原发性蠕动波可使食物进入胃中。当食物由胃反流入食管时，则食管上端又出现向下的继发性蠕动波，迅速地将反流食物送入胃中，若食管功能有障碍，继发性蠕动波减弱，反流的内容物则继续上溢。

（三）食管及胃解剖学异常

食管裂孔疝常出现胃食管反流。正常的下端食管括约肌近端位于胸腔，中部位于横膈食管裂孔，远端位于腹腔内。腹腔内的正压作用于下端食管括约肌，可部分抵消胃内容物反流入食管的压力，在食管裂孔疝时，下端食管括约肌均在胸腔内，处于负压环境中，易出现反流。但胃食管反流与食管裂孔疝不能等同，Curci 报道了 41 例胃食管反流，有食管裂孔疝者仅 5 例；又如食管闭锁患儿，术后 50% ～ 60% 可发生胃食管反流。

（四）激素的影响

某些激素可影响下端食管括约肌压力，如促胃液素、乙酰胆碱、胃动素可增加下端食管括约肌张力；胰泌素、前列腺素、缩胆囊素、高血糖素、加压素、胃抑制多肽可降低下端食管括约肌张力。

无论以上哪一种保护机制发生障碍，均可发生胃食管反流：由于酸性胃液反流，食管长期处于酸性环境中，食管黏膜是鳞状上皮组织，对胃酸和胃消化酶缺乏抵抗力，可发生食管炎、食管溃疡、食管狭窄；反流物吸入气管甚至肺内，可引起反复发作的支气管炎、肺炎、肺不张；也可引起窒息，甚至猝死综合征。

二、临床表现

小儿的胃食管反流症多在生后 6 周内开始，至 18 个月时约有 60% 的患儿症状消失，其余 30% 持续存在某些症状直至 4 岁。约有 5% 的症状的病儿发生食管狭窄，该部分病儿如果未治疗，其中 5% 患者死亡，多死于营养不良与吸入性肺炎。

（一）呕吐

最常见的症状是呕吐，见于 90% 以上的患儿。出生后第 1 周即可出现，表现为溢乳、轻度呕吐或喷射性呕吐。呕吐较顽固，多数类似幽门痉挛。其发生常在进食后，有时在夜间或空腹时。在成人患者中呕吐少见，可能与成人的食管体积大，可保留的胃内容物多有关。

（二）营养不良

第二个最常见的症状是体重不增，见于 80% 患儿。患儿营养不良，体重常在第 10 百分位以下。

（三）食管炎

频繁的胃酸反流可致食管炎。患儿表现为不安、易激惹或拒食、流涎，如发生糜烂或溃疡，可出现呕吐及便血，导致缺铁性贫血，发生率约为 28%。食管炎常是慢性的，并行缓解期和加重期。成年人最常见的症状是胃灼热，在婴儿则极少观察到。大多数有症状的病儿因年龄太小而叙述不清。

（四）呕吐物被吸入

可引起窒息、呼吸暂停、发绀，可突然死亡。早产儿更为常见，是早产儿呼吸暂停中一个不可忽视的原因，其机制为胃食管反流引起反射性中枢性窒息。

（五）呼吸道疾病

胃食管反流可引起呼吸道疾病，如复发性肺炎、难治性哮喘、慢性支气管炎、窒息、肺脓肿、婴儿猝死综合征等。据记载49%的胃食管反流患儿有呼吸道症状。有患儿呕吐并不严重，而夜咳等肺部症状为仅有表现。胃食管反流治愈后，肺部症状随之消失。①吸入：呼吸道和消化道在喉部有一共用通道，机体通过神经、肌肉调节防止分泌物和食物进入气管或支气管。有胃食管反流时，胃内容物易吸入肺内，可引起肺炎和支气管痉挛性肺部症状。②反射性的支气管痉挛：有研究表明哮喘儿童中25%～80%有胃食管反流。夜间哮喘、有咳嗽症状者，应警惕胃食管反流的可能。夜间机体多处仰卧位，唾液分泌、吞咽活动减少，发生反流后的食管接触酸性物质的时间延长，食管炎发生机会增加，这对激发反流性支气管痉挛可能起重要作用。③反射性喉痉挛：喉痉挛可突然发生并可完全阻塞空气进入支气管树，表现为完全或不完全性上呼吸道梗阻。

（六）其他表现

可有精神运动发育迟缓（约占15%）、食管气管瘘、唇腭裂、心脏畸形等。有材料表明，因严重反流需外科治疗者，其中1/3～1/2合并有其他严重的先天性疾患。

三、实验室检查

（一）食管钡餐造影

食管钡餐造影是检查食管功能最有用的诊断方法之一，简便易行。可观察钡剂是否从胃反流到食管，同时还可观察食管有无缩窄，是否并发食管炎。需注意钡剂量应与平时进食量相等。检查时头低位，腹部加压可提高检出阳性率。应观察5 min，有3次以上反流才能肯定诊断。反流到食管下端即有诊断意义，如达到食管中段或上段则意义更大。检出阳性率为25%～80%不等，假阴性14%，假阳性31%，故可作为初筛。

（二）食管内窥镜检查及黏膜活检

通过内镜及活组织检查可以确定是否有反流性食管炎的病理改变，并能确定其程度，本检查法较灵敏，符合率达95%，仅有3%假阳性。可同时发现有无食管缩窄。如内镜检查正常，不能排除胃食管反流，需做活检进行组织学检查。在某些慢性食管炎患者，上皮再生能力强者，正常黏膜外观可掩盖其下的炎症。活检时可发现食管基底层鳞状上皮细胞增生、肥厚，黏膜厚度可增加65%。本法为损伤性检查，不适应于新生儿及小婴儿。

（三）食管 pH 值测定

将一置入胃内的 pH 电极，逐渐向外位入食管内，并位于食管下端括约肌之上 3～5 cm 处。正常情况下，胃内 pH 值甚低，进入食管内 pH 迅速上升至6。此时嘱患儿仰卧做增加腹部压力的动作（如闭口、捂鼻、深呼气或屈腿并用力擤鼻涕 3～4 次），如食管腔内 pH 值下降至 4 以下（正常为5.0～6.8），说明有胃食管反流的存在。也可于胃腔内注入 300 mL 0.1% 盐酸 /1.73 m^2，经鼻管注入胃内，注入盐酸前及注入 15 min 后，分别嘱患者仰卧做增加腹部压力的动作，如有胃 - 食管反流的存在，则注入盐酸后，食管腔内 pH 值明显下降（< 4），阳性率达92%，但假阳性率可达31%。24 h 连续检测可提高阳性率，因反流是周期性的，常在睡眠时发生。Reys 提出在禁食、安静时监测婴儿食管 pH，仅须 3 h 即能精确地诊断胃食管反流。

（四）食管压力测定

该检查主要测下端食管括约肌的压力，分析下端食管括约肌的功能状态，是近年来开展的一种检查新技术，广泛应用于胃食管反流的诊断。采用单孔的聚氯乙烯测压导管进行测压，长 8 cm，新生儿用外径 0.3 cm，内径 0.2 cm 的导管，管上标有刻度，管端封闭，距管端 0.5 cm 处开一直径 0.1 cm 的侧孔。禁食 4 h，测前半小时口服水合氯醛或肌注苯巴比妥。取仰卧位，将测压管自鼻腔插入胃内。用一般输液瓶，内含接近体温的生理盐水，连于测压管，用国产 YH-1 型微型压力换能器以 21 mL/min 速度向管内注水，用国产 LMS-2A 型二道生理记录仪记录。正常值各家报道不一。华西医科大学报道新生儿下端食管括约肌压力为 1.07 ± 0.24 kPa（8 ± 1.8 mmHg），长度为 1.44 ± 0.53 cm；婴幼儿为 2.17 ± 0.67 kPa（16.27 ± 5.0 mmHg）和 2.4 ± 0.93 cm，随年龄逐增，当下端食管括约肌压力 < 1.33 kPa（10 mmHg）提示下端食管括约肌功能不全。下端食管括约肌压力的高低与病情轻重成正比，其压力低常有胃食管反流，其压力极低常伴有食管炎，但压力正常不能除外胃食管反流。本法操作简便、快速、安全，但灵敏度稍差，符合率为 87%。

（五）胃食管闪烁扫描

用胶体硫酸锝（锝的放射性核素）与牛乳混合喂入后做扫描检查，可测出食管反流量，并可观察食管功能，此法灵敏度甚高，气管吸入量仅为 0.025 mL 时就可用闪烁摄影检出，从而证实呼吸道症状与胃食管反流有关，检出阳性率为 59% ～ 90%。

四、诊断及鉴别诊断

1. 病史与体征：患儿于出生后不久（多在 1 周内）频频发生进食后不久即呕吐、营养障碍以及胃液反流所致食管炎，引起食管溃疡、出血及贫血。

2. 通过食管钡餐、食管 pH 值测定、食管压力测定、胃食管闪烁扫描等实验室检查以确定有无胃食管反流。

3. 通过内镜检查及黏膜活检以确定有无食管炎。

4. 分级根据反流的程度分为五级：Ⅰ级为反流至食管下端；Ⅱ级为反流至气管突平面以上，颈部食管以下；Ⅲ级为反流至颈部食管；Ⅳ级为由完全松弛的贲门反流至颈部食管；Ⅴ级为反流合并吸入气管或肺。

五、治疗

胃食管反流的治疗方法包括体位治疗、饮食治疗、药物治疗和外科手术治疗。反流的严重程度不一，可由比正常吐液稍多一点或打湿嗝，到经常呕吐或出现更严重的并发症，如食管炎形成狭窄，危及生命的呼吸问题和不能保持足够营养维持正常发育等，如能在患儿 4 ～ 5 个月时开始治疗，可取得良好效果；如治疗开始过晚，呕吐可停止，但营养不良、肺炎、食管炎现象持续存在。

（一）体位治疗

体位治疗是一种有效而简单的治疗方法，可用于所有的患者。婴儿常在哺乳后即刻打嗝或呕吐，可增加哺乳次数，缩短哺乳间隔时间，少量多餐。喂奶后小心地用拍背或摩背的方法使婴儿打嗝，使婴儿保持坐位或直立位 2 ～ 3 h，重症患儿需 24 h 持续体位治疗，可采用以下装置：将患儿放于 30° 倾斜的木板上，取俯卧位，用背带固定、在两腿之间放一垫子，有助于婴儿保持正确位置，也可取仰卧位，应保持在 50°。俯卧位可防止反流物的吸入。体位治疗常需持续 2 ～ 3 周或更长（有人主张不少于 1 年）、在呕吐量明显减少以前，常常已先有体重增加。对大一点的病儿，治疗原则是抬高床头，少量多餐，晚间不进餐；通过对食管 pH 值长时间监测证明，不同病儿反流发生的方式也不尽相同。可发生在清醒时，也可在入睡时，有的在仰卧位时较俯卧时更易发生反流，所以仔细询问患儿的治疗反应是很重要的。总的说来，清醒与焦虑不安时，比安静与睡眠时更易反流，在 1 岁或更大些的患儿，如果某种体位造成明显激动与挣扎时，应考虑到这种体位可导致反流的发生。必要时可监测食管 pH 18 ～ 24 h，注意患者清醒、活动或进食时的反流情况，有助于制订出最有效的体位疗法。

（二）饮食疗法

少食、增加喂奶次数，缩短喂奶间隔时间、喂以稠厚的乳汁可改善症状。稠食反流要比牛奶少，可在牛奶中加入干麦片或谷类加工食品，使其尽量变稠。浓稠食物可减少有呼吸道症状的胃食管反流，治疗作用较好。避免进食过多的巧克力、咖啡、柠檬酸、番茄汁，因其能降低下端食管括约肌的张力，易引起反流。

（三）药物治疗

治疗反流的药物主要有 2 类，一类是减低胃内容物的酸度，另一类则是影响上部胃肠道的运动功能。

1. 制酸剂

影响胃酸的药物包括抗酸剂和抑制胃酸分泌药如 H2 受体阻滞药，这些药物主要是用于治疗食管炎，但对食管的运动功能的恢复可能有辅助效应，因为严重食管炎患者常有食管下端括约肌张力减低和食管运动功能改变，可能由炎症所致。致酸剂还能使幽门窦胃泌素增加，也能增加下端食管括约肌的张力。西咪替丁 90 ~ 40 mg/（kg·d），分 4 次服，每餐 1 h，睡前加服一次。氢氧化铝凝胶每次 3 ~ 5 mL，饭后 1 h 服，近期研究藻沉酸盐为一种黏着性泡沫样物质，能漂浮于胃内容物的表面，可防止胃酸反流，与制酸剂合用的疗效较单用制酸剂为佳。

2. 改善食管与胃的运动功能

作用可靠、应用广泛的胃复安和乌拉胆碱。近几年新型胃动力药吗丁啉亦应用于临床，且疗效可靠。最近的研究已证明，约有 2/3 的反流患者有胃排空延缓。这些药物的作用机制尚不明确，可能是直接作用于压力低的下端食管括约肌使其增高，也可能是促进胃排空来减少反流。此类药物的另一作用是增强上部胃肠包括食管的运动功能。

乌拉胆碱是一种类似胆碱的酯类化合物，主要有毒蕈碱样作用与弱的烟碱作用，可增强下端食管括约肌的张力。常用的剂量是 8.7 mg/（m²·d），分 3 次于饭前 20 min 服下。如果患儿能耐受，必要时可以每次剂量不变增加次数至每日服 4 ~ 5 次。儿童可用 5 mg 或 10 mg 的片剂，婴儿则可把注射安瓿稀释至 1 mg/mL，按计算剂量服用。如果剂量合适，很少有腹泻、尿频、肠绞痛、烦躁、面红、多汗等不良反应发生。如果患者有肺部并发症，特别是支气管炎时，用药要特别慎重，以免诱发气喘。

胃复安能促进上胃肠道的运动但不刺激分泌，它可松弛幽门括约肌与十二指肠球部，兴奋原有的收缩和增加下端食管括约肌张力；另外还有中枢性止吐作用。剂量是每次 0.1 mg/kg，每日 3 ~ 4 次，饭前及睡前服用。部分患者可发生锥体外系反应。在用乌拉胆碱无效或有禁忌证时，特别在合并呼吸道疾病时，应用胃复安。

吗丁啉与胃复安疗效相似，其增强胃蠕动、促进胃排空和协助胃十二指肠运动的功效优于胃复安，因其水溶性，不易透过血脑屏障，极少产生锥体外系反应，临床上有取而代之趋势。

普鲁本辛、阿托品、哌替啶、安定都可降低下端食管括约肌的张力，应禁用。

有呼吸道症状的胃食管反流，其治疗基本与一般胃食管反流相同，但有些特殊的要求，在用药上宜慎重。氨茶碱和咖啡因刺激胃酸分泌，降低下端食管括约肌张力，使反流次数明显增多，临床上常用的药物 β 肾上腺素能激动剂、酚妥拉明、多巴胺、安定和部分新的钙拮抗剂可降低下端食管括约肌张力和损害抗反流屏障，对有呼吸道症状的胃食管反流应尽量避免使用。

（四）外科治疗

恰当地应用体位及药物治疗，而且本病的自然转归较好，大多数患儿可不用手术治疗，1 岁左右可能自行改善。下述情况下可考虑手术治疗：①保守治疗 6 ~ 8 周和严格的药物治疗无效，有严重的并发症（消化道出血、营养不良、生长迟缓）。②严重的食管炎或缩窄形成。③有呼吸道并发症如呼吸道梗阻、吸入或复发性窒息者或伴支气管肺发育不良，用药物无效并需长期机械通气者。有 5% ~ 10% 患儿需手术治疗。

由于窒息、心动过速或持续呕吐等严重症状可因多种原因所致，手术前必须要仔细确定这些症状确有胃食管反流所致，应特别注意除外癫痫发作、十二指肠套叠或扭转所致的部分肠梗阻、电解质紊乱或由于吞咽障碍造成的呼吸道吸入等。

现多采用 Nissen 胃底折叠术，加强下端食管括约肌的功能。95% 患儿症状消失，体重增加，肺部症状改善，有食管狭窄者先扩张再行胃底折叠术。手术死亡率为 0.6%，并发症为 5%（复发、胃食管狭窄、胀气综合征等）。

总之，大多数胃食管反流患儿应用内科治疗可很快减轻症状，特别是在婴幼儿期开始治疗者。对那些内科方法不能控制的反流，特别有严重的并发症者，外科手术可立即控制反流，远期追踪效果亦好。

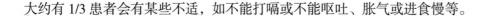

大约有 1/3 患者会有某些不适，如不能打嗝或不能呕吐、胀气或进食慢等。

第三节　胃炎

胃炎是由于物理性、化学性及生物性有害因子作用于人体，引起胃黏膜发生的炎症性病变，占小儿胃病 80% 左右，年龄不同，临床症状表现不同，一般结合病史及胃镜检查确诊，个别病例依据病理检查确诊。可分为急性和慢性两种。

一、急性胃炎

起病较急，症状以腹痛多见，食欲不振，恶心，呕吐；重者可出现呕血、黑便、水电解质紊乱，酸碱失衡等。有感染者常伴有发热等全身中毒症状。

（一）诊断

1. 病史

多为继发性，可由急性重症感染、休克、呼吸衰竭、严重烧伤、创伤等其他危重疾病所导致的应激反应。服用对胃黏膜有损害的药物，如保泰松、吲哚美辛（消炎痛）、阿司匹林或肾上腺皮质激素，胃内异物，食物过敏，误服腐蚀剂，摄入细菌或毒素污染物等。

2. 查体

主要具有原发病的体征。腹部触诊剑突下，脐周围或全腹有明显压痛。如果因吞服或误服强酸、强碱而引起的急性腐蚀性胃炎，可见唇、口咽、食管黏膜损伤。不同腐蚀剂可见不同颜色的灼痂，硫酸可致黑色痂，盐酸可致灰棕色痂，硝酸可致深黄色痂，醋酸可致白色痂，强碱可致透明性水肿。

3. 辅助检查

（1）胃镜检查：胃黏膜充血、水肿、糜烂、出血。

（2）病理组织学检查：上皮细胞变性，坏死，固有膜中性粒细胞浸润。没有或极少淋巴细胞、浆细胞，腺体细胞变性坏死。

（二）治疗要点

1. 一般治疗

去除病因，治疗原发病，避免刺激性药物和食物。纠正水、电解质紊乱及酸碱失衡。

2. 药物治疗

使用抗酸药，胃黏膜保护药及止血药。

（1）抗酸药：以 H_2 受体阻断药为最常用。西咪替丁（甲氰咪胍），雷尼替丁或法莫替丁静脉滴注或口服。病情严重者可用质子泵抑制药如奥美拉唑、兰索拉唑。

（2）胃黏膜保护药：氢氧化铝凝胶 10～30 mL/ 次，3 次 /d，口服；枸橼酸铋钾（三钾二枸橼酸铋）120 mg，4 次 /d 或 240 mg，2 次 /d，口服；十六角蒙脱石加水调成糊状，口服；十六角蒙脱石用量：< 1 岁，1 袋 /d；1～2 岁，1～2 袋 /d；2～3 岁，2～3 袋 /d；> 3 岁，3 袋 /d。以上均分为 3 次，于每次饭前 1 h 口服，重者首剂加倍。

（3）止血药：出血量大者，在抗酸药的同时加用止血药。

去甲肾上腺素：4℃ 500 mL 盐水中加 6～8 mg 去甲肾上腺素，混匀后取 50～100 mL，口服。

凝血酶，巴曲酶（立止血）静脉滴注或口服。

中药复方五倍子液口服。

（4）其他：对于误服腐蚀剂的患儿，必须及早抢救，立即饮蛋清或牛乳，强酸在牛乳稀释后可用制酸剂。强碱不用酸中和，因酸碱反应所产生的热能加剧损伤。如损伤不重或来诊很及时，可试用细软的硅胶管洗胃、抽出腐蚀剂，但应慎用，防止穿孔。同时给输液、镇静、止痛，维持呼吸道通畅，密切观察病情变化。有胃穿孔者及时外科治疗。

二、慢性胃炎

慢性胃炎是有害因子长期反复作用于胃黏膜引起损伤的结果，小儿慢性胃炎中以浅表性胃炎最常见，占 90%～95% 以上，萎缩性胃炎极少。病因迄今尚未完全明确。可能与以下因素有关：①幽门螺杆菌（Hp）感染：活动性、重度胃炎 Hp 检出率高达 90%～100%。②胆汁反流。③长期服用刺激性食物和药物，如粗糙、过硬、过冷、过热、辛辣的食品，经常暴饮、暴食、饮浓茶、咖啡及阿司匹林等非甾体抗炎药及类固醇激素类药物。④精神神经因素：持续精神紧张、压力过大，可使消化道激素如促胃液素等分泌异常。⑤慢性系统性疾病。⑥其他因素：如 X 线照射，胃窦内容物滞留，遗传、免疫、营养等因素。

（一）诊断

1. 病史

患儿食欲不振，恶心，呕吐，腹胀，反酸等症状；持续或间断慢性腹痛，上腹或脐周痛多见，多与进食有关，进食和饭后腹痛多见，轻者为间歇性隐痛或钝痛，严重者为剧烈绞痛。胃黏膜糜烂出血者有呕血、黑便。

2. 查体

腹部触痛多数位于上腹部、脐周，部分患儿部位不固定。

3. 辅助检查

（1）胃镜检查：这是最有价值的安全、可靠的诊断手段。根据病变程度不同，可见黏膜广泛充血、水肿、糜烂、出血，有时可见黏膜表面的黏液斑或反流的胆汁。Hp 感染胃炎时，可见到胃黏膜疣状结节样改变。同时可取病变部位组织进行幽门螺旋杆菌和病理学检查。

（2）X 线钡餐造影：多数胃炎病变在黏膜表面，钡餐造影难有阳性发现：胃窦部有浅表炎症者有时可呈现胃窦部激惹征，胃黏膜增粗、迂曲、锯齿状，幽门前区呈半收缩状态，可见不规则痉挛收缩。气、钡双重造影效果较好。

（3）病理组织学改变：上皮细胞变性，胃小凹上皮细胞增生，固有层黏膜炎症细胞浸润、腺体萎缩。炎症细胞主要是淋巴细胞、浆细胞。①根据有无腺体萎缩诊断为慢性浅表性胃炎或慢性萎缩性胃炎。②根据炎症程度，慢性浅表性胃炎分为轻、中、重三级。轻度：炎症细胞浸润较多，多限于黏膜的浅表 1/3，其他改变均不明显；中度：病变程度介于轻、重之间，炎症细胞累及黏膜全层的浅表 1/3～2/3；重度：黏膜上皮变性明显，且有坏死、胃小凹扩张、变长变深、可伴肠腺化生，炎症细胞浸润较重，超过黏膜 2/3 以上，可见固有层黏膜内淋巴滤泡形成。③如固有膜炎症细胞浸润，应注明"活动性"。

（4）幽门螺杆菌（Hp）感染检查：应常规检测有无 Hp 感染。以下两项中任一项阳性可诊断：①胃窦黏膜组织切片染色见大量典型细菌。②胃黏膜 Hp 培养阳性。以下四项中需有两项或两项以上阳性才能诊断：^{13}C- 尿素呼气试验阳性；胃窦黏膜组织切片染色见少量典型细菌；快速尿素酶试验阳性；血清学 HP-IgG 阳性；或粪便 Hp 抗原测定阳性。

4. 诊断要点

根据病史、体检、临床表现、胃镜和病理学检查基本可以确诊。

5. 鉴别诊断

由于引起小儿腹痛的病因很多，急性发作的腹痛应该与外科急腹症和肝、胆、胰、肠等腹内脏器的器质性疾病以及腹型过敏性紫癜相鉴别。慢性反复发作的腹痛应该与肠道寄生虫、肠痉挛、自主神经性癫痫等疾病相鉴别。

（1）肠蛔虫症：经常有不固定的腹痛、偏食、异食癖、恶心、呕吐等消化功能紊乱的症状，有时出现全身过敏症状；往往有吐或排虫史；粪便查找虫卵、驱虫治疗有效等可以协助诊断，随着卫生条件的改善，肠蛔虫症在我国已经大为减少。

（2）肠痉挛：婴儿多见，可出现反复发作的阵发性腹痛，腹部无异常体征，排气、排便后腹痛缓解。

（3）自主神经性癫痫：反复发作不固定性腹痛，腹部无异常体征，脑电图多有异常改变。

（二）治疗

1. 一般治疗

去除病因，积极治疗原发病。养成良好的饮食习惯和生活规律。合理饮食，按时、适量进餐，避免过凉、过硬、辛辣饮食，尽量少用或不用损害胃黏膜的药物。

2. 药物治疗

（1）H_2受体拮抗药：用于腹痛明显及有上消化道出血者，治疗 2 周。

（2）解痉药：丙胺太林等。

（3）胃肠动力药：胃运动功能异常有呕吐或胆汁反流者，多潘立酮（吗丁啉）0.3 mg/（kg·次），或西沙必利 0.2 mg/（kg·次），每日 3 ~ 4 次。有十二指肠胃食管反流者用药 1 个月。

（4）胃黏膜保护药：硫糖铝、麦滋林 –S（marzulene–S），十六角蒙脱石（用法同前）等。

（5）合并 Hp 感染，应进行抗 Hp 治疗：阿莫西林（羟氨苄青霉素）50 mg/（kg·d），每日 3 次口服，服 2 ~ 4 周；甲硝唑片 25 ~ 50 mg/（kg·d），每日 3 次口服，铋制剂如枸橼酸铋钾（德诺）6 ~ 8 mg/（kg·d），每日 2 ~ 3 次口服，4 ~ 6 周为 1 个疗程。三联联合应用效果较佳。

（6）中药：胃康胶囊：成人 4 粒 / 次，3 次 /d 口服，小儿酌减，有保护胃黏膜、制酸止血、镇痛、促进组织细胞再生功能。

（三）诊疗体会

1. 诊断方面

对于长期反复发作性腹痛应该结合病史、临床表现、查体、放射线及胃镜检查综合进行判断和分析。胃镜检查是诊断小儿胃炎最直观、准确的诊断方法，既往由于缺少小儿胃镜这一可靠的检查手段，又因小儿胃炎症状不典型，被误诊为其他疾病的较多，如肠蛔虫症、肠痉挛。不同年龄组症状表现不同，重症感染性疾病及新生儿窒息时，胃体部发生广泛的应激性糜烂性炎症。出血甚至溃疡，主要临床表现是呕血，其次为便血。学龄前小儿表现脐周腹痛的较多。年长儿以剑突下疼痛为主且多与进食有关。小儿胃炎多为浅表性胃炎，有消化道溃疡家族史的患儿多为疣状胃炎，少数胃炎的患儿为糜烂性、出血性、腐蚀性、药物反应性胃炎。对于腹痛的患儿应该详细询问是否近期内服用解热镇痛药物及激素类的药物。

2. 治疗方面

60% 慢性胃炎的发生与 Hp 感染有关，有消化性溃疡家族史的患儿，最好同时检查家人 Hp 感染情况，在治疗患儿同时必须进行治疗，最好都根除 Hp，才能减少或避免小儿胃炎的复发。

（四）健康教育

应培养良好的生活习惯，饮食定时定量，避免过度疲劳和精神紧张，避免食用刺激性食物，有呕血应警惕大出血的可能，及时就医。

第四节　消化性溃疡

消化性溃疡是指发生在胃及十二指肠的溃疡，儿童较成人少见。近年随着诊断技术的进步，如纤维和电子内镜的广泛开展，儿童发病率有明显增加的趋势。本病可见于小儿时期任何年龄段，包括新生儿期。

本病的病因及发病机制尚不十分清楚。目前多认为消化性溃疡是致溃疡因素与抗溃疡因素之间不平衡，致溃疡因素超过抗溃疡因素所引起的。致溃疡因素主要为胃酸和有活性的胃蛋白酶；抗溃疡因素包括胃黏液、黏膜屏障和黏膜下血液循环。胃溃疡主要由于胃黏膜抵抗力下降，十二指肠溃疡则与胃酸分泌增高有关。感染、气候、饮食习惯、情绪紧张、免疫、遗传等对本病的发生均有重要影响。幽门螺杆菌（Hp）感染与本病发生有密切关系，尤其是十二指肠溃疡与 Hp 感染的关系最为密切。Hp 具鞭毛、易弯曲，在微氧环境中繁殖，能在黏膜上游动或侵入黏膜，主要定居在胃窦部，刺激胃窦部 G 细胞分泌更多的胃泌素，增加的胃泌素刺激壁细胞分泌更多的胃酸，因而促发本病。

一、诊断步骤

（一）病史采集要点

1. 消化性溃疡一般病程较长，周期性发作和节律性疼痛是其特点。

2. 秋末、冬季以及变天、变节气时容易发作。

3. 主要症状：胃部（心窝部、上腹部）疼痛。胃溃疡疼痛多偏于左侧，十二指肠溃疡多偏于右侧。胃溃疡的疼痛节律是进食后半至 1 h 舒适，接着开始疼痛，而胃完全排空后（约食后 4 h）又感舒适，即进食→舒适→疼痛→舒适。十二指肠球部溃疡的疼痛节律是进食后 1.5 h 至 4 h 不疼痛，饥饿时（胃排空时）开始疼痛，直到下次进食才缓解，即进食→舒适→疼痛，称之为"空腹痛"。

4. 其他症状：嗳气、反酸、流涎、恶心、呕吐等。

5. 不同年龄段尚有不同特点：①新生儿和婴儿常为急性，以继发性多见，多因胃肠出血和穿孔就诊，且常与其他疾病同时发生，如败血症、心脏病、呼吸窘迫综合征。因症状易被原发病掩盖，故病情较复杂，较难确诊。②幼儿主要症状为反复脐周疼痛，时间不固定，餐后常加重，或以反复呕吐、消化道出血为主要症状，往往伴食欲差、发育不良或消瘦。③年长儿临床表现与成人相似，主要为上腹部疼痛，疼痛局限于胃或十二指肠部，有时放射至后背部和肩胛部。胃溃疡大多在进食后痛，十二指肠溃疡大多在餐前或夜间痛，进食后疼痛常可缓解。但应注意这些特点在许多小儿并不突出。有些患儿因伴有幽门痉挛，常有呕吐、嗳气。部分病例平时无腹痛，可表现为大便隐血阳性，并有贫血；亦可表现为消化道出血。当大量急性或慢性失血或溃疡穿孔时，则可引起休克、贫血、腹膜炎、胰腺炎。

（二）体格检查要点

剑突下压痛是主要的阳性体征。此外，尚有消瘦、面色苍白、慢性病容等表现。

（三）门诊资料分析

对疑诊病例应作 X 线钡餐检查，龛影是溃疡的直接证据。但一次检查阴性，不能排除本病的可能性，因有 25% 的龛影需多次检查才能发现。龛影常位于十二指肠球后壁或前壁及幽门窦部小弯侧。小儿的检出率常较成人低，胃溃疡的检出率更低，此与小儿消化性溃疡浅而小、易于愈合以及钡剂通过较快有关。球部变形是陈旧性溃疡的征象。球部痉挛、胃蠕动及张力增加、胃潴留、球部充盈不佳、黏膜粗糙、紊乱、局部压痛等，可提示溃疡，但应结合临床进行分析才能确诊。

（四）进一步检查项目

1. 胃镜检查

可确诊本病。胃镜下可见到溃疡凹陷底部有一层黄色或白色的坏死苔，周边充血水肿，甚至有渗血。如果胃溃疡的直径 > 2 cm 或溃疡形态不好，基底僵硬、黏膜变脆，则可能是恶性溃疡（癌）或容易转变成溃疡型癌，需要特别注意，必须经常复查。胃镜检查能直接观察病变，了解病变的部位、形态、大小，并可取活检标本，诊断较为可靠。

年长儿多为慢性溃疡，溃疡一般为圆形或卵圆形，直径约数毫米，多为单发，偶见胃及十二指肠同时发生溃疡。溃疡可较浅表，呈糜烂状，也可深及黏膜下或肌层，甚至引起穿孔或累及血管引起出血。胃溃疡多位于胃小弯或胃窦部，十二指肠溃疡多发生于球部后壁。胃溃疡多位于胃小弯，愈近幽门处愈多见，尤多见于胃窦部。在胃底及大弯侧十分罕见。溃疡通常只一个，呈圆形或椭圆形，直径多在 2.5 cm 以内。溃疡边缘整齐，状如刀切，底部通常穿越黏膜下层，深达肌层甚至浆膜层。溃疡处黏膜下层至肌层可完全被侵蚀破坏，代之以肉芽组织及瘢痕组织。十二指肠溃疡的形态与胃溃疡相似，发生部位多在十二指肠起始部（球部），以紧接幽门环的前壁或后壁最为多见。溃疡一般较胃溃疡小而浅，直径多在 1 cm 以内。

新生儿及婴儿多为急性溃疡，黏膜上有出血性糜烂和小出血点，常为多发性，易愈合也易穿孔。

2. 幽门螺杆菌检查

方法很多，包括快速尿素酶试验、细菌培养或活检标本组织切片染色检查细菌、血清抗体检测，以及 ^{13}C 呼气试验等，均可用于 Hp 感染的诊断。

3. 胃液分析

显示胃酸偏高。

4. 大便常规

活动性溃疡时，大便中常出现潜血。

二、诊断对策

（一）诊断要点

小儿消化性溃疡病的症状多不典型，诊断比较困难，如遇有下列表现者应考虑本病：

1. 患儿出现反复呕吐，尤其与进食有关时。

2. 反复上腹部痛，特别是夜间及清晨痛而又无寄生虫感染者。

3. 大便隐血阳性者。

4. 有溃疡病家族史且有胃肠道症状者。

5. 原因不明的呕血、便血和胃穿孔者。

（二）临床类型

可分为原发与继发两类。

1. 原发性溃疡

年长儿多见，病程多呈慢性经过。

2. 继发性溃疡

继发性溃疡又称应激性溃疡或急性溃疡，占婴幼儿溃疡病 80% 以上，发病与应激状态及药物相关。其是指机体受到重大伤害时，如严重脑损伤、烧伤、失血性休克或其他严重疾病，胃及十二指肠黏膜发生应激性损害。应激性溃疡病多见于新生儿及 5 岁以下的小儿。本病起病急剧，溃疡常系多发，其临床表现为无痛性大量失血。X 线检查时见不到慢性炎症或龛影。颅脑损伤后的溃疡常位于胃及十二指肠的远端部位，其他疾病所致的溃疡多见于胃的近端部位。烧伤后引起的溃疡病常位于胃及十二指肠的近端部位。治疗主要采取有力措施进行止血。可用冰生理盐水洗胃止血、输血等。如内科治疗无效者可采用手术治疗结扎血管，并做迷走神经切断及幽门成形术。

（三）鉴别诊断要点

消化性溃疡的主要临床表现为腹痛、呕血和便血。

1. 腹痛

应与常见急腹症如肠痉挛、胆管蛔虫症及胆管痉挛鉴别。

2. 便血

应与肠套叠、肠重复畸形、肠息肉、回肠远端憩室出血、过敏性紫癜相鉴别。

3. 呕血

婴儿期的呕血应与维生素 K 缺乏症、食管裂孔疝鉴别；儿童期的呕血应与肝硬化时的胃及食管静脉曲张出血相鉴别。

三、治疗对策

（一）治疗原则

治疗目的是促进溃疡的愈合，解除疼痛，防止复发及并发症。治疗原则是有效地中和胃酸或抑制胃酸分泌，减低胃蛋白酶的活性，保护胃十二指肠黏膜，清除幽门螺杆菌及其他不良因素。

（二）治疗计划

1. 诊断明确后，治疗分为抗酸、保护胃黏膜、对症治疗、抗 Hp 治疗四个方面。

2. 治疗措施还包括：①避免刺激性食物如酸、辣、生冷、油炸食物，避免应用损伤胃黏膜的药物，如红霉素、阿司匹林、非甾体消炎药（NSAID）等。牛奶、豆浆易引起胀气，应少吃。"少吃多餐"过多刺激胃酸和胃蛋白酶的分泌，对溃疡愈合不利。避免过度紧张、劳累，忌烟酒茶及汽水。②对难治性溃疡者，应排除胃泌素瘤、胃癌或合并其他器质性病变，治疗上可改用抗 Hp 四联疗法：质子泵抑制剂 + 铋剂 + 阿莫西林 + 甲硝唑，和 / 或联用不同作用环节的抑酸剂：M_1 受体阻断剂（如颠茄合剂）+ H_2 受体拮抗剂（西咪替丁）+ 胃泌素受体阻滞剂（如丙谷胺）。③手术治疗。有以下情况必须考虑手术治疗：溃疡合并穿孔；难以控制的溃疡大出血或反复出血经药物及内镜治疗不愈者；幽门完全梗阻，经胃肠减压等保守治疗 72 h 仍无改善；慢性难治性疼痛，影响小儿正常的生活、营养和生长发育。

（三）治疗方案的选择

1. 抗酸

H_2 受体拮抗剂在消化性溃疡的治疗中具有一定作用，但若单用，不再是主要的治疗措施，常作为抗幽门螺杆菌治疗方案中抗分泌药物。每种药物（西咪替丁、雷尼替丁、法莫替丁、尼扎替丁）虽具有不同的效力和半衰期，但都是组织胺 H_2 受体的竞争性拮抗剂。组织胺在迷走神经和胃泌素刺激的酸分泌中具有重要作用，使得 H_2 受体拮抗剂能有效抑制基础酸分泌和由食物、迷走神经和胃泌素刺激引起的酸分泌，胃液量和由组织胺引起的胃蛋白酶也相应下降。

H_2 受体拮抗剂可被胃肠道很好吸收，其生物利用度为 37% ~ 90%，在服药后 30 ~ 60 min 可发挥作用，其峰值在 1 ~ 2 h，静脉给药的效应更为迅速，其作用持续时间与剂量呈正比，范围为 6 ~ 20 h，可生成几种无活性或活性较小的肝脏代谢物，但大部分以原形经肾脏被清除，用药时应根据肾功能而调节剂量。血液透析可清除 H_2 受体拮抗剂。西咪替丁具有轻微的抗肾上腺素能作用，表现为可逆性的男性乳房发育。据报道应用各种 H_2 拮抗剂可出现神志改变，腹泻、皮疹、药物热、肌痛、血小板减少症、窦性心动过缓及在快速静脉给药后可出现低血压，这可见于 < 1% 的患者。西咪替丁可与 P_{450} 微粒体酶相互作用，可延迟其他药物的代谢物（如苯妥英、华法林、茶碱、安定、利多卡因）从该系统的清除，其他 H_2 拮抗剂的这种作用较西咪替丁为小。

质子泵抑制剂是壁细胞顶端分泌膜上质子泵（酸）泵（即 H^+/K^+–ATP 酶）的强抑制剂。它能完全抑制酸分泌，而且作用时间很长。质子泵抑制剂是许多抗幽门螺杆菌治疗方案中的主要成分。在活动性十二指肠溃疡或胃溃疡抗菌治疗结束后，继续口服奥美拉唑每日 20 mg 或兰索拉唑 30 mg，连续 2 周，可促进溃疡愈合。当非甾体消炎药相关的胃溃疡或十二指肠溃疡患者需继续应用非甾体消炎药时，质子泵抑制剂对溃疡的愈合作用比 H_2 受体拮抗剂更有效。既往曾认为长期应用质子泵抑制剂易形成胃癌，但事实并非如此。同样服用质子泵抑制剂的幽门螺杆菌感染患者可出现胃萎缩，但并不引起化生，也不增加发生胃腺癌的危险性。理论上，长期的酸抑制可引起细菌过度生长、肠道感染和维生素 B_{12} 吸收障碍，但实际中并未观察到。

2. 保护胃黏膜

（1）硫糖铝：是一种蔗糖 – 铝复合物，可促进溃疡愈合，它对酸的分泌量和胃泌素分泌没有影响，其可能作用机制为抑制胃蛋白酶与其底物的相互作用，刺激黏膜前列腺素的合成和结合胆盐。硫糖铝对已发生溃疡的黏膜具有营养作用，这可能与其结合多种生长因子并促进其在溃疡部位集中有关。在胃的酸性环境中，硫糖铝可以分解并在溃疡基底部形成屏障，保护胃黏膜免受酸、胃蛋白酶和胆盐的损害。硫糖铝的全身吸收极少，3% ~ 5% 的患者可发生便秘，硫糖铝可与其他药物结合，干扰其吸收。

（2）抗酸药：可缓解症状，促进溃疡愈合和减少复发。它价格相对低廉，但每天需服用 5 ~ 7 次，合理抗酸药方案为餐后 1 h，3 h 及临睡前服用。抗酸药有两种：①可吸收的抗酸药（如碳酸钠）产生快速、完全的中和作用，偶尔可短期使用以间歇性缓解症状，但因其可被吸收，持续应用可引起碱中毒。②不吸收的抗酸药（相对不溶解的弱碱）由于全身性副反应较少而被选用，它可和盐酸相互作用，形成吸收差的盐，提高胃内 pH，当胃内 pH > 4.0 时，胃蛋白酶活性下降，胃蛋白酶可被某些制酸药所吸附。制酸药可干扰其他药物（如四环素、地高辛、铁剂）的吸收。氢氧化铝是一种相对安全的常用制酸药。由于铝在胃肠道内可结合磷酸盐，长期应用偶尔可导致磷缺乏，在酒精中毒、营养不良、肾脏疾病，包括正在接受血液透析的患者中，发生磷缺乏的可能性增加。氢氧化铝可引起便秘。氢氧化镁较氢氧化铝的作用更强，但可引起腹泻。为了限制腹泻，许多专利的制酸药中含有氢氧化铝和氢氧化镁，有的则含有氢氧化铝和三硅酸镁，后者中和胃酸的能力较弱。因为少量的镁可被吸收，所以对有肾脏疾病

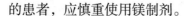

的患者，应慎重使用镁制剂。

（3）前列腺素：某些前列腺素（特别是米索前列醇）可抑制酸分泌和提高黏膜的防御机制。前列腺素衍生物在治疗消化性溃疡病中主要是作用于非甾体消炎药诱发的黏膜损伤区域。对非甾体消炎药诱发的溃疡高危患者（如过去曾发生过溃疡或溃疡并发症者，同时正在服用皮质激素者），在服用非甾体消炎药的同时，推荐口服米索前列醇 200μg，每日 4 次（成人剂量）。米索前列醇的常见不良反应是腹部痉挛和腹泻，可见于 30% 患者。

3. 抗 Hp 治疗

过去对胃和十二指肠溃疡的治疗集中于中和或降低胃液酸度，而现已转向根除幽门螺杆菌。对伴有急性溃疡的所有幽门螺杆菌感染的患者和过去经内镜或钡剂检查诊断为胃溃疡或十二指肠溃疡的患者，即使无症状或正在进行长期的抗酸治疗，也应考虑进行抗菌治疗，因为根除幽门螺杆菌可预防远期并发症，尤其对过去史中有并发症（如出血、穿孔）的患者，就更为重要。对幽门螺杆菌的抗菌治疗是不断发展的，因为没有一种抗生素能够治疗绝大多数的幽门螺杆菌感染，故不主张单一用药。最初推荐以铋剂为基础的三联疗法，现在受到其他疗法的挑战。不管应用何种疗法，抗生素的耐药性、医师的建议及患者的依从性是决定治疗成功的关键。

抗幽门螺杆菌治疗方案中，铋剂、甲硝唑和四环素联用治疗幽门螺杆菌感染是第一种也是最常应用的治疗方案之一，连用 2 周可治愈 80% 的患者。现多推荐同时给予抗酸分泌的药物，连续 4 周，以促进溃疡愈合。质子泵抑制剂可抑制幽门螺杆菌感染，并可使溃疡快速愈合。由质子泵抑制剂引起的胃内 pH 升高可提高组织抗生素的浓度和效力，并可创造不利于幽门螺杆菌感染生存的环境。持续 2 周应用奥美拉唑和克拉霉素的两联疗法根除率约为 80%。有结果提示奥美拉唑或兰索拉唑加用两种抗生素的三联疗法连用 7～14 d 是一种疗效高的方案，可治愈约 90% 的患者。以质子泵抑制剂为基础的三联疗法的主要优点在于治疗周期短，每日只需 2 次给药，极好的耐受性和非常高的根除率，但价格较昂贵。

4. 对症治疗和辅助治疗

腹胀、呕吐或胆汁反流者加用多潘立酮（吗丁啉）每次 0.3～0.5 mg/kg、每日 3 次，西沙必利（新络纳或加斯清）每次 0.1～0.2 mg/kg、每日 3 次或铝碳酸镁（胃达喜）每次 10 mg/kg、每日 3 次。胃剧痛时，可加服胃舒平 1～2 片、每日 3 次，餐前服；或加服抗胆碱能药物如溴化丙胺太林（普鲁本辛），1～2 mg/（kg·d），分 3 次口服。由于普鲁本辛减慢胃排空，而多潘立酮作为胃动力药能促进胃排空及增加食管的蠕动，故两者不能同时使用。

尚无证据表明改变膳食能促进溃疡愈合或防止复发，因此许多医师推荐只要剔除饮食中能引起患者不适的食物（如果汁、香料和脂肪食物）即可。牛奶曾作为治疗的主要食物，但不能促进溃疡愈合，实际上它可促进胃酸分泌。

5. 手术

经过现行的药物治疗，需要手术的患者明显减少。适应证包括穿孔、内科治疗无效的梗阻，不能控制或反复的出血，胃溃疡恶变可能和内科治疗不能控制的顽固性症状。急性穿孔常需紧急手术，越是延迟，预后越差。手术后症状的发生率和类型随术式而异。

胃切除术包括胃窦切除术、半胃切除术、胃部分切除术及胃次全切除术（即切除胃的远端 30%～90%，并作胃十二指肠吻合术 –Billroth Ⅰ 式或胃空肠吻合术 –Billroth Ⅱ 式），伴或不伴有迷走神经切除。

在胃切除术后，30% 患者可出现明显症状，包括体重减轻、消化不良、贫血、倾倒综合征、反应性低血糖、胆汁性呕吐、动力障碍和溃疡复发等。体重减轻常见于胃次全切除术后，由于早饱感（因残胃腔小），为防止倾倒综合征的发生或其他餐后症状，患者可能会限制食物摄入。因为胃腔小，即使中等量进食，患者也会出现腹胀和不适，故应鼓励少食多餐。胰胆旁路导致的消化不良和脂肪泻，特别是在 Billroth Ⅱ 式吻合术后，也可引起体重减轻。常见贫血，常为缺铁所引起，偶尔可因内因子缺乏或细菌过度生长导致维生素 B_{12} 缺乏所致。另外也可发生骨软化。对全胃切除的患者，推荐每日肌内注射维生素 B_{12} 作补充治疗；对胃次全切除的患者，若怀疑有维生素 B_{12} 缺乏，也应做维生素 B_{12} 补充治疗。胃手术特别是切除术后可发生倾倒综合征，表现为进食后很快出现虚弱、头晕、出汗、恶心、呕吐和心悸，特别是在进食高渗食物后，这种现象被称为早期倾倒综合征，其病因学尚不清楚，但可能与自主反射、血管内容量收缩和小肠内血管活性物质的释放有关。改进膳食，包括少食多餐、低碳水化合物饮食常有帮助。反应性低血糖或晚期倾倒综合征是因为碳水化合物从胃腔内过快排空所引起。早期的血糖峰值可促进胰岛素的过多分泌，导致餐后数小时后发生症状性低血糖。患者宜摄入高蛋白、低碳水化合物和足够热量的饮食（采取少食多餐）。动力障碍包括胃轻瘫和粪石形成，可因胃运动收缩Ⅲ相降低所引起，见于胃窦部切除或迷走神经切断术后。腹泻常见于迷走神经切断术后。对十二指肠溃疡，最近推荐的术式是高选择性或壁细胞性迷走神经切断术（仅切断胃体部的传入神经，而不切断胃窦部的传入神经，使输出道功能不受限制），其死亡率低，并可预防由切除术和传统迷走神经切断术导致的疾病。高选择性迷走神经切断术的术后溃疡复发率为 5% ~ 12%，切除术术后为 2% ~ 5%。术后溃疡可为内镜检查所诊断，通常对质子泵抑制剂或 H_2 拮抗剂治疗有效。对复发性溃疡，应通过胃液分析以确定迷走神经切断的完全性，若存在幽门螺杆菌，应行抗菌治疗，并通过血清胃泌素测定以排除胃泌素瘤。

四、预后评估

（一）愈合

如果溃疡不再发展，渗出物及坏死组织逐渐被吸收、排除。已被破坏的肌层不能再生，底部的肉芽组织增生形成瘢痕组织充填修复，同时周围的黏膜上皮再生，覆盖溃疡面而愈合。临床表现为症状和体征完全消失。

（二）出现并发症

1. 幽门狭窄

约发生于 3% 的患者，经久的溃疡易形成大量瘢痕。由于瘢痕收缩可引起幽门狭窄，使胃内容通过困难，继发胃扩张，患者出现反复呕吐。

2. 穿孔

约见于 5% 的患者，十二指肠溃疡因肠壁较薄更易发生穿孔。穿孔后由于胃肠内容漏入腹腔而引起腹膜炎。

3. 出血

因溃疡底部毛细血管破坏，溃疡面常有少量出血。此时患者大便内常可查出潜血，重者出现黑便，有时伴有呕血。溃疡底较大血管被腐蚀破裂则引起大出血，占患者的 10% ~ 35%。

4. 癌变

仅报道于成人，多见于胃溃疡，十二指肠溃疡几乎不发生癌变。癌变多发生于长期胃溃疡病患者，癌变率在 1% 或 1% 以下。癌变来自溃疡边缘的黏膜上皮或腺体，因不断受到破坏及反复再生，在此过程中在某种致癌因素作用下细胞发生癌变。

第五节　先天性肥厚性幽门梗阻

先天性肥厚性幽门狭窄是新生儿期常见的消化道畸形，由于新生儿幽门环肌肥厚、增生使幽门管腔狭窄而引起的上消化道不完全梗阻性疾病。发病率为 10/10 万 ~ 33/10 万，占消化道畸形的第 3 位。第一胎多见，男孩多于女孩，男女发病率之比约为 5 ∶ 1，多为足月儿，未成熟儿较少见。

一、诊断

（一）临床表现

呕吐是本症主要的症状，一般在出生后 2 ~ 4 周，少数于生后 1 周发病，也有迟至生后 2 ~ 3 个月发病者。开始为溢乳，逐渐加重呈喷射性呕吐，几乎每次奶后均吐，多于喂奶后半小时内即吐，自口鼻中涌出；吐出物为带凝块的奶汁，不含胆汁，少数患儿因呕吐频繁使胃黏膜毛细血管破裂出血，吐出物含咖啡样物或带血。患儿食欲旺盛，呕吐后即饥饿欲食。呕吐严重时，大部分食物被吐出，致使大便次数减少，尿少。

（二）体格检查

1. 胃蠕动波

常见，但非本症特有体征。蠕动波从左季肋下向右上腹部移动，到幽门即消失。在喂奶时或呕吐前较易看到，轻拍上腹部常可引出。

2. 右上腹肿块

为本症特有体征，具有诊断意义。检查方法是用指端在右季肋下腹直肌外缘处轻轻向深部按摩，可触及橄榄大小、质地较硬的肿块，可以移动。

3. 黄疸

少数患儿可以伴有黄疸。可能与饥饿和肝功能不成熟，胆红素肝肠循环增加等有关。

（三）并发症

1. 消瘦

反复呕吐、营养物质及水分摄入不足，致使患儿体重不增，以后下降，逐渐出现营养不良、消瘦。

2. 脱水和电解质紊乱

由于呕吐使 H^+ 和 Cl^- 大量丢失，造成脱水、酸碱平衡失调及电解质紊乱等。

3. 继发感染

由于呕吐营养物质摄入不足使患儿免疫功能下降，同时呕吐易造成患儿胃内容物误吸，易出现反复感染，特别是下呼吸道感染等。

（四）辅助检查

1. 腹部超声

腹部 B 超可发现幽门肥厚肌层为一环形低回声区，相应的黏膜层为高密度回声，并可测量肥厚肌层的厚度、幽门直径和幽门管长度，如果幽门肌层厚度 ≥ 4 mm、幽门前后径 ≥ 13 mm、幽门管长 ≥ 17 mm，即可诊断为本症。

2. 腹部 X 线检查及钡餐造影

透视下可见胃扩张，钡剂通过幽门排出时间延长，胃排空时间延长。仔细观察可见幽门管延长，向头侧弯曲，幽门胃窦呈典型的鸟嘴状改变，管腔狭窄如线状，为诊断本病特有的 X 线征象。

3. 内镜检查

可见幽门管呈菜花样狭窄，镜头不能通过幽门管，有胃潴留等。

二、鉴别诊断

（一）幽门痉挛

多在出生后即出现间歇性不规则呕吐，非喷射性，量不多，无进行性加重，偶见幽门蠕动波，但右上腹摸不到肿块。一般情况较好，无明显脱水、营养不良，B 超检查幽门层不肥厚，用阿托品、氯丙嗪等解痉镇静药治疗有效。

（二）胃扭转

出生后数周内出现呕吐，移动体位时呕吐加剧。X 线钡餐检查可见：食管与胃黏膜有交叉现象；胃大弯位于小弯之上；幽门窦位置高于十二指肠球部；双胃泡、双液平面；食管腹段延长，且开口于胃下方。胃镜检查可达到诊断和治疗目的（胃镜下整复）。

（三）胃食管反流

呕吐为非喷射性，上腹无蠕动波，无可触及的右上腹橄榄样肿块。采用体位疗法和稠厚食物喂养可减轻症状。X 线钡餐检查、食管 24 h pH 值监测和食管动力功能检查可协助确诊。

（四）贲门松弛和食管裂孔疝

出生后几天即出现呕吐，非喷射性、呕吐量不大，呕吐与体位有关，竖立位不吐。腹部无阳性体征，钡餐造影有助于诊断。

（五）喂养不当

由于喂奶过多、过急；人工喂养时将奶瓶倾斜将奶瓶内气体吸入胃内；喂奶后小儿放置不当等，均为新生儿呕吐的常见原因。

三、治疗

（一）外科治疗

诊断明确，早期行幽门环肌切开术。手术前应先纠正水、电解质紊乱，治疗贫血，改善全身状况。腹腔镜治疗创伤小、疗效好。

（二）内科治疗

对诊断未明确，或发病晚，有其他并发症暂时不能手术者，可试用内科治疗：①抗痉挛治疗：用1∶1 000 新配制的阿托品溶液，奶前 30 min 口服，每次自 1 滴增加到 2 ~ 6 滴，至皮肤发红为止，应注意其不良反应。②适当减少奶量，使用稠厚奶汁。③纠正水、电解质紊乱。④预防感染。⑤内镜气囊扩张术治疗。

四、预后

1. 能及早诊断，未合并其他器官畸形，经手术治疗后预后良好。
2. 诊断治疗不及时，可合并营养不良及肺部感染，严重者可导致死亡。

第七章　神经系统疾病

第一节　病毒性脑膜脑炎

病毒性脑炎是由各种病毒引起的中枢神经系统感染，临床主要表现为发热、颅内压增高和意识障碍。若同时累及脑膜则称为病毒性脑膜脑炎，患儿可同时出现脑膜刺激征。

一、病因和发病机制

多种病毒均可引起脑炎、脑膜炎，其中约80%为肠道病毒（如埃可病毒、柯萨奇病毒、轮状病毒等），其次为虫媒病毒（流行性乙型脑炎病毒等）、腺病毒、单纯疱疹病毒、腮腺炎病毒及其他病毒等。可分为流行性和散发性两类：①流行性脑炎，多由虫媒病毒感染引起，如流行性乙型脑炎，由蚊虫传播，主要发生于夏秋季（7～9月），属传染性疾病。②散发性脑炎，为非虫媒病毒感染引起，感染途径多样，我国以肠道病毒引发居多，约占80%。目前重症病毒性脑炎以疱疹病毒所致者为主，尤以单纯疱疹病毒脑炎最常见。

病毒侵入机体后，先在淋巴系统及颅外某些器官组织内繁殖，患儿可出现发热等感染中毒症状，待病毒增殖至一定浓度，即可透过血－脑脊液屏障侵入中枢神经系统，侵犯脑膜和（或）脑实质，引起脑膜炎或脑膜脑炎；同时，剧烈的免疫反应可导致脱髓鞘病变、血管和血管周围脑组织损害。

二、病理

病变可累及脑膜和（或）脑实质，软脑膜充血水肿，可见单核细胞，浆细胞和淋巴细胞浸润，它们常环绕亦管形成袖套样病变，血管内皮及周围组织坏死，胶质细胞增生可形成胶质结节。神经细胞呈现不同程度的变性、肿胀和坏死，并出现噬神经细胞现象；神经细胞核内形成包涵体，神经髓鞘变性、断裂。

三、临床表现

临床表现多种多样，主要取决于病变是在脑膜还是在脑实质。一般来说，病毒性脑炎较脑膜炎严重，重症者更易发生急性期死亡或后遗症。

（一）一般表现

起病急，多表现为发热、头痛、呕吐、意识障碍或精神异常。病前常有上呼吸道或胃肠道感染史。

（二）神经系统表现

因病变部位、范围和严重程度不同而表现各异。①颅内压增高表现：头痛、呕吐、血压升高、婴儿前囟饱满等，若出现呼吸不规则和瞳孔不等大，则提示有脑疝形成。②惊厥：多表现为反复惊厥，呈全身性或局灶性强直－阵挛或阵挛发作。③意识障碍：意识模糊、嗜睡或昏迷，部分患儿伴有精神症状和异常动作。④局灶性症状体征：常见肢体瘫痪、失语、颅神经麻痹等。如一侧大脑病变为主，可引起急性偏瘫；小脑明显受累则出现共济失调；脑干明显受累则出现交叉性瘫痪和中枢性呼吸衰竭；颅神经受累则出现吞咽困难、声音嘶哑等；自主神经受累可出现大小便功能失控、出汗或竖毛；基底节明显受累则出现手足徐动、扭转痉挛等。⑤病理征：可见肌张力增高及 Babinski 征阳性；若累及脑膜则出现较典型的脑膜刺激征，如颈项强直、Brudzinski 和 Kernig 征阳性等。

病毒性脑炎病程多在 2 ~ 3 周，一般预后良好，但严重病例病程可达数周或数月，并可遗留癫痫、肢体瘫痪、智力低下、失语、失明等后遗症。

四、实验室和其他检查

（一）血常规

白细胞总数多正常或偏低，伴有持续高热时白细胞数可升高。

（二）CSF 检查

压力通常增高，外观清亮，白细胞总数多在（0 ~ 500）×10^6/L，分类以淋巴细胞为主，蛋白含量正常或轻度增高，糖及氯化物正常，涂片或培养均无细菌发现。

（三）病毒学检查

发病早期可从 CSF 或咽分泌物、大便中进行病毒分离及特异性抗体测定，有助于早期诊断。恢复期血清特异性抗体滴度较急性期高出 4 倍以上亦有诊断价值。

（四）脑电图

主要表现为高幅慢波，呈弥漫性分布，少数伴有癫痫样放电。无特异性，可作为诊断参考。

（五）影像学检查

CT 和 MRI 有助于确定病变的部位、范围和性质，可根据病情选用。

五、诊断和鉴别诊断

主要依据病史、临床表现及 CSF 检查做出初步诊断。在病原学检测结果明确前，多依靠排除其他中枢神经系统疾病做出诊断。注意以下鉴别。

（一）颅内其他病原感染

主要根据 CSF 外观、常规、生化和病原学检查，与化脓性、结核性、隐球菌性脑膜炎鉴别。

（二）中毒性脑病

因急性中毒性脑病临床表现及 CSF 检查与病毒性脑炎相似，故不易鉴别，需病原学检测协助诊断。

（三）颅内占位性病变

与颅内出血、脑肿瘤、脑脓肿、脑寄生虫的鉴别有赖于影像学检查。

六、治疗

（一）一般治疗

1. 加强护理，保证营养供给，维持水电解质平衡。
2. 高热患儿可给予物理或药物降温，将体温控制在正常范围。
3. 有惊厥者可酌情选用安定、苯巴比妥等药物。
4. 降颅压：可选用 20% 甘露醇和呋塞米。
5. 应用抗生素：重症患儿或继发细菌感染者，应给予抗生素治疗。

（二）病因治疗

1. 疱疹病毒脑炎

选用阿昔洛韦 15 ~ 30 mg/（kg·d），每 8 h 静脉滴注 1 次；也可选用更昔洛韦 10 mg/（kg·d），每 12 h 静脉滴注 1 次。

2. 其他病毒感染

选用利巴韦林 10 ~ 15 mg/（kg·d）。

3. 免疫球蛋白

静脉注射丙种球蛋白，400 mg/（kg·d），连用 5 d。

4. 其他

可选用干扰素、转移因子或中药等。

（三）肾上腺皮质激素

急性期可选用地塞米松 0.5 mg/（kg·d）静脉注射，3 d 为一疗程，可抑制炎症反应、减轻脑水肿、降低颅内压，但尚有争议。

（四）康复治疗

对恢复期患儿或有后遗症者，应进行功能锻炼，并酌情给予针灸、按摩、高压氧等治疗，并给予营养神经药物，以促进神经功能的恢复。

第二节　化脓性脑膜炎

化脓性脑膜炎简称化脑，是由各种化脓菌感染所引起的以脑膜炎症为主的中枢神经系统感染性疾病。临床以急性发热、惊厥、意识障碍、颅内压增高和脑膜刺激征以及脑脊液脓性改变为特征。随着诊断治疗水平不断发展本病预后已有明显改善，但病死率和后遗症发生率仍较高早期诊断和恰当治疗是改善预后的关键。

一、病因和发病机制

引起化脑的细菌种类依年龄不同而异。但 2/3 以上患儿是由脑膜炎球菌、肺炎链球菌和流感嗜血杆菌三种细菌引起。新生儿出生后 1 周内的感染以大肠杆菌、B 组溶血链球菌及绿脓杆菌为主；日龄 7 天以上。通过皮肤或脐部感染者以金黄色葡萄球菌、表皮葡萄球菌为主：2 个月以上的小儿以流感嗜血杆菌、脑膜炎球菌及肺炎链球菌为主：年长儿以脑膜炎球菌及肺炎链球菌多见。细菌进入颅内的途径以血行为主，少数通过邻近组织器官感染而蔓延，如中耳炎、鼻窦炎、乳突炎及脊柱窦道等。小儿较成人易患化脓性脑膜炎，原因是：①小儿免疫功能不完善，易于感染，且感染易于突破原感染部位而扩散。②小儿血 – 脑屏障通透性高，细菌易于通过血行进入颅内。

二、病理

在细菌毒素和多种炎症相关细胞因子作用下形成以软脑膜、蛛网膜和表层脑组织为主的炎症反应，表现为广泛性血管充血、大量中性粒细胞浸润和纤维蛋白渗出，伴有弥漫性血管源性和细胞毒性脑水肿。在早期或轻型病例，炎性渗出物主要在大脑顶部表面，逐渐蔓延至大脑基底部和脊髓表面。严重者可有血管壁坏死和灶性出血，或发生闭塞性小血管炎而致灶性脑梗死。

三、临床表现

大多急性起病。病初常有上呼吸道或胃肠道感染病史。典型临床表现可简单概括为以下三个方面。

（一）感染中毒症候群

包括发热、烦躁、精神萎靡等。金葡菌感染者可有猩红热样皮疹。

（二）颅内压增高和急性脑功能障碍

症状包括头痛、呕吐、意识障碍、惊厥等。婴儿则有前囟饱满与张力增高、头围增大等。合并脑疝时，则有呼吸不规则、突然意识障碍加重或瞳孔不等大等征兆。

（三）脑膜刺激征

以颈强直最常见，其他如 Kernig 征和 Brudzinski 征阳性。

年龄 < 3 个月的幼婴和新生儿化脑表现多不典型，主要差异在：①体温可高可低，或不发热，甚至体温不升。②颅压增高表现可不明显，幼婴不会诉头痛，可能仅有吐奶、尖叫或颅缝开裂。③惊厥可不典型，如仅见面部、肢体局灶或多灶性抽动、局部或全身性肌阵挛或各种不显性发作。④脑膜刺激征不明显。与婴儿肌肉不发达，肌力弱和反应低下有关。

四、并发症

（一）硬脑膜下积液

30% ~ 60% 的化脑并发硬脑膜下积液。多见于 1 岁以下流感嗜血杆菌及肺炎链球菌引起的化脑患儿，特别是治疗较晚和治疗过程不顺利者。其表现特点为：①治疗中体温不退或退而复升。②治疗后脑脊液已明显好转，但前囟饱满不见明显好转。③病程中进行性前囟饱满、颅缝分离、头围增大。诊断靠头颅透光试验、CT 扫描及硬膜下穿刺（如穿出液量超过 2 mL，蛋白定量 > 0.4 g/L 则可确诊）。

（二）脑室管膜炎

细菌沿脑脊液循环通路逆行进入脑室引起脑室膜及脉络膜丛炎症，产生脑室管膜炎。多见于革兰氏阴性杆菌感染且治疗不及时、治疗方案不合理者，是造成严重后遗症的原因之一。诊断线索主要是患儿在强力抗生素治疗下发热不退，惊厥、意识障碍不改善，进行性加重的颈项强直甚至角弓反张，脑脊液始终无法正常化以及 CT 见脑室扩大。确诊依赖侧脑室穿刺，如穿刺液白细胞数 > 50×10^6/L，糖 < 1.6 mmol/L，蛋白 > 0.4 g/L 即可诊断。

（三）脑积水

炎症渗出物粘连堵塞脑室内脑脊液流出通道引起梗阻性脑积水，也可因炎症破坏蛛网膜颗粒，或颅内静脉窦堵塞致脑脊液重吸收障碍造成变通性脑积水。发生脑积水后，患儿出现烦躁不安，嗜睡，呕吐，惊厥发作，头颅进行性增大，骨缝分离，前囟扩大饱满、头颅破壶音和头皮静脉扩张。晚期出现落日眼、进行性智力减退和其他神经功能倒退。

（四）抗利尿激素异常分泌综合征

炎症刺激垂体后叶致抗利尿激素过量分泌，引起低钠血症和血浆低渗透压，可能加剧脑水肿，致惊厥和意识障碍加重，或直接因低钠血症引起惊厥发作。

（五）其他

脑实质受累可继发癫痫及智力障碍。脑神经受损可致失明、耳聋等。

五、辅助检查

（一）外周血象

白细胞总数大多明显增高，中性粒细胞为主。但在感染严重或不规则治疗者，又可能出现白细胞总数的减少。

（二）脑脊液检查

脑脊液检查是确诊本病的重要依据。典型病例表现为压力增高，外观混浊似米汤样。白细胞总数显著增多达 $1\,000 \times 10^6$/L 以上甚至超过 $10\,000 \times 10^6$/L，分类以中性粒细胞为主。糖含量常有明显降低，常 < 1.1 mmol/L。蛋白含量增高，多在 1 g/L 以上。涂片革兰染色检查，部分可找到致病菌。脑脊液培养是确定病原菌的主要方法。

需要注意的几个问题：①暴发性脑膜炎起病 24 h 内脑脊液检查结果可以正常，须重复检查。②经抗生素治疗后，化脑的脑脊液改变变得不典型，细胞数不甚高，糖可正常，蛋白增高不明显。③涂片查菌阳性率不高，反复检查可提高阳性率。④经抗生素治疗后，脑脊液培养阳性率不高。

（三）血培养

对所有疑似化脑的病例均应做血培养以帮助寻找致病菌。

（四）头颅 CT 及磁共振（MRI）检查

有助于了解脑损伤情况及并发症的诊断。

六、诊断

早期诊断是保证患儿获得早期治疗的前提。典型病例根据病史、临床表现及脑脊液改变诊断较容易。应强调的是脑脊液检查是本病诊断不可缺少的手段，没有其他方法可以代替。对有明显颅压增高者，最好先适当降低颅压后再行腰椎穿刺，以防腰穿后脑疝的发生。婴幼儿和不规则治疗者临床表现常不典型，后者的脑脊液改变也可不明显，诊断时应结合临床资料及治疗过程等综合分析。

七、鉴别诊断

除化脓菌外，结核杆菌、病毒、真菌等皆可引起脑膜炎，并出现与化脑某些相似的临床表现而需注意鉴别。脑脊液检查，尤其病原学检查是鉴别诊断的关键。

（一）病毒性脑炎

起病急，中毒症状相对较轻，但脑功能障碍常较化脑严重且常有局灶性损伤症状。脑脊液外观清亮透明，白细胞数每毫升至几十万，淋巴为主，糖和氯化物含量正常，蛋白含量正常或稍高，细菌学检查阴性。脑脊液中特异性抗体和病毒分离有助诊断。

（二）结核性脑膜炎

该病呈亚急性起病，不规则发热 1 ~ 2 周才出现脑膜刺激征、惊厥或意识障碍等表现，或于昏迷前先有颅神经或肢体麻痹。具有结核接触史、PPD 阳转或肺部等其他部位结核病灶者支持结核诊断。脑脊液外观呈毛玻璃样，白细胞数多 < 500×10^6/L，分类以淋巴细胞为主，糖和氯化物同时降低，蛋白增高，薄膜涂片抗酸染色和结核菌培养可帮助诊断确立。

（三）流行性脑脊髓膜炎

由脑膜炎球菌引起，属法定传染病。本病多在冬春季流行，社区内的流行史可提供重要的鉴别依据。皮肤多有出血点及瘀斑。脑脊液改变与化脓性脑膜炎相同。确定诊断须靠细菌学检查。

（四）感染中毒性脑病

表现为严重感染情况下出现抽搐、昏迷，缺少脑膜刺激征，脑脊液检查正常或仅有蛋白轻度增高。

八、治疗

（一）抗生素治疗

1. 用药原则

化脑预后严重，应早期、足量、足疗程，选用能透过血脑屏障的药物、静脉用药。

2. 病原菌明确前的抗生素选择

包括诊断初步确立但致病菌尚未明确，或院外不规则治疗者。应选用对肺炎链球菌、脑膜炎球菌和流感嗜血杆菌三种常见致病菌皆有效的抗生素。目前主要选择能快速在患者脑脊液中达到有效灭菌浓度的第三代头孢菌素，包括头孢噻肟 200 mg/（kg·d），或头孢曲松 100 mg/（kg·d），疗效不理想时可联合使用万古霉素 40 mg/（kg·d）。对 β–内酰胺类药物过敏的患儿，可改用氯霉素 60 ~ 100 mg/（kg·d），分两次静脉点滴。

3. 病原菌明确后的抗生素选择

应根据药敏实验结果选药。对多发耐药的金葡菌及肺炎球菌宜用万古霉素；阴性杆菌多耐药菌感染者可选用美平、三代头孢和 β 内酰胺酶抑制剂的复合制剂或四代头孢类抗生素。

4. 抗生素疗程

目前国内要求严格掌握停药指征，即症状消失，热退 1 周以上，脑脊液完全恢复正常后方可停药。一般认为流感嗜血杆菌脑膜炎和肺炎链球菌脑膜炎治疗不少于 2 ~ 3 周，脑膜炎双球菌者 7 ~ 10 d，而金黄色葡萄球菌和革兰氏阴性杆菌脑膜炎疗程应选 3 ~ 4 周以上。若有并发症，还应适当延长。

（二）肾上腺皮质激素的应用

细菌释放大量内毒素，可促进细胞因子介导的炎症反应，加重脑水肿和中性粒细胞浸润，使病情加重。抗生素迅速杀死致病菌后，内毒素释放尤为严重，此时使用肾上腺皮质激素不仅可抑制多种炎症因子的产生，还可降低血管通透性，减轻脑水肿和颅内高压，减轻颅内炎症粘连，减少脑积水、颅神经麻痹等后遗症，同时还可减轻中毒症状，有利于退热。常用地塞米松 0.4 ~ 0.6 mg/（kg·d），分4次静脉注射。一般连续用 2 ~ 3 d，过长使用并无益处。

（三）并发症的治疗

1. 硬膜下积液

少量积液无须处理。如积液量较大引起颅压增高症状时，应作硬膜下穿刺放出积液，放液量每次每侧不超过 15 mL。有的患儿须反复多次穿刺，大多逐渐减少而治愈。个别迁延不愈者，需外科手术治疗。

2. 脑室管膜炎

进行侧脑室穿刺引流以缓解症状。同时，针对病原菌并结合用药安全性选择适宜抗生素脑室内注入。

3. 脑积水

主要依赖手术治疗，包括正中孔粘连松解、导水管扩张和脑脊液分流术。

（四）对症和支持治疗

1. 急性期严密监测生命体征，定期观察患儿意识、瞳孔和呼吸节律改变。

2. 控制惊厥发作，并防止再发。

3. 有高热者及时给予降温措施。

4. 保证足量营养，监测并维持体内水、电解质、血浆渗透压和酸碱平衡。能进食者适当进食，呕吐频繁者应禁食，给予静脉营养。昏迷者给予鼻饲。对有抗利尿激素异常分泌综合征表现者，积极控制脑膜炎同时，适当限制液体入量对低钠症状严重者酌情补充钠盐。

第三节 脑性瘫痪

脑性瘫痪简称脑瘫，是指出生前到出生后 1 个月内由各种原因引起的脑损伤所致的非进行性综合征。主要表现为中枢性运动功能障碍及姿势异常，严重者可伴有智力低下、癫痫、行为异常、视听觉或语言功能障碍。发达国家患病率在 1‰ ~ 4‰，我国在 20‰左右。

一、病因

病因不一，可由多种因素引起，约 1/4 的病例找不到病因。足月脑瘫患儿出生前因素占主要地位，而早产脑瘫患儿出生时及新生儿期因素占主要地位。

（一）出生前因素

母孕早期感染、严重营养缺乏、中毒、放射线照射，胎儿期的发育畸形等。

（二）出生时因素

主要是各种原因（如胎盘早剥、脐带绕颈等）引起的脑缺氧以及早产、颅内出血等。

（三）出生后因素

新生儿期严重感染、胆红素脑病（核黄疸）、惊厥、窒息等。

二、分类

根据运动功能障碍特点可分为下列类型。

（一）痉挛型

最常见，占脑瘫的 60% ~ 70%。病变波及锥体束表现为肌张力增高，肌力差、肢体活动受限。上肢内收，肘腕关节屈曲，手指屈曲呈紧握拳状，拇指内收，双下肢伸直，大腿内收，髋关节内旋，踝关节跖屈，足尖着地，双腿交叉呈剪刀状。腱反射亢进，锥体束征阳性。

（二）手足徐动型

约占脑瘫的 20%。主要病变在锥体外系统。表现为难以控制的、无目的的不自主运动或手足徐动，入睡时消失。常有语言困难，多数患儿无惊厥，通常无锥体束征，智力发育障碍不严重。

（三）强直型

很少见。主要为锥体外系症状。全身肌张力显著增高，常伴严重智力低下。

（四）共济失调型

较少见。主要病变在小脑。症状表现为步态不稳、肌张力低下。

（五）震颤型

很少她。表现为四肢震颤。

（六）肌张力低下型

本型多为婴幼儿脑瘫的暂时阶段，以后大多转为痉挛型或手足徐动型。

（七）混合型

按受累的部位不同又可分为以下 7 种：①四肢瘫。②双瘫。③截瘫。④偏瘫。⑤双重性偏瘫。⑥三肢瘫。⑦单瘫。

三、临床表现

脑瘫以出生后非进行性运动发育异常为特征，临床表现因受损的部位不同而异，但其共有症状为：①运动发育落后，主动运动减少，患儿不能完成同龄正常儿应能完成的动作。②肌张力异常，大多肌张力增高，但也可表现为肌张力低下，因不同的类型有其不同的表现。③姿势异常，其姿势与肌张力异常及原始反射延缓消失有关。④反射异常，一般表现为原始反射延缓消失，保护性反射延缓出现。痉挛性脑瘫可表现为腱反射亢进，踝阵挛及 Babinski 征阳性。脑瘫患儿除运动障碍外，常合并其他功能障碍，常见的有智力低下、癫痫、斜视，其次有眼震、发音障碍、听力障碍、小头畸形、关节脱位等。

四、诊断

一般诊断不难。主要依据病史及体检。1/2 ～ 2/3 的患儿 CT、MRI 异常，但正常者不能否认脑瘫的诊断。影像学检查往往只对查找病因、判断预后有参考价值。

早期诊断很重要。如小儿常有过度哭闹、入睡困难、喂养困难、过度敏感、易激惹、护理困难等表现时应做详细检查，以排除脑瘫的可能。

五、鉴别诊断

（一）脑白质营养不良

脑白质营养不良为遗传性疾病，起病于 1 ～ 2 岁或更晚。症状呈进行性加重，表现为步态不稳，痉挛性双侧瘫痪，惊厥，语言障碍，视神经萎缩等，最终呈去大脑强直状态。

（二）婴儿型脊髓性肌萎缩

患儿智力正常，腱反射消失，肌张力低下，可资鉴别。

（三）脊髓病变

包括脊髓炎、脊髓压迫症。截瘫呈进行性，双下肢可不对称，可有感觉障碍平面。当出现脑脊液循环障碍时，可见脑脊液蛋白量增加。

六、治疗

目的是促进各系统功能的恢复和正常发育、纠正异常姿势、减轻其伤残程度。

（一）治疗原则

早期发现、早期治疗有助于神经的分化和髓鞘的发育，容易取得疗效。

（二）综合治疗

1. 以功能训练为主

（1）体能运动训练：针对各种运动障碍和异常姿势进行物理学手段治疗。

（2）技能训练：重点训练上肢和手的精细运动，提高患儿独立生活技能。

（3）语言训练：包括听力、发音、语言和咀嚼吞咽功能的协同矫正。

2. 矫形器的应用

功能训练中，配合使用一些支具或辅助器械，有助于矫正异常姿势，抑制异常反射。

3. 手术治疗

主要用于痉挛型，目的是矫正畸形，恢复或改善肌力与肌张力的平衡。

4. 其他

如高压氧舱、水疗、电疗等，对功能训练有辅助作用。

5. 加强家庭训练

本病的康复是个长期过程，家庭训练占有一定的位置，应加强其父母的信心及功能训练手法学习，在医生指导下共同制订训练计划，合理、适度地进行训练。

七、预后

轻症瘫痪、智力正常或接近正常者，瘫痪的肢体经过锻炼可得到改善，预后较好。瘫痪严重、智力低下者则较难恢复，常因感染、严重营养不良而危及生命。

八、预防

积极做好孕妇及新生儿保健工作，如预防感染、早产、难产；分娩时防止窒息及颅内出血；提高对新生儿疾病的防治工作，如预防和治疗高胆红素血症等。

第四节　小儿癫痫

癫痫是由多种原因引起的发作性脑功能障碍综合征，其特征是脑内神经元群反复发作性异常放电引起的突发性、暂时性脑功能失常，临床出现意识、运动、感觉、精神或自主神经功能障碍。癫痫发作的表现与放电的部位、范围及强度有关，因而表现十分复杂。在我国癫痫的患病率为 3‰ ~ 6‰，大多数在 10 岁以内发病。

一、病因

根据病因，可粗略地将癫痫分为三大类，包括：①特发性癫痫，又称原发性癫痫，是指由遗传因素决定的癫痫发作。②症状性癫痫，又称继发性癫痫。痫性发作与脑内器质性病变密切关联。③隐源性癫痫，虽疑症状性癫痫但尚未找到病因者。

引起癫痫的病因很多，大体可归为以下几类。

（一）脑内结构异常

先天或后天性脑损伤可产生异常放电的致痫灶，或降低了痫性发作阈值，如各种脑发育畸形、染色体病和先天性代谢病引起的脑发育障碍、脑变性、宫内感染、肿瘤以及颅内感染、产伤或脑外伤后遗症等。

（二）遗传因素

包括单基因遗传、多基因遗传、染色体异常伴癫痫发作、线粒体脑病等。过去主要依靠连锁分析和家族史来认定其遗传学病因。近年依靠分子生物学技术，至少有 10 种特发性癫痫或癫痫综合征的致病基因得到克隆确定，其中大多数为单基因遗传，系病理基因致神经细胞膜的离子通道功能异常，降低了痫性发作阈值而患病。

（三）诱发因素

许多体内外因素可促发癫痫的临床发作，如遗传性癫痫常好发于某一特定年龄阶段，有的癫痫则主要发生在睡眠或初醒时；女性患儿青春期来临时节易有癫痫发作的加重等。此外，发热、饥饿、疲劳、睡眠不足、过度换气、声光刺激、预防接种等均可能成为某些癫痫的诱发因素。

二、癫痫的主要临床类型及其临床表现

（一）分类

对痫性发作进行正确分类有十分重要的临床意义。因为针对不同的发作类型，通常应选用不同的抗癫痫药物。正确进行发作类型分类不仅对正确选药，而且对分析病因、估计患儿病情与预后，均有重要价值。结合发作中的临床表现和相伴随的脑电图特征，国际抗癫痫联盟（ILAE）于1981年提出对发作类型的国际分类，迄今仍是临床工作的重要指南。1983年我国小儿神经学术会议将其简化，见表7-1。2001年ILAE又提出了新的发作分类，见表7-2。但由于新的分类方法比较复杂，且不为大家熟悉，故仍沿用原有的分类方法。

（二）癫痫发作的临床表现

1. 局灶性（部分性、局限性）发作

发作期中脑电图（EEG）可见某一脑区的局灶性痫性放电，或从某一脑区起源而后波及其他区域或全脑。

（1）单纯局灶性发作：发作中无意识丧失，也无发作后不适现象。持续时间平均10 ~ 20 s。其中以局灶性运动性发作最常见，表现为面、颈或四肢某部分的强直或阵挛性抽动，特别易见头、眼持续性同向偏斜的旋转性发作。年长儿可能会诉说发作初期有头痛、胸部不适等先兆。有的患儿于局限性运动发作后出现抽搐后肢体短暂麻痹，持续数分钟至数小时后消失称为Todd麻痹。

局灶性感觉发作（躯体或特殊感觉异常）、自主神经性发作和局灶性精神症状发作在小儿时期少见，部分与其年幼无法表达有关。

表7-1　小儿癫痫发作分类

Ⅰ.局灶性发作

　　（1）单纯局灶性（不伴意识障碍）发作

　　　　①运动性发作

　　　　②感觉性发作

　　　　③自主神经性发作

　　　　④精神症状性发作

　　（2）复杂局灶性发作

　　（3）局灶性发作继发全身性发作

Ⅱ.全部性发作

　　（1）强直－阵挛发作

　　（2）强直性发作

　　（3）阵挛性发作

　　（4）失冲发作

　　　　①典型发作

　　　　②不典型发作

　　（5）肌阵挛发作

　　（6）失张力发作

　　（7）婴儿痉挛

Ⅲ.不能分类的发作

表 7-2　2011 年 ILVE 提出的癫痫发作类型

一、自限性发作类型

（一）全面性发作

1. 强直阵挛发作（包括开始为阵挛或肌阵挛的变异型）

2. 阵挛性发作（包括无强直成分和有强直成分两类）

3. 典型失神发作

4. 非典型失神发作

5. 肌阵挛失神性发作

6. 强直性发作

7. 痉挛

8. 肌阵挛

9. 眼睑肌阵挛（包括伴有失神和不伴有失神两类）

10. 肌阵挛失张力发作

11. 负性肌阵挛

12. 失张力发作

13. 全面性癫痫综合征中的反射性发作

（二）局灶性发作

1. 局灶性感觉性发作

（1）具有原始感觉症状（如枕叶和顶叶癫痫）

（2）具有经验性感觉症状（如颞顶枕交界处癫痫）

2. 局灶性运动性发作

（1）表现为原始阵挛性运动症状

（2）表现为不对称强直性运动发作（如附加运动区发作）

（3）表现为典型（颞叶）自动症

（4）表现为多动性自动症

（5）表现为局灶性负性肌阵挛

（6）表现为抑制性运动发作

3. 痴笑发作

4. 半侧阵挛发作

5. 继发为全面发作

二、持续性发作类型

（一）全面性癫痫持续状态

1. 全面性强直阵挛性癫痫持续状态

2. 阵挛性癫痫持续状态

3. 失神性癫痫持续状态

4. 强直性癫痫持续状态

5. 肌阵挛性癫痫持续状态

（二）局灶性癫痫持续状态

1. Kojevnikow 部分性持续癫痫

2. 持续性先兆

3. 边缘性癫痫状态（精神运动性癫痫持续状态）

4. 半侧抽搐伴偏瘫持续状态

（2）复杂局灶性发作：见于颞叶和部分额叶癫痫发作。可从单纯局灶性发作发展而来，或一开始即有意识部分丧失伴精神行为异常。50% ~ 75% 的儿科病例表现为意识混沌情况下自动症，如吞咽、咀嚼、解衣扣、摸索行为或自言自语等。少数患者表现为发作性视物过大或过小、听觉异常、冲动行为等。

（3）局灶性发作演变为全部性发作：由单纯局灶性或复杂局灶性发作扩展为全部性发作。

2. 全部性发作

全部性发作指发作一开始就有两侧半球同步放电，均伴有程度不等的意识障碍。

（1）强直 – 阵挛发作：又称大发作，是临床最常见的发作类型，主要表现是意识障碍和全身抽搐。发作主要分为两期：一开始为全身骨骼肌伸肌或屈肌强直性收缩伴意识丧失、呼吸暂停与发绀，即强直期。紧接着全身反复、短促的猛烈屈曲性抽动，即阵挛期。常有头痛、嗜睡、疲乏等发作后现象。脑电图在强直期表现为每秒 10 次或 10 次以上的快活动，频率渐慢，波幅渐高；阵挛期除高幅棘波外，间断出现慢波。发作间期可有棘慢波、多棘慢波或尖慢波。

（2）失神发作：典型失神发作时突然停止正在进行的活动，意识丧失但不摔倒，手中物品不落地，两眼呆滞，持续数秒钟后意识恢复，对刚才的发作不能回忆，过度换气往往可以诱发其发作。EEG 有典型的全脑同步 3 Hz 棘慢复合波（图 7–1）。非典型失神发作与典型失神发作表现类似，但开始及恢复速度均较典型失神发作慢，EEG 为 15 ~ 25 Hz，的全脑一棘慢复合波，且背景活动异常。非典型失神多见于伴有广泛性脑损害的患儿。

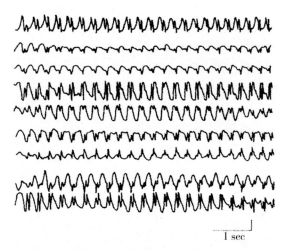

图 7-1 小儿失神发作的脑电图 3 Hz 棘慢波同时发放

（3）肌阵挛发作：为突发的全身或部分骨骼肌触电样短暂（< 0.35 s）收缩，常表现为突然点头、前倾或后仰，而两臂快速抬起。重者致跌倒，轻者感到患儿"抖"了一下。发作中通常伴有全脑棘慢或多棘慢波爆发。大多见于有广泛性脑损伤的患儿。

（4）阵挛性发作：仅有肢体、躯干或面部肌肉节律性抽动而无强直发作成分。

（5）强直性发作：突发的全身肌肉强直收缩伴意识丧失，使患儿固定于某种姿势但持续时间较肌阵挛长，5 ~ 60 s。常见到角弓反张、伸颈、头仰起、头躯体旋转或强制性张嘴、睁眼等姿势。通常有跌倒和发作后症状。发作间期 EEG 背景活动异常，伴多灶性棘 – 慢或多棘慢波爆发。

（6）失张力发作：全身或躯体某部分的肌肉张力突然短暂性丧失伴意识障碍。前者致患儿突然跌倒。部分性失张力发作者表现为点头样或肢体突然下垂动作。EEG 见节律性或不规则、多灶性棘慢复合波。

（7）痉挛：这种发作最常见于婴儿痉挛，表现为同时出现点头、伸臂（或屈肘）、弯腰、屈腿（或踢腿）或躯干和肢体过伸样等动作其肌肉收缩的整个过程 1 ~ 3 s，肌收缩速度比肌阵挛发作慢，持续时间较长但比强直性发作短。

（三）小儿时期常见的几种癫痫和癫痫综合征

1. 伴中央颞区棘波的小儿良性癫痫

这是儿童最常见的一种癫痫综合征，占小儿时期癫痫的 15% ~ 20%。该病与遗传有关，常有类似家族史。多数认为属常染色体显性遗传，但外显率低且有年龄依赖性。通常 2 ~ 14 岁间发病，9 ~ 10 岁为高峰，男略多于女。3/4 的发作发生在入睡后不久及睡醒前。发作大多起始于口面部，呈局灶性发作，如唾液增多、喉头发声、不能主动发声或言语以及面部抽搐等，但很快继发全身性强直阵挛发作伴意识丧失，此时才被家人发现，因此经常被描述为全身性抽搐。体检无异常。发作间期 EEG（图 7-2）背景正常，在中央区和颞中区可见棘、尖波或棘慢复合波，一侧、两侧或交替出现，30% 的患儿仅在睡眠记录中出现异常。本病预后良好，药物易于控制，生长发育不受影响，大多在 15 ~ 19 岁前停止发作，但不到 2% 的病例可能继续发作。

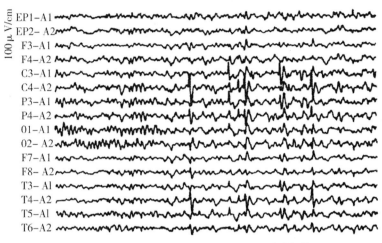

图 7-2　伴中央颞区棘波的小儿良性癫痫患儿发作间期 EEG

2. 儿童失神癫痫（CAE）

大多于 3 ~ 13 岁间发病，6 ~ 7 岁为高峰，近 2/3 为女孩，有明显遗传倾向。表现为频繁的失神发作，一日数次甚至上百次。每次发作数秒钟，不超过 30 s，因而不跌倒，也无明显体位改变。患儿对发作中情况不能回忆，无头痛、嗜睡等发作后症状，体格检查无异常。失神发作可有 6 种亚型：①单纯失神。②失神伴失张力。③失神伴轻微阵挛。④失神伴强直。⑤失神伴自动症。⑥失神伴自主神经症状。EEG 在发作时表现为两侧对称同步的 3 Hz 棘慢复合波爆发（图 7-2），过度换气常可诱发特征 EEG 爆发图形和临床发作。药物易于控制预后大多良好。

3. 婴儿痉挛（又称 Wed 综合征）

主要特点为婴儿期起病、频繁的痉挛发作、特异性高幅失律 EEG 以及病后精神运动发育倒退。生后 4 ~ 8 个月为发作高峰，痉挛发作主要表现为屈曲性、伸展性和混合性三种形式，但以混合性和屈曲性居多。典型屈曲性痉挛发作时，婴儿呈点头哈腰屈（或伸）腿状，伸展性发作时婴儿呈角弓反张样；痉挛多成串地发作，每串数次或数十次，动作急速，可伴有婴儿哭叫。常于思睡和刚醒时容易连续发作。EEG 显示不同步、不对称并伴有爆发抑制交替倾向的高波幅慢波，混有不规则的多灶性棘、尖与多棘慢波，即高幅失律 EEG 图形（图 7-3）。睡眠记录更易获得典型高幅失律图形。其病因复杂，大致可分为隐源性和症状性两大类。后者是指发病前已有宫内、围生期或生后脑损伤证据，如精神运动发育迟缓、异常神经系统体征或头颅影像学改变等治疗效果差，80% 以上存在遗留智力低下危险。约 20% 的婴儿痉挛病例属隐源性病前无脑损伤证据可寻，早期治疗，40% 患儿可望基本正常的智能和运动发育。

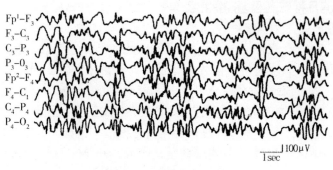

图 7-3　高幅失律 EEG

4. Lennox-Castaut 综合征（简称 LGS）

主要特点为频繁的、形式多样的癫痫发作；脑电图呈慢棘慢波；智力发育大多落后。起病年龄以 3 ~ 5 岁最多见，但在 1 ~ 14 岁之间均可发病。25% 以上有婴儿痉挛病史。患儿每天同时有多种形式发作，其中以强直性最多见，其次为肌阵挛或失张力发作，还可有强直 - 阵挛、不典型失神等。非快速眼动（NREM）睡眠期较清醒时有更频繁发作。多数患儿的智力和运动发育倒退。EEG 显示在异常慢波背景活动上重叠 15 ~ 25 Hz 慢棘慢复合波。治疗困难，对多种抗癫痫药物 1/3 以上患儿无效，是儿童期一种主要难治性癫痫。

（四）癫痫持续状态

凡一次癫痫发作持续 30 min 以上，或反复发作而间歇期意识无恢复超过 30 min 者，均称为癫痫或惊厥持续状态。各种癫痫发作均可发生持续状态，但临床以强直 - 阵挛持续状态最常见。局灶型阵挛发作持续状态也很常见。癫痫患儿出现持续状态多由于突然停药、更换药物不当、感染、高热、药物中毒等诱因导致。在原无癫痫的患儿则多与急性脑损伤有关，如颅内感染、中毒、外伤、脑血管意外等。热性惊厥也可出现持续状态。癫痫持续状态是小儿急症，须及时处理。

三、诊断

确立癫痫诊断，应包括三个方面：①是否是癫痫。②若系癫痫发作，进一步弄清是什么发作类型，抑或属于某一特殊的癫痫综合征。③尽可能明确或推测癫痫发作的病因。一般按以下步骤搜集诊断依据。

（一）详细的病史

癫痫患儿可无明显异常体征，详细而准确的发作史对诊断特别重要。癫痫发作应具有发作性和重复性这一基本特征。问清从先兆、发作起始到发作全过程，有无意识障碍，是局限性或是全面性发作，发作次数及持续时间，有无任何诱因以及与睡眠关系等；提示与脑损伤相关的个人史与过去史，如围生期异常、运动及智力发育落后、颅脑疾病与外伤史等；癫痫、精神病及遗传代谢病家族史。

（二）实验室检查

临床疑是继发性癫痫者应常规进行血、尿、粪检查和代谢病筛查试验，血糖、电解质及肝肾功能检查；疑是颅内感染者应作脑脊液检查；疑是心脏或自主神经异常时应作心电图检查等。必要时应进行染色体核型分析。

（三）脑电图检查

脑电图是诊断癫痫最重要的客观指标，不仅对癫痫的确认，而且对临床发作分型和转归分析均有重要价值。在进行小儿脑电图诊断时应注意：①尽量避免使用镇静药，原已服用的抗痫药物无须停用以免诱发癫痫发作。②发作期脑电图应包括睡眠及清醒记录，睡眠 EEG 可在记录前 1 d 行睡眠剥夺以保证 EEG 记录时为自然睡眠状态。③记录时间应不少于 20 min，力争观察到发作时的异常放电。④有条件时对诊断不明确者应作动态脑电图（AEEG）或录像脑电图（VEEG），连续 24 h 或更长时程监测，可对其发作行为进行同步观察并可更确切了解癫痫的起源脑区。⑤在判定 EEG 时，必须在 EEG 有棘波、尖波、棘－慢复合波、高幅阵发性慢波等癫痫波形时，方可诊断癫痫，背景波的描述也应按照小儿发育中EEG特点判定正常与否。不能只依据一次EEG而除外癫痫。

（四）影像学检查

CT及MRI可发现脑内结构异常。对颅内钙化、畸形、占位病变、血管异常、灰质异位、脑回异常等可肯定诊断。故提倡常规进行CT或MRI检查甚至功能影像学检查以明确癫痫的病因。

四、鉴别诊断

小儿时期存在多种形式的非癫痫发作性疾病应注意与癫痫鉴别。总的说来，除晕厥和屏气发作外，非痫性发作均无意识丧失和发作后症状，同时发作中EEG均无癫痫波出现。

（一）习惯性阴部摩擦

女孩较多，发作时婴儿双腿用劲内收，或相互摩擦，神情贯注，目不转睛，面色潮红，有时两上肢同时用劲，伴出汗。但本病发作中神志始终清楚，可随时被人为中断，发作期和发作间期EEG正常，可与癫痫区别。

（二）婴幼儿屏气发作

多发生于6～18个月婴儿，分为两型：①青紫型，均先有剧烈的愤怒或恐惧诱因，大声哭喊后即屏气于呼气相，出现青紫，重者意识丧失及全身强直或抽动，约数分钟后缓解。②苍白型，可因愤怒或惊吓诱发后，随之出现苍白，失张力，少数有肌肉抽动，此时心率可减慢，持续1～3 min缓解。与癫痫的区别在于，本病明显以啼哭为诱因，意识丧失前先有呼吸暂停及青紫，EEG无异，随年龄增大发作逐渐减少，5岁后不再发作。

（三）睡眠障碍

儿童期常见的睡眠障碍如夜惊、梦魇和梦游等。

夜惊常见于4～7岁儿童，属NREM期睡眠障碍。深睡中患儿突然坐起哭叫，表情惊恐，伴有瞳孔散大、出汗、呼吸急促等交感神经兴奋表现，不易唤醒。数分钟后即再度安静入睡。次日对发作无记忆。根据其发作的自限性，EEG正常，可与癫痫区别。

梦魇以学龄前或学龄期儿童居多。常发生在后半夜和眼动（REM）睡眠期，患儿因噩梦引起惊恐状发作。与夜惊不同，梦魇中患儿易被唤醒，醒后对刚才梦境能清楚回忆，并因此心情惶恐无法立即再睡。根据其EEG正常，和对发作中梦境的清楚回忆可与癫痫鉴别。

梦游症也是NREM深睡期障碍。患儿从睡中突然起身，从事一些无目的的活动，如穿衣、搜寻、进食甚至开门窗等，发作中表情呆滞，自言自语地说一些听不懂的言辞。醒后对发作无记忆。与精神运动性癫痫发作的区别在于各次发作中梦游症的异常行为缺少一致性，发作中EEG正常，患儿很易被劝导回床上，也无发作后意识恍惚或乏力等表现。

（四）癔症性发作

可与多种癫痫发作类型混淆。但癔症发作并无真正意识丧失，发作中慢慢倒下，不会有躯体受伤，无大小便失禁或舌咬伤。抽搐动作杂乱无规律，瞳孔无散大，深、浅反射存在，发作中面色正常，无神经系统阳性体征，无发作后嗜睡，常有夸张色彩，易受暗示，随病程进展发作表现易泛化或变化。发作期与发作间期EEG正常，暗示治疗有效，与癫痫鉴别不难。

（五）血管迷走性晕厥

血管迷走性晕厥是由于迷走神经张力增加引起的全身血管扩张，大量血液分布在肌肉组织，导致血压降低，心排血量减少及脑供血不足，引起突然发生的短暂的意识丧失状态。年长儿多见，尤其青春期。常发生在患儿由卧位、坐位或蹲位突然变为直立位时，其他引起血管迷走性晕厥的原因为疲劳、闷热、情绪激动、恐惧等。晕厥发生前，患儿常先有眼前发黑、头晕、苍白、出汗、无力等，继而短暂意识丧失，偶有肢体强直或抽动，清醒后对意识障碍不能回忆，并有疲乏之感。与癫痫不同，晕厥患者意识丧失和倒地均逐渐发生，发作中少有躯体损伤，EEG正常，头竖直－平卧倾斜试验呈阳性反应。

其他如偏头痛、多发性抽动、小儿精神病等均须与癫痫鉴别。

五、治疗

癫痫治疗的目的是完全控制发作、消除病因、减少脑损伤和维持精神神经功能的正常，尽量保证患儿的正常生活、学习和精神愉快，使患儿在身体、心理和社会适应方面都达到良好状态。早期合理的治疗，能使 90% 左右患儿的癫痫发作得到完全或大部分控制。多数患儿可望癫痫不再复发。家长、学校及社会应树立信心，批驳"癫痫是不治之症"这一错误观念。

（一）原则

1. 指导家长、学校及患儿对癫痫有正确认识，明确长期规律治疗的重要性，应坚持到医疗单位定期随访，安排正常合理的学习及规律的生活，避免各种可能诱发癫痫发作的因素，慎防意外。

2. 病因治疗。

3. 抗癫痫药物或手术治疗。

（二）药物治疗

合理使用抗癫痫药物是当前治疗癫痫的主要手段。

1. 抗癫痫药物使用原则

遵从以下原则是实现合理用药的基础。

（1）早治：一旦明确诊断，即应在病因治疗同时，尽早给予抗痫药物。但对首次发作轻微且无其他脑损伤伴随表现者，也可待第二次发作后再用药。

（2）根据发作类型选药：常用药物中，丙戊酸（VPA）与氯硝基安定（CZP）是对大多数发作类型均有效的广谱抗癫痫药，而抗癫痫新药中，主要是妥奉（托吡酯，TPM）和拉莫三嗪（LTG）有较广抗癫痫谱。

（3）单药或联合用药的选择：近 3/4 的病例仅用一种抗癫痫药物即能控制其发作。但临床上遇到难治性癫痫患儿，尤其是多种发作类型患儿，应考虑 2 ~ 3 种作用机制互补的药物联合治疗。

（4）用药剂量个体化：从小剂量开始，依据疗效、患者依从性和药物血浓度逐渐增加并调整剂量，达最大疗效或最大血浓度时为止。

（5）定期监测血药浓度：注意随体重增加适当增加药物剂量。

（6）服药要规律、疗程要长：每日给药次数应视药物的半衰期而定，要保证患儿规律服药，在服药 5 个半衰期后才能达稳态血药浓度。一般应在服药后完全不发作 2 ~ 4 年，又经 6 ~ 12 个月逐渐减量过程才能停药。不同发作类型的疗程也不同，失神发作在停止发作 2 年，复杂性局灶性发作、LGS 等则要停止发作后 4 年考虑停药。婴幼儿期发病、不规则服药、EEG 持续异常以及同时合并大脑功能障碍者，停药后复发率高。青春期来临易致癫痫复发加重，故要避免在这个年龄期减量与停药。

（7）停药过程要慢：患儿停药要有缓慢减量的过程，如突然停药易引起癫痫持续状态。

（8）定期复查：密切观察疗效与药物副作用。除争取持续无临床发作外，至少每年应复查一次常规脑电图。针对所用药物主要副作用，定期监测血常规、血小板计数或肝肾功能。

2. 传统抗癫痫药物与抗癫痫新药（表 7-3）。

表 7-3　不同癫痫发作类型药物选择

发作类型	抗癫痫药物	
	常用抗癫痫药物	抗癫痫新药
强直 - 阵挛性发作	VPA、CBZ、PB、PHT、CZP	TPM、LTG
肌阵挛、失张力、强直性或不典型失神发作	VPA、CZP、NZP	TPM、LTG
失神发作	ESX、VPA、CZP	LTG
局灶性发作，继发性强直 - 阵挛发作	CBZ、VPA、PHT、PB、CZP	TPM
婴儿痉挛	ACTH、CZP、VPA、NZP	VGB、TPM、LTG

注：表中各种抗癫痫药物的英文缩写参见表 7-4。

表 7-4　传统抗癫痫药物与抗癫痫新药

	药物	剂量 (mg/kg)	有效浓度 (μ mol/L)	半衰期 (h)	主要不良反应
传统抗癫痫药物	丙戊酸 (VPA)	15 ~ 40	50 ~ 110	6 ~ 16	食欲增加，肝功能损害，血小板减少等
	卡马西平 (CBZ)	15 ~ 30	4 ~ 12	8 ~ 20	头晕、皮疹、白细胞减少，肝功能损害等
	苯妥英钠 (PHT)	3 ~ 8	10 ~ 20	22	齿龈增生、共济失调、皮疹、白细胞减少
	苯巴比妥 (PB)	3 ~ 5	20 ~ 40	96	多动、注意力不集中、皮疹
	乙琥胺 (ESX)	20	40 ~ 120	55	胃肠道反应、头痛、白细胞减少
	氯硝基安定 (CZP)	0.01 ~ 0.2	20 ~ 80	20 ~ 40	嗜睡、共济失调、流涎、全身松软
	硝基安定 (NZP)	0.2 ~ 1		8 ~ 36	同 CZP
	促肾上腺皮质 (ACTH)	25 ~ 40 U	4 ~ 6 周		
抗癫痫药	托吡酯 (TMP)	4 ~ 8		15	嗜睡、认知障碍、词语困难、食欲减退、体重减低、少汗等
	拉莫三嗪 (LTG)	5 ~ 15	1.5 ~ 3.0	20 ~ 30	皮疹、嗜睡、头痛、共济失调、胃肠反应
	氨乙烯酸 (VGB)	40 ~ 80		5 ~ 6	嗜睡、精神压抑、视野缺失
	左乙拉西坦 (LEV)	20 ~ 60			嗜睡、头晕和虚弱无力

（三）手术治疗

主要适用于规范的药物治疗无效或效果不佳、频繁发作影响患儿的日常生活，且有明确局灶性癫痫发作起源者。手术方式有癫痫灶切除术、病变半球切除术以及不切除癫痫灶的替代手术（如胼胝体切断术、软脑膜下皮层横切术）等。

手术禁忌证包括伴有进行性大脑疾病、严重精神智能障碍（IQ < 70，或活动性精神病），或术后会导致更严重脑功能障碍的难治性癫痫患者。

（四）癫痫持续状态的治疗

主要包括以下几方面。

1. 尽快控制发作。立即静脉注射有效而足量的抗癫痫药物，通常首选地西泮，又名安定。大多在 1 ~ 2 min 内止惊。每次剂量 0.3 ~ 0.5 mg/kg，一次总量不超过 10 mg。原液可不稀释直接静脉推注，速度不超过 1 ~ 2 mg/min（新生儿 0.2 mg/min），推注过程中如发作停止则弃去所剩药物。必要时 1/2 ~ 1 h 后可重复一次，24 h 内可用 2 ~ 4 次。静脉注射困难时同样剂量经直肠注入比肌内注射见效快，5 ~ 10 min 可望止惊。静脉推注中要密切观察有无呼吸抑制。与地西泮同类的有效药物还有劳拉西泮或氯硝西泮。此外，苯妥英钠、苯巴比妥都属于抢救癫痫持续状态的第一线药物，其作用各有特色，单独或联合应用。

2. 保持呼吸道通畅，吸氧，必要时人工机械通气。

3. 防治颅压增高，保护脑和其他重要脏器功能，预防并发症。

4. 病因治疗。

5. 发作停止后，给予抗癫痫药物以防再发。

第八章　血液系统疾病

第一节　营养性贫血

一、缺铁性贫血

缺铁性贫血是由于体内贮铁不足致使血红蛋白合成减少而引起的一种低色素小细胞性贫血，又称为营养性小细胞性贫血。这是小儿时期最常见的一种贫血，多见于 6 个月至 2 岁的婴幼儿。

（一）病因及发病机制

1. 铁在体内的代谢

铁是合成血红蛋白的重要原料，也是多种含铁酶（如细胞色素 C、单胺氧化酶、琥珀酸脱氢酶等）中的重要物质。人体所需要的铁来源有两个：①衰老的红细胞破坏后所释放的铁，约 80% 被重新利用，20% 贮存备用。②自食物中摄取：肉、鱼、蛋黄、肝、肾、豆类、绿叶菜等含铁较多。食物中的铁以二价铁形式从十二指肠及空肠上部被吸收，进入肠黏膜后被氧化成三价铁，一部分与细胞内的去铁蛋白结合成铁蛋白，另一部分通过肠黏膜细胞入血，与血浆中的转铁蛋白结合，随血循环运送到各贮铁组织，并与组织中的去铁蛋白结合成铁蛋白，作为贮存铁备用。通过还原酶的作用，铁自铁蛋白中释出，并经氧化酶作用氧化成为三价铁，再与转铁蛋白结合，转运至骨髓造血，在幼红细胞内与原卟啉结合形成血红素，后者再与珠蛋白结合形成血红蛋白。正常小儿每日铁的排泄量极微，不超过 $15\mu g/kg$。小儿由于不断生长发育，铁的需要量较多，4 个月至 3 岁每日约需由食物补充元素铁 0.8 ~ 1.5 mg/kg。各年龄小儿每日摄入元素铁总量不宜超过 15 mg。

2. 导致缺铁的原因

（1）先天贮铁不足：足月新生儿自母体贮存的铁及生后红细胞破坏释放的铁足够生后 3 ~ 4 个月造血之需，如因早产、双胎、胎儿失血（如胎儿向母体输血，或向另一孪生胎儿输血）以及母亲患严重缺铁性贫血均可使胎儿贮铁减少。出生后延迟结扎脐带，可使新生儿贮铁增多（约增加贮铁 40 mg）。

（2）食物中铁摄入量不足：为导致缺铁的主要原因。人乳、牛乳中含铁量均低（< 0.2 mg/dL）。长期以乳类喂养、不及时添加含铁较多的辅食者，或较大小儿偏食者，易发生缺铁性贫血。

（3）铁自肠道吸收不良：食物中铁的吸收率受诸多因素影响，动物性食物中铁 10% ~ 25% 被吸收，人乳中铁 50%、牛乳中铁 10% 被吸收，植物性食物中铁吸收率仅约 1%。维生素 C、果糖、氨基酸等有助于铁的吸收。但食物中磷酸、草酸、鞣酸（如喝浓茶）等可减少铁的吸收。此外，长期腹泻、呕吐、胃酸过少等均可影响铁的吸收。

（4）生长发育过快：婴儿期生长快，早产儿速度更快，随体重增长血容量也增加较快，较易出现铁的不足。

（5）铁的丢失过多：如因对牛奶过敏引起小量肠出血（每天可失血约0.7 mL），或因肠息肉、膈疝、肛裂、钩虫病等发生慢性小量失血，均可使铁的丢失过多而导致缺铁（每失血1 mL损失铁0.5 mg）。

（6）铁的利用障碍：如长期或反复感染可影响铁在体内的利用，不利于血红蛋白的合成。

3. 缺铁对各系统的影响

（1）血液：不是体内一有缺铁即很快出现贫血，而是要经过3个阶段：①铁减少期（ID）：体内贮铁虽减少，但供红细胞合成血红蛋白的铁尚未减少。②红细胞生成缺铁期（IDE）：此期红细胞生成所需铁已不足，但血红蛋白尚不减少。③缺铁性贫血期（IDA）：此期出现低色素小细胞性贫血。

（2）其他：肌红蛋白合成减少。由于多种含铁酶活力降低，影响生物氧化、组织呼吸、神经介质的分解与合成等，使细胞功能紊乱，引起皮肤黏膜损害、精神神经症状以及细胞免疫功能降低等。

（二）临床表现

1. 一般表现

起病缓慢。逐渐出现皮肤黏膜苍白，甲床苍白，疲乏无力，不爱活动，年长儿可诉头晕、耳鸣。易患感染性疾病。

2. 髓外造血表现

常见肝、脾、淋巴结轻度肿大。

3. 其他系统症状

食欲减退，易有呕吐、腹泻、消化功能不良，可有异嗜癖（如喜食泥土、墙皮等）。易发生口腔炎。常有烦躁不安或萎靡不振，精力不集中，智力多低于同龄儿。明显贫血时呼吸、心率加快，甚至引起贫血性心脏病。

（三）实验室检查

1. 血象

血红蛋白降低比红细胞减少明显，呈小细胞低色素性贫血，血涂片可见红细胞大小不等，以小细胞为主，中心浅染区扩大。网织红细胞、白细胞、血小板大致正常。

2. 骨髓象

幼红细胞增生活跃，以中、晚幼红细胞增生为主。各期红细胞均较小，胞质量少，染色偏蓝，其他系列细胞大致正常。

3. 铁代谢检查

（1）血清铁蛋白（SF）：缺铁的ID期即降低（< 12 μg/L），IDE、IDA期更明显。

（2）红细胞游离原卟啉（FEP）：IDE期增高（> 0.9 μmol/L或> 50 μg/dL）。

（3）血清铁（SI）、总铁结合力（TIBC）：IDA时SI降低（< 9.0 ~ 10.7 μmol/L或< 50 ~ 60 μg/dL），TIBC增高（> 62.7 μmol/L或> 350 g/dL）。

（4）骨髓可染铁：骨髓涂片用普鲁蓝染色镜检，细胞外铁颗粒减少，铁粒幼细胞减少（< 15%）。

（四）诊断

根据临床表现、血象特点结合喂养史，一般可做出诊断。必要时可做骨髓检查。铁代谢的生化检查有确诊意义。铁剂治疗有效可证实诊断。异常血红蛋白病、地中海贫血、铁粒幼红细胞性贫血等也可表现为低色素小细胞性贫血，应注意鉴别。

（五）治疗

1. 一般治疗

加强护理，改善喂养，合理安排饮食，纠正不合理的饮食习惯。避免感染，治疗引起慢性失血的疾病。

2. 铁剂治疗

为特效疗法。口服铁剂宜选用二价铁盐，因其比三价铁易于吸收。常用铁剂有硫酸亚铁（含元素铁20%）、富马酸亚铁（含元素铁33%）、葡萄糖酸亚铁（含元素铁11%）等。每日口服元素铁4 ~ 6 mg/kg，分3次于两餐之间口服。同时服用维生素C以促进铁的吸收。一般于服药3 ~ 4 d后网织红细胞上升，

7 ～ 10 d 达高峰，其后血红蛋白上升，3 ～ 4 周内贫血可望纠正，但仍需继续服药 2 个月左右，以补充贮存铁。

个别重症病例或由于伴有严重胃肠疾病不能口服或口服无效者可应用铁剂（如右旋糖酐铁、山梨醇枸橼酸铁复合物等）肌内注射。总剂量按 2.5 mg 元素铁 /kg 可增加血红蛋白 1 g/kg 计算，另加 10 mg/kg 以补足贮铁量。将总量分次深部肌注，首次量宜小，以后每次剂量不超过 5 mg/kg，每 1 ～ 3 d 注射 1 次，于 2 ～ 3 周内注射完。

3. 输血治疗

重症贫血并发心功能不全或重症感染者可予输血。

（六）预防

缺铁性贫血主要预防措施如下。

（1）做好喂养指导，提倡母乳喂养，及时添加富含铁的辅助食品，纠正偏食习惯。

（2）对早产儿、低体重儿可自生后 2 个月给予铁剂预防，约给元素铁 0.8 ～ 1.5 mg/kg，也可食用铁强化奶粉。

（3）积极防治慢性胃肠病。

二、营养性巨幼细胞性贫血

营养性巨幼细胞性贫血又称营养性大细胞性贫血，主要是由于缺乏维生素 B_{12} 或（和）叶酸所致。多见于喂养不当的婴幼儿。

（一）病因及发病机制

1. 发病机制

维生素 B_{12} 和叶酸是 DNA 合成过程中的重要辅酶物质，缺乏时因 DNA 合成不足，使细胞核分裂时间延长（S 期和 G_1 期延长），细胞增殖速度减慢，而胞质中 RNA 的合成不受影响，红细胞中血红蛋白的合成也正常进行，因而各期红细胞变大，核染色质疏松呈巨幼样变，由于红细胞生成速度减慢，成熟红细胞寿命较短，因而导致贫血。粒细胞、巨核细胞也有类似改变。此外，维生素 B_{12} 缺乏尚可引起神经系统改变，可能与神经髓鞘中脂蛋白合成不足有关。

2. 维生素 B_{12}、叶酸缺乏的原因

（1）饮食中供给不足：动物性食物如肉、蛋、肝、肾中含维生素 B_{12} 较多；植物性食物如绿叶菜、水果、谷类中含叶酸较多，但加热后被破坏。各种乳类中含维生素 B_{12} 及叶酸均较少，羊乳中含叶酸更少。婴儿每日需要量维生素 B_{12} 为 0.5 ～ 1 μg，叶酸为 0.1 ～ 0.2 mg。长期母乳喂养不及时添加辅食容易发生维生素 B_{12} 缺乏；长期羊乳、奶粉喂养不加辅食易致叶酸缺乏。

（2）吸收障碍：见于慢性腹泻、脂肪下痢、小肠切除等胃肠疾病时。慢性肝病可影响维生素 B_{12}、叶酸在体内的贮存。

（3）需要量增加：生长发育过快的婴儿（尤其是早产儿），或患严重感染（如肺炎）时需要量增加，易致缺乏。

（二）临床表现

本病约 2/3 病例见于 6 ～ 12 个月，2 岁以上少见。急性感染常为发病诱因。临床表现特点如下。

1. 贫血及一般表现

面色蜡黄，虚胖，易倦，头发稀黄发干，肝脾可轻度肿大，重症可出现心脏扩大，甚至心功能不全。

2. 消化系统症状

常有厌食、恶心、呕吐、腹泻、舌炎、舌面光滑。

3. 神经系统症状

见于维生素 B_{12} 缺乏所致者。表现为表情呆滞、嗜睡、反应迟钝、少哭不笑、哭时无泪、少汗、智力体力发育落后，常有倒退现象，不能完成原来已会的动作。可出现唇、舌、肢体震颤，腱反射亢进，踝阵挛阳性。

（三）实验室检查

1. 血象

红细胞数减少比血红蛋白降低明显。红细胞大小不等，以大者为主，中央淡染区不明显。重症白细胞可减少，粒细胞胞体较大，核分叶过多（核右移），血小板亦可减少，体积变大。

2. 骨髓象

红系细胞增生活跃，以原红及早幼红细胞增多相对明显。各期幼红细胞均有巨幼变，表现如胞体变大，核染色质疏松，副染色质明显，显示细胞核发育落后于胞质。粒细胞系及巨核细胞系也可有巨幼变表现。

3. 生化检查

血清维生素 B_{12} 及叶酸测定低于正常含量（维生素 B_{12} < 100 ng/L，叶酸 < 3 μg/L）。

（四）诊断

根据贫血表现、血象特点，结合发病年龄、喂养史，一般不难做出诊断。进一步做骨髓检查有助于确诊。少数情况下须注意与脑发育不全（无贫血及上述血象、骨髓象改变，自生后不久即有智力低下）及少见的非营养性巨幼细胞性贫血相鉴别。

（五）治疗与预防

1. 加强营养和护理，防治感染。

2. 维生素 B_{12} 及叶酸的应用维生素 B_{12} 缺乏所致者应用维生素 B_{12} 肌注，每次 50 ~ 100 μg，每周2 ~ 3 次，连用 2 ~ 4 周，或至血象恢复正常为止。应用维生素 B_{12} 2 ~ 3 d 后可见精神好转，网织红细胞增加，6 ~ 7 d 达高峰，约 2 周后降至正常。骨髓内巨幼红细胞于用药 6 ~ 72 h 内即转为正常幼红细胞，精神神经症状恢复较慢。由于叶酸缺乏所致者给予叶酸口服每次 5 mg，每日 3 次，连服数周。治疗后血象、骨髓象反应大致如上所述。维生素 C 能促进叶酸的利用，宜同时口服。须注意单纯由于缺乏维生素 B_{12} 所致者不宜加用叶酸，以免加重精神神经症状。重症贫血于恢复期应加用铁剂，以免发生铁的相对缺乏。

3. 输血的应用原则同缺铁性贫血。

4. 预防措施主要是强调改善乳母营养，婴儿及时添加辅食，避免单纯羊奶喂养，年长儿要注意食物均衡，防止偏食习惯。

三、营养性混合性贫血

营养性缺铁性贫血与营养性巨幼细胞性贫血同时存在时称为营养性混合性贫血，较常见于婴幼儿期。

（一）临床表现

具有两种贫血的混合表现，贫血程度一般较重。

（二）实验室检查

1. 血象

血红蛋白及红细胞近于平行降低，红细胞大小不等更明显，大者大于正常，小者小于正常，大红细胞中央浅染区扩大为本病红细胞典型表现。白细胞、血小板常减少。

2. 骨髓象

红细胞系具有两种贫血的表现，例如可见巨幼红细胞而胞质嗜碱性强，粒细胞、巨核细胞也可见巨幼细胞性贫血时的形态改变。

（三）治疗

需同时应用铁剂及维生素 B_{12} 或叶酸治疗。

第二节　再生障碍性贫血

再生障碍性贫血（AA，简称再障），又称全血细胞减少症，是骨髓造血功能衰竭导致的一种全血减少综合征。在小儿时期比较多见。主要临床表现是贫血、出血和反复感染；三种血红细胞同时减少，无肝脾和淋巴结肿大。

一、病因及发病机制

（一）病因

本病分为原发性、继发性两类。再障的病因相当复杂，部分病例是由于化学、物理或生物因素对骨髓的毒性作用所引起，称为继发性再障。但在临床上约半数以上的病例因找不到明显的病因，称为原发性再障。能引起继发性再障的原因包括以下几个方面。

1. 药物及化学物质药物

引起的再障近几年逐渐增多，在发病因素中居首位。如抗癌药物、氯霉素、磺胺类药物、保泰松、阿司匹林等。

许多化学物质都有不同程度的骨髓抑制作用，如苯、二甲苯、杀虫剂、化肥、染料等。

2. 物理因素

各种放射线如 X 线、γ 射线或中子等均能引起骨髓细胞损害。骨髓抑制程度与接触的剂量与时间有关。

3. 生物因素

可由病毒、细菌、原虫等感染引起，病毒所致者尤为多见。如丙型肝炎病毒、乙型肝炎病毒等。近年来发现，人类矮小病毒可直接感染骨髓，引致再障。此外，CB 病毒、麻疹病毒等均可引起再障。

（二）发病机制

本病的发病机理比较复杂，至今尚未明了。近年来国内外主要围绕着造血干细胞受损、造血微环境缺陷及免疫因素 3 个方面进行了大量研究。

1. 干细胞受损

骨髓中多能干细胞是造血的原始细胞，自 20 世纪 60 年代 Pluznik 和 Bradley 在体外琼脂培养条件下，建立了人骨髓祖细胞的集落形成以来，得知造血祖细胞（GM-CFU）产率的正常值为 $164 \pm 10.4/2 \times 10^9$ 细胞，正常人保持较为恒定的数量和维持自身的增殖能力，且有一定的贮备能力，当骨髓受到一般性损害时尚不致发病，当骨髓受到严重损害时，则 GM-CFU 的产率明显下降，仅为正常值的 10% 或更低，还可有质的改变，导致染色体畸变，故当干细胞衰竭时骨髓移植有效。

2. 造血微环境缺陷

骨髓干细胞的增殖与分化需要一个完整无损的骨髓微环境，因血细胞的生成需要细胞周围供应造血原料，如骨髓的血窦受损，骨髓造血干细胞的增殖受抑制，导致再障，有学者认为再障患者自主神经兴奋性差，骨髓神经兴奋性亦差，致骨髓血流缓慢，小血管收缩，毛细动脉减少，造成造血微环境缺陷。

3. 免疫因素

近年来对这方面的研究最多，特别是关于 T 淋巴细胞的研究尤多，多数学者认为再障患者辅助性 T 细胞（Th）下降，抑制性 T 细胞（Tb）上升，Th/Ts 比值降低。体外培养再障患者骨髓干细胞产率降低时，加入抗胸腺细胞球蛋白（ATG）后干细胞产率增加，说明 T 细胞起了抑制作用。某学者等对 136 例再障患者的免疫功能进行了研究，认为 Ts 细胞不仅能抑制骨髓造血干细胞的增殖与分化还能抑制 B 细胞向浆细胞方向分化，从而产生全细胞（包括淋巴细胞在内）的严重减少和低丙种球蛋白血症。淋巴细胞绝对数越低，预后越差，除此之外，IgG-γ 受体阳性细胞（Tr 细胞）是由抑制性 T 细胞、细胞毒性 T 细胞、抗体依赖性细胞毒 T 细胞等组成的细胞群体，因此 Tr 细胞增多可抑制造血干细胞，导致再障，但 Tr 细胞必须被患者体内某种可溶性因子激活后才能对造血干细胞的增殖与分化起抑制作用。血清抑制因子亦能起到抑制造血干细胞的作用。Ts 细胞还能使 γ - 干扰素、白细胞介素 2（IL-2）也增加，这些均可以抑制造血干细胞的正常功能。此外，再障患者铁的利用率不佳，表现为血清铁增高，未饱和铁结合率下降，铁粒幼细胞阳性率增高；血浆红细胞生成素增高，红细胞内游离原卟啉和抗碱血红蛋白较高等异常。再障患者甲状腺功能降低。可见再障的发病机制是复杂的，大多数再障的发病往往是多种因素共同参与的结果，例如，造血抑制性增强时，常伴随造血刺激功能下降，T 细胞抑制造血干细胞与造血微环境缺陷可并存，细胞免疫与体液免疫缺陷可并存。

二、先天性再生障碍性贫血

先天性再生障碍性贫血又称范可尼综合征，是一种常染色体隐性遗传性疾病，除全血细胞减少外，还伴有多发性先天畸形。

（一）临床表现及诊断

有多发性畸形，如小头畸形、斜小眼球，约 3/4 的患者有骨骼畸形，以桡骨和拇指缺如或畸形最多见，其次为第一掌骨发育不全、尺骨畸形、并趾等，并常伴有体格矮小、皮肤片状棕色素沉着、外耳畸形、耳聋。部分患儿智力低下，男孩约 50% 伴生殖器发育不全。家族中有同样患者。

血象变化平均 6 ~ 8 岁出现，男多于女，贫血为主要表现，红细胞为大细胞正色素性，伴有核细胞和血小板减少。骨髓变化与后天性再生障碍性贫血相似。骨髓显示脂肪增多，增生明显低下，仅见分散的生血岛。血红蛋白 F 增多，为 5% ~ 15%。骨髓培养，显示红系与粒系祖细胞增生低下。

本病有多发性畸形，易与获得性再障区别。

有 5% ~ 10% 的患者最后发展为急性白血病，多为粒单型白血病。

（二）治疗

与一般再障相同。皮质激素与睾酮联合应用可使血象好转，但停药后易复发，必须长期应用小剂量维持。严重贫血时可输红细胞悬液。骨髓移植 5 年存活率约 50%。贫血缓解后，身长、体重、智力也明显好转。

三、获得性再生障碍性贫血

获得性再生障碍性贫血是小儿时期较多见的贫血之一，此类贫血可发生于任何年龄，但以儿童和青春期多见，无性别差异。获得性再障又分为原发性与继发性两类。

（一）临床表现及辅助检查

1. 临床表现

起病多缓慢。症状的轻重视病情发展的速度和贫血程度而异。常见面色苍白、气促、乏力。常出现皮下瘀点、瘀斑或鼻出血而引起注意，病情进展，出血症状逐渐加重，严重者出现便血和血尿。肝脾淋巴结一般不肿大。由于粒细胞减少而反复发生口腔黏膜溃疡、咽峡炎及坏死性口腔炎，甚至并发全身严重感染，应用抗生素也很难控制。起病急的病程短，进展快，出血与感染迅速加重，慢性病例可迁延数年，在缓解期贫血与出血可不明显。

2. 实验室检查

全血细胞减少，红细胞和血红蛋白一般成比例减少，因起病缓慢，不易引起注意，诊断时血红蛋白多已降至 30 ~ 70 g/L，呈正细胞正色素性贫血。网织红细胞减低，严重者血涂片中找不到网织红细胞。个别慢性型病例可见网织红细胞轻度增高。红细胞寿命正常。

白细胞总数明显减少，多在（1.5 ~ 4.0）× 10^9/L 之间，以粒细胞减少为主，淋巴细胞相对升高，血小板明显减少，血块收缩不良，出血时间延长。

骨髓标本中脂肪增多。增生低下，细胞总数明显减少。涂片中非造血细胞增多（组织嗜碱性粒细胞、浆细胞），淋巴细胞百分比增高。部分患儿血红蛋白 F 轻度增高。血清铁增高，运铁蛋白饱和度增高，口服铁吸收减低，与贫血程度不成比例。

（二）诊断及分型

1. 再障的诊断标准

（1）全血细胞减少、网织红细胞绝对值减少。

（2）一般无脾肿大。

（3）骨体检查显示至少一部位增生减低或重度减低（如增生活跃，须有巨核细胞明显减少，骨髓小粒成分中应见非造血细胞增多，有条件者应作骨髓活检等检查）。

（4）能除外其他引起全血细胞减少的疾病，如阵发性睡眠性血红蛋白尿、骨髓增生异常综合征中的难治性贫血、急性造血功能停滞、骨髓纤维化、急性白血病、恶性组织细胞病等。

2. 再障的分型标准

（1）急性再生障碍性贫血（简称AAA）：亦称重型再生障碍性贫血Ⅰ型（SAA–Ⅰ）。

临床表现：发病急，贫血呈进行性加剧，常伴严重感染、内脏出血。

血象：除血红蛋白下降较快外，须具备以下3项中之2项：①网织红细胞＜1%，绝对值＜15×10^9/L。②白细胞明显减少，中性粒细胞绝对值＜0.5×10^9/L。③血小板＜20×10^9/L。

骨髓象：①多部位增生减低，三系造血细胞明显减少，非造血细胞增多，如增生活跃须有淋巴细胞增多。②骨髓小粒非造血细胞及脂肪细胞增多。

（2）慢性再生障碍性贫血（CAA），有以下特点。

临床：发病慢，贫血、感染、出血较轻。

血象：血红蛋白下降速度较慢，网织红细胞、白细胞、中性粒细胞及血小板值常较急性型为高。

骨髓象：①三系或两系减少，至少一个部位增生不良，如增生良好红系中常有晚幼红（炭核）比例增多，巨核细胞明显减少。②骨髓小粒脂肪细胞及非造血细胞增力口。

病程中如病情恶化，临床血象及骨髓象与急性再障相同，称重型再生障碍性贫血Ⅱ型（SAA–Ⅱ）。

（三）预后

因病因而异。高危病例预后较差，有50%～60%于发病数月内死于感染。高危的指征是发病急，贫血进行性加剧，常伴有严重感染，内脏出血。血象：除血红蛋白下降较快外，必具备以下3项之2项，网织红细胞＜1%，绝对值＜15×10^9/L；白细胞明显减少，中性粒细胞绝对值＜0.5×10^9/L；血小板＜20×10^9/L。骨髓象：多部位增生减低，三系造血细胞明显减少，非造血细胞增多，脂肪细胞增多。

病情进展缓慢，粒细胞与血小板减少，不严重，骨髓受累较轻，对雄激素有反应者，预后较好。

（四）治疗

首先应去除病因，其治疗原则为：①支持疗法，包括输红细胞、血小板和白细胞维持血液功能，有感染时采用有效的抗生素。②采用雄激素与糖皮质激素等刺激骨髓造血功能的药物。③免疫抑制剂。④骨髓移植。⑤冻存胎肝输注法。

1. 支持疗法

大多数再障患者病程很长，应鼓励患者坚持治疗，避免诱发因素。要防止外伤引起出血。对于粒细胞低于0.5×10^9/L的要严格隔离。有感染的患儿应根据血培养及鼻咽分泌物、痰或尿培养结果采用相应抗生素。无明显感染者不可滥用抗生素，以免发生菌群紊乱和真菌感染。

输血只适用于贫血较重（血红蛋白在60 g/L以下）且有缺氧症状者，最好输浓缩的红细胞。出血严重可考虑输血小板。多次输血或小板易产生抗血小板抗体，使效果减低。

2. 雄激素

适用于慢性轻、中度贫血的患儿，对儿童疗效优于成人，雄激素有刺激红细胞生成的作用，可能是通过刺激肾脏产生更多的红细胞生成素，并可直接刺激骨髓干细胞使之对红细胞生成素敏感性增高。

常用丙酸睾酮1～2 mg/（kg·d），每日肌注1次，用药不应少于半年，半合成制剂常用康力龙，每次1～2 mg，每天3次口服；或大力补，每次15 mg，每天3次口服。后2种半合成制剂的男性化不良反应轻，但疗效稍差，肝损害较大。雄激素可加快骨髓成熟，使骨干和骨髓提前愈合，可使患者的身高受到影响。治疗有效者，先有网织红细胞增高，随之血红蛋白上升，继之白细胞增加，血小板上升最慢。

3. 肾上腺皮质激素

近年来多认为本病应用大剂量肾上腺皮质激素对刺激骨髓生血并无作用，而有引起免疫抑制、增加感染的危险性。小量应用可以减少软组织出血。故一般用于再障患儿有软组织出血时，泼尼松的剂量一般为每日0.5 mg/kg。对先天性再生低下性贫血患儿，则应首选肾上腺皮质激素治疗。泼尼松用量开始为每日1～1.5 mg/kg，分4次口服。如果有效，在用药后1～2周即可出现效果。如果用药2周后仍不见效，还可适当加大剂量至每日 2 ~ 2.5 mg/L。如用药 1 个月仍无效，则可停用，但以后还可间断试用，因有的患者后期还可有效，有效病例在用药至血象接近正常时，即逐渐减至最小量，并隔日 1 次。约80% 左右的患儿药量可减至 5 ~ 15 mg，并隔日 1 次，少数患者还可完全停药。如果小量隔日一次不能维持，而需大量应用激素时，可考虑改用骨髓移植治疗。

4. 免疫抑制剂的应用

抗淋巴细胞球蛋白（ALG）及抗胸腺细胞球蛋白（ATG）为近年来治疗急性或严重型再障常用的药物之一。本制品最早应用于同种异体骨髓移植前作为预处理药物使用，1976 年有学者在应用 ALG 作为骨髓移植预处理治疗再障 27 例中，有 5 例骨髓虽未植活，但自身骨髓获得重建。以后陆续有一些单独应用 ALG 或 ATG 治疗严重再障的报告，其效果不完全一致。有报告统计 1976—1983 年治疗 400 例的结果有效率为 50% 有，完全缓解率 14% ~ 32%，一年生存率为 16%。1986 年我国医学科学院血液病研究所报告用 ATG 治疗 23 例严重再障总有效率为 30.4%。ALG 的一般剂量为每日 20 ~ 40 mg/kg，稀释于 250 ~ 500 mL 生理盐水中加适量激素静脉静注，以每分钟 5 ~ 10 滴的速度滴入，10 min 后如无反应，逐渐加快滴速，持续时间一般每日不短于 6 h，一个疗程 5 ~ 7 d。间隔 2 周以上，如病情需要再注射时，应注意有无变态反应。如对一种动物的 ALG 制剂产生变态反应，可改换另一种动物的制剂。近年来国外有用甲泼尼龙脉冲治疗代替 ALG 者。除了应用 ALG 或 ATG 外，同样道理也有应用环磷酰胺、长春新碱以及环孢霉素 A 治疗严重再障取得成功的报告。目前多数学者认为 ATG 应用为急性再障Ⅰ型（SAA–Ⅰ）的首选治疗。

5. 大剂量丙种球蛋白（HDIG）

可清除侵入骨髓干细胞微环境中并造成干细胞抑制的病毒，并可与 r–IFN 等淋巴因子结合，以去除其对干细胞生长的抑制作用，剂量为 1 g/（kg·d）静脉滴注，4 周 1 次，显效后适当延长间隔时间，共6 ~ 10 次。

6. 造血干细胞移植

造血干细胞的缺乏是导致再障的一个重要原因，对这类患者进行造血干细胞移植是治疗的最佳选择，对于急重症的患者已成为最有效的方法。对于配型相合的骨髓移植，有 50% ~ 80% 的患儿得到长期缓解，但由于髓源不易解决，现胎肝移植，脐血干细胞移植开始临床应用，终将代替骨髓移植。

7. 其他治疗

（1）抗病毒治疗：常用阿昔洛韦（ACV）15 mg/（kg·d）静脉点滴，疗效 10 d。

（2）改善造血微环境：应用神经刺激剂或改善微循环的药物，对造血微环境可能有改善作用、如硝酸士的宁，每周连用 5 d，每天的剂量为 1 mg、2 mg、3 mg、3.4 mg 肌注，休息 2 d 后重复使用。654–2，0.5 ~ 2 mg/（kg·d）静脉滴注，于 2 ~ 3 h 内滴完，并于每晚睡前服 654–2 等 0.25 ~ 1 mg/kg，1 个月为一疗程，休息 7 d 重复使用。

（3）中医药治疗：再以水牛角、生地、赤芍、丹皮、太子参、麦冬、女贞子、党参为主方的基础上加减，治疗效率可达 52.2%。

第三节　溶血性贫血

由于红细胞破坏过多，寿命缩短，骨髓造血功能不足以代偿红细胞的耗损而形成的贫血称为溶血性贫血。小儿时期发生的溶血性贫血可分为先天性和后天获得性两大类，各有不同病因和病种，本节仅做一总述。

一、病因分类

（一）先天性溶血性贫血（由于红细胞内在缺陷所致）

1. 红细胞膜缺陷

（1）遗传性球形细胞增多症。

（2）遗传性椭圆形细胞增多症。

（3）其他如遗传性口形细胞增多症等。

2. 血红蛋白异常

（1）地中海贫血。

（2）其他血红蛋白病。

3. 红细胞酶的缺陷

（1）红细胞葡萄糖 –6– 磷酸脱氢酶（G–6–PD）缺陷，包括蚕豆病、药物性溶血性贫血、Ⅰ型遗传性非球形细胞性溶血性贫血等。

（2）丙酮酸激酶（PK）缺乏（Ⅱ型遗传性非球形细胞性溶血性贫血）。

（3）其他红细胞酶缺乏。

（二）获得性溶血性贫血（由于红细胞外在因素所致）

1. 同种免疫性溶血性贫血：如新生儿溶血症、血型不合溶血性贫血等。

2. 自身免疫性溶血性贫血（包括温抗体型、冷抗体型）。

3. 继发于感染（如败血症、疟疾）、化学物理因素、微血管病的非免疫性溶血性贫血。

二、诊断

一般可按以下步骤考虑诊断。

（一）初步确定存在溶血性贫血

1. 临床表现

主要特点是表现为不同程度的贫血和黄疸。急性溶血性贫血起病急，急重者可有发热、寒战、恶心、呕吐，腰背四肢疼痛、头痛、腹痛，急剧发展的面色苍白。贫血重者可发生休克或心力衰竭、肾衰竭。慢性溶血性贫血起病缓慢，逐渐出现贫血、黄疸，但可短期内加重，其他全身症状不明显。由于溶血场所的不同（血管内溶血，或是血管外溶血），临床表现有不同特点（表 8–1）。

表 8–1　血管内、外溶血的不同表现

	血管内溶血	血管外溶血
病程	急	慢
病因	获得性溶血性贫血（如 G–6–PD 缺乏）	先天遗传性溶血性贫血（如遗传性球形细胞增多症）
溶血场所	红细胞在血管内破坏	红细胞在单核巨噬细胞系统中破坏
贫血程度	较重	较轻，发生溶血危象时加重
黄疸	明显	较轻，溶血危象时明显
肝脾肿大	不明显	显著，急性发作时更明显
血红蛋白尿	常见	无

2. 实验室检查

（1）红细胞破坏增加的证据：①正细胞正色素性贫血。②血清未结合胆红素增高，乳酸脱氢酶活性增高，血浆游离血红蛋白增高，结合珠蛋白减少或消失。③尿血红蛋白阳性，尿胆原增加。④红细胞寿命缩短。

（2）红细胞代偿增加的证据：①外周血网织红细胞增高，出现嗜多色性点彩红细胞或有核红细胞。②骨髓红细胞系增生旺盛。

（二）进一步明确溶血性贫血的病因

1. 先天遗传性溶血性贫血的诊断

（1）病史：可早至生后不久即发病，贫血、黄疸逐渐加重。有血管外溶血表现。多有家族史。

（2）体征：多有明显肝脾肿大，尤其是脾肿大。

（3）血象：血涂片镜检红细胞有形态改变，如球形红细胞增多（见于遗传性球形细胞增多症）、椭圆形红细胞增多（见于遗传性椭圆形细胞增多症）等。

（4）红细胞脆性试验、溶血试验。

（5）红细胞酶活性测定：目前已能做多种酶的筛选试验，如 G-6-PD、PK、P5'N（嘧啶 5' 核苷激酶）等，可测出某种酶的缺陷。

（6）血红蛋白电泳：有助于诊断地中海贫血及异常血红蛋白病等。

（7）其他检查异常血红蛋白的试验：如异丙醇试验（检测不稳定血红蛋白）、变性珠蛋白小体生成率、血红蛋白结构分析等。

2. 后天获得性溶血性贫血的诊断

（1）病史：发病诱因（如感染、药物史、输血史等）有助于诊断。

（2）实验室检查：Coombs 试验阳性提示免疫性溶血性贫血（如自身免疫性溶血性贫血）。酸溶血试验（Ham 试验）、蔗糖溶血试验有助于阵发性睡眠性血红蛋白尿症的诊断。

三、治疗原则

（一）去除病因

例如 G-6-PD 缺乏症应避免应用氧化性药物、禁食蚕豆等。对自身免疫性溶血性贫血应积极控制感染。

（二）适当应用输血

输血为急性溶血性贫血及慢性溶血性贫血发生再障危象或溶血危象时的重要急救措施。但对自身免疫性溶血性贫血应慎用，应用不当可使溶血加重。

（三）肾上腺皮质激素的应用

适用于温抗体型自身免疫性溶血性贫血。

（四）脾切除

主要用于遗传性球形细胞增多症及其他类型溶血性贫血（如地中海贫血、自身免疫性溶血性贫血）有切脾适应证者，手术年龄一般应大于 4 岁。

第四节　急性白血病

白血病是造血系统的恶性增生性疾病；其特点为造血组织中某一血细胞系统过度地增生、进入血流并浸润到各组织和器官，从而引起一系列临床表现。在我国，小儿的恶性肿瘤中以白血病的发病率最高。据调查，我国小于 10 岁小儿的白血病发生率为 3/100 000 ~ 4/100 000，男性发病率高于女性；任何年龄均可发病，新生儿亦不例外，但以学龄前期和学龄期小儿多见。小儿白血病中 90% 以上为急性白血病，慢性白血病仅占 3%、5%。

一、病因和发病机制

尚未完全明了，可能与下列因素有关。

（一）病毒因素

人类白血病的病毒病因研究已益受到重视。1986 年以来，发现属于 RNA 病毒的逆转录病毒（称人类 T 细胞白血病病毒，HTLV）可引起人类 T 淋巴细胞白血病。这种白血病曾见于日本南方的岛屿、美国和以色列，在这种白血病高发地区的正常人血清测得 HTLV 抗体，证明病毒确可引起人类白血病。

病毒引起白血病的发病机制未明，近年来实验研究提示可能与癌基因有关；人类和许多哺乳动物，以及禽类的染色体基因组中存在着癌基因，在正常情况时，其主要功能为控制细胞的生长和分化，而在某些致癌物质和病毒感染的作用下，癌基因可发生畸变，导致功能异常而引起细胞癌变，逆转录病毒的 RNA 中存在着病毒癌基因，它的结构与人类和许多哺乳动物的癌基因类似，这种病毒感染宿主的细胞后，病毒癌基因通过转导截断突变癌基因或使其畸变，激活了癌基因的癌变潜力，从而导致白血病的发

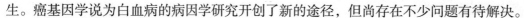

生。癌基因学说为白血病的病因学研究开创了新的途径，但尚存在不少问题有待解决。

（二）物理和化学因素

电离辐射能引起白血病。小儿对电离辐射较为敏感，在曾经放射治疗胸腺瘤的小儿，白血病发生率较正常小儿高 10 倍；妊娠妇女照射腹部后，其新生儿的白血病发病率比未经照射者高 17.4 倍、电离辐射引起白血病的机制未明，可能因放射线激活隐藏体内的白血病病毒使癌基因畸变，或因抑制机体免疫功能而致发病。

苯及其衍生物、氯霉素、保泰松和细胞毒药物均可诱发急性白血病。化学物质与药物诱发白血病的机制未明，有可能是这些物质破坏了机体免疫功能，使免疫监视功能降低，从而导致白细胞发生癌变。

（三）体质因素

白血病不属遗传性疾病，但在家族中却可有多发性恶性肿瘤的情况。少数患儿可能患有其他遗传性疾病，如 21- 三体综合征、先天性睾丸发育不全症、先天性再生障碍性贫血伴有多发畸形（Fanconi 贫血）、先天性远端毛细血管扩张性红斑症（Bloom 综合征）以及严重联合免疫缺陷病等，这些疾病患儿的白血病发病率比一般小儿明显增高。此外，同卵孪小儿中一个患急性白血病，另一个患白血病的概率为 20%，比双卵孪生儿的发病数高 12 倍。以上现象均提示白血病的发生与遗传素质有关。

二、分类和分型

急性白血病的分类或分型对于诊断、治疗和提示预后都有一定意义。根据增生的白细胞种类的不同，可分为急性淋巴细胞白血病（急淋）和急性非淋巴细胞白血病（急非淋）两大类，前者在小儿中的发病率较高。目前，常采用形态学（M）、免疫学（I）及细胞遗传学（C），即 MIC 综合分型，更有利于指导治疗和提示预后。

（一）急性淋巴细胞白血病（ALL）

1. FAB 分型

根据原淋巴细胞形态学的不同，分为 3 种类型。

（1）L_1 型：以小细胞为主，其平均直径为 6.6μm，核染色质均匀，核形规则，核仁很小，一个或无，胞质少，胞质空泡不明显。

（2）L_2 型：以大细胞为主，大小不一，其平均直径为 8.7μm，核染色质不均匀，核形不规则，核仁一个或数个，较大，胞质量中等，胞质空泡不定。

（3）L_3 型：以大细胞为主，细胞大小一致，核染色质细点状，均匀，核形规则，核仁一个或多个，胞质量中等，胞质空泡明显。上述 3 型中以 L_1 型多见，占 80% 以上，L_3 则最少，占 4% 以下。

2. 临床分型

分型标准尚无统一意见，根据全国小儿血液病会议提出的标准可分为 2 型。

（1）高危型急性淋巴细胞白血病（HR-ALL）：凡具备下述 1 项或多项与小儿急淋预后密切相关的危险因素者为 HR-ALL：①不足 12 个月的婴儿白血病。②诊断时已发生中枢神经系统白血病（CNSL）和（或）睾丸白血病（TL）者。③染色体核型为 t（4；11）或 t（9；22）异常者。④少于 45 条染色体的低二倍体者。⑤诊断时外周血白细胞计数 > 50×10^9/L 者。⑥泼尼松试验不良效应者（泼尼松每日 60 mg/m² 诱导 7 d，第 8 天外周血白血病细胞 > 1×10^9/L）。⑦高危型急淋经诱导化疗 6 周不能完全缓解者。

（2）标危型急性淋巴细胞 C 血病（SH-ALL）：不具备上述任何一项危险因素，或 B 系 ALL 有 t（12；21）染色体核型者。

（二）急性非淋巴细胞白血病（ANLL）

FAB 分型分为以下几类。

1. 原粒细胞白血病未分化型（M_1）

骨髓中原粒细胞不低于 90%，早幼粒细胞很少，中幼粒以下各阶段细胞极少见，可见 Auer 小体。

2. 原粒细胞白血病部分分化型（M_2）

骨髓中原粒和早幼粒细胞共占 50% 以上，可见多少不一的中幼粒、晚幼粒和成熟粒细胞，可见 Auer 小体；M_{2b} 型即以往命名的亚急性粒细胞白血病，骨髓中有较多的核、浆发育不平衡的中幼粒细胞。

3. 颗粒增多的早幼粒细胞白血病（M_3）

骨髓中颗粒增多的异常早幼粒细胞占 30% 以上，胞质多少不一，胞质中的颗粒形态分为粗大密集和细小密集两类，据此又可分为两型，即粗颗粒型（M_{3a}）和细颗粒型（M_{3b}）。

4. 粒 - 单核细胞白血病（M_4）

骨髓中幼稚的粒细胞和单核细胞同时增生，原始及幼稚粒细胞 > 20%；原始、幼稚单核和单核细胞不低于 20%；或原始、幼稚和成熟单核细胞 > 30%，原粒和早幼粒细胞 > 10%。除以上特点外，骨髓中异常嗜酸粒细胞增多。

5. 单核细胞白血病（M_5）

骨髓中以原始、幼稚单核细胞为主。可分为两型。

（1）未分化型，原始单核细胞为主，> 80%。

（2）部分分化型，骨髓中原始及幼稚单核细胞 > 30%，原始单核细胞 < 80%。

6. 红白血病（M_6）

骨髓中有核红细胞 > 50%，以原始及早幼红细胞为主，且常有巨幼样变；原粒及早幼粒细胞 > 30%。外周血可见幼红及幼粒细胞；粒细胞中可见 Auer 小体。

7. 急性巨核细胞白血病（M_7）

骨髓中原始巨核细胞 > 30%；外周血有原始巨核细胞。

（三）特殊类型白血病

如多毛细胞白血病、浆细胞 C 血病、嗜酸粒细胞白血病等，在儿科均罕见。

三、临床表现

各型急性白血病的临床表现基本相同，主要表现如下。

（一）起病

大多较急。少数缓慢，早期症状有面色苍白、精神不振、乏力、食欲低下，鼻出血或齿龈出血等；少数患儿以发热和类似风湿热的骨关节痛为首发症状。

（二）发热

多数患儿起病时有发热，热型不定，可低热、不规则发热、持续高热或弛张热，一般不伴寒战。发热原因之一是白血病发热，多为低热且抗生素治疗无效；另一原因是感染，常见者为呼吸道炎症、齿龈炎、皮肤疖肿、肾盂肾炎、败血症等。

（三）贫血

出现较早，并随病情发展而加重，表现为苍白、虚弱无力、活动后气促等。贫血主要是由于骨髓造血干细胞受到抑制所致。

（四）出血

以皮肤和黏膜出血多见，表现为紫癜、瘀斑、齿龈出血，消化道出血和血尿。偶有颅内出血，为引起死亡的重要原因之一；出血的主要原因是由于骨髓被白血病细胞浸润，巨核细胞受抑制使血小板的生成减少。血小板还可有质的改变而致功能不足，从而加剧出血倾向。白血病细胞浸润肝脏，使肝功能受损，纤维蛋白原、凝血酶原和第 V 因子等生成不足，亦与出血的发生有关；感染和白血病细胞浸润使毛细血管受损，血管通透性增加，也可导致出血倾向。此外，当并发弥散性血管内凝血时，出血症状更加明显。在各类型白血病中，以 M_3 型白血病的出血最为显著。

（五）白血病细胞浸润引起的症状和体征

1. 肝、脾、淋巴结肿大

肿大的肝、脾质软，表面光滑，可有压痛。全身浅表淋巴结轻度肿大，但多局限于颈部、颌下、腋下和腹股沟等处；有时因纵隔淋巴结肿大引起压迫症状而发生呛咳、呼吸困难和静脉回流受阻。

2. 骨和关节浸润

约 25% 患儿以四肢长骨、肩、膝、腕、踝等关节疼痛为首发症状，其中部分患儿呈游走性关节痛，局部红肿现象多不明显，并常伴有胸骨压痛。骨骼 X 射线检查可见骨质疏松、溶解，骨骺端出现密度减低横带和骨膜下新骨形成等征象。

3. 中枢神经系统浸润

白血病细胞侵犯脑实质和（或）脑膜时即引起中枢神经系统白血病（CNSL）。由于近年联合化疗的进展，使患儿的寿命得以延长，但因多数化疗药物不能透过血脑屏障，故中枢神经系统便成为白血病细胞的"庇护所"，造成 CNSL 的发生率增高。浸润可发生于病程中任何时候，但多见于化疗后缓解期。它是导致急性白血病复发的主要原因。常见症状为颅内压增高，出现头痛、呕吐、嗜睡、视盘水肿等。浸润脑膜时，可出现脑膜刺激征。

4. 睾丸浸润

白血病细胞侵犯睾丸时即引起睾丸白血病（TL），表现为局部肿大、触痛，阴囊皮肤可呈现红黑色。由于化疗药物不易进入睾丸，在病情完全缓解时，该处白血病细胞仍存在，常成为导致白血病复发的另一重要原因。

5. 绿色瘤

绿色瘤是急性粒细胞白血病的一种特殊类型，白血病细胞浸润眶骨、颅骨、胸骨、肋骨或肝、肾、肌肉等，在局部呈块状隆起而形成绿色瘤；此瘤切面呈绿色，暴露于空气中绿色迅速消退，这种绿色素的性质尚未明确，可能是光紫质或胆绿蛋白的衍生物。

6. 其他器官浸润

少数患儿有皮肤浸润，表现为丘疹、斑疹、结节或肿块；心脏浸润可引起心肌扩大，传导阻滞、心包积液和心力衰竭等；消化系统浸润可引起食欲不振、腹痛、腹泻，出血等；肾脏浸润可引起肾肿大、蛋白尿、血尿、管型尿等；齿龈和口腔黏膜浸润可引起局部肿胀和口腔溃疡，这在急性单核细胞白血病较为常见。

四、实验室检查

为确诊白血病和观察疗效的重要方法

（一）血象

红细胞及血红蛋白均减少，大多为正细胞正血色素性贫血。网织红细胞数大多较低，少数正常，偶在外周血中见到有核红细胞，白细胞数增高者约占 50% 以上，其余正常或减少，但在整个病程中白细胞数可有增、减变化。白细胞分类示原始细胞和幼稚细胞占多数。血小板减少。

（二）骨髓象

骨髓检查是确立诊断和评定疗效的重要依据；典型的骨髓象为该类型白血病的原始及幼稚细胞极度增生；幼红细胞和巨核细胞减少。但有少数患儿的骨髓表现为增生低下，其预后和治疗均有特殊之处。

（三）组织化学染色

1. 过氧化酶

在早幼阶段以后的粒细胞为阳性；幼稚及成熟单核细胞为弱阳性；淋巴细胞和浆细胞均为阴性。各类型分化较低的原始细胞均为阴性。

2. 酸性磷酸酶

原始粒细胞大多为阴性，早幼粒以后各阶段粒细胞为阳性；原始淋巴细胞弱阳性，T 细胞强阳性，B 细胞阴性；原始和幼稚单核细胞强阳性。

3. 碱性磷酸酶

成熟粒细胞中此酶的活性在急性粒细胞白血病时明显降低，积分极低或为 0；在急性淋巴细胞白血病时积分增加；在急性单核细胞白血病时积分大多正常。

4. 苏丹黑

此染色结果与过氧化酶染色的结果相似，原始及早幼粒细胞阳性；原淋巴细胞阴性；原单核细胞弱阳性。

5. 糖原

原始粒细胞为阴性，早幼粒细胞以后各阶段粒细胞为阳性；原始及幼稚淋巴细胞约半数为强阳性，余为阳性；原始及幼稚单核细胞多为阳性。

6. 非特异性酯酶（萘酚酯 NASDA）

这是单核细胞的标记酶，幼稚单核细胞强阳性，原始粒细胞和早幼粒细胞以下各阶段细胞均为阳性或弱阳性，原始淋巴细胞为阴性或弱阳性。

（四）溶菌酶检查

血清中的溶菌酶主要来源于破碎的单核细胞和中性粒细胞，测定血清与尿液中溶菌酶的含量可以协助鉴别白血病细胞类型。正常人血清含量为 4 ~ 20 mg/L；尿液中不含此酶。在急性单核细胞白血病时，其血清及尿液的溶菌酶浓度明显增高；急性粒细胞白血病时中度增高；急性淋巴细胞白血病时则减少或正常。

五、诊断和鉴别诊断

典型病例根据临床表现、血象和骨髓象的改变即可做出诊断。发病早期症状不典型，特别是白细胞数正常或减少者，其血涂片不易找到幼稚白细胞时，可使诊断发生困难。须与以下疾病鉴别。

（一）再生障碍性贫血

本病血象呈全血细胞减少；肝、脾、淋巴结肿大；骨髓有核细胞增生低下，无幼稚白细胞增生。

（二）传染性单核细胞增多症

本病肝、脾、淋巴结常肿大；白细胞数增高并出现异型淋巴细胞，易与急性淋巴细胞白血病混淆、但本病病程经过一般良好，血象多于 1 个月左右恢复正常；血清嗜异性凝集反应阳性；骨体无白血病改变。

（三）类白血病反应

类白血病反应为造血系统对感染，中毒和溶血等刺激因素的一种异常反应，以外周血出现幼稚白细胞或白细胞数增高为特征。当原发疾病被控制后，血象即恢复正常。此外，血小板数多正常，白细胞有中毒性改变，如中毒颗粒和空泡形成；中性粒细胞碱性磷酸酶积分显著增高等，可与白血病区别。

六、治疗

急性白血病的治疗主要是以化疗为主的综合疗法，其原则是要：①早期诊断、早期治疗。②应严格区分患儿的白血病类型，按照类型选用不同的化疗药物联合治疗。③药物剂量要足，治疗过程要间歇。④要长期治疗，交替使用多种药物，同时要早期防治中枢神经系统白血病和睾丸白血病，注意支持疗法。持续完全缓解 2.5 ~ 3.5 年者方可停止治疗。

（一）支持疗法

1. 防治感染

在化疗阶段，保护性环境隔离对防止外源性感染具有较好效果。用抗化素预防细菌性感染，可减少感染性并发症。并发细菌性感染时，应根据不同致病菌和药敏试验结果选用有效的抗生素治疗。长期化疗常并发真菌感染，可选用抗真菌药物如制霉菌素，两性霉素 B 或氟康唑等治疗；并发疱疹病毒感染者可用阿昔洛韦治疗；怀疑并发卡氏囊虫肺炎者，应及早采用复方新诺明治疗。

2. 输血和成分输血

明显贫血者可输给红细胞；因血小板减少而致出血者，可输浓缩血小板。有条件时可酌情静脉输注丙种球蛋白。

3. 集落刺激因子

化疗期间如骨髓抑制明显者，可给予 G-CSF、GM-CSF 等集落刺激因子。

4. 高尿酸血症的防治

在化疗早期，由于大量白血病细胞破坏分解而引起高尿酸血症，导致尿酸结石梗阻、少尿或急性肾衰竭，故应注意多喝水以利尿。为预防高尿酸血症，可口服别嘌呤醇。

5. 其他

在治疗过程中，要增加营养。有发热、出血时应卧床休息。要注意口腔卫生，防止感染和黏膜糜烂。并发弥散性血管内凝血时，可用肝素治疗。

（二）化学药物治疗

目的是杀灭白血病细胞，解除白血病细胞浸润引起的症状，使病情缓解以至治愈。急性白血病的化疗通常按下述次序分阶段进行。

1. 诱导治疗

诱导缓解治疗是患儿能否长期无病生存的关键，需联合数种化疗药物，最大限度地杀灭白血病细胞。从而尽快达到完全缓解、柔红霉素（DNR）和左旋门冬酰胺酶（L-ASP）是提高急性淋巴细胞白血病（ALL）完全缓解率和长期生存率的两个重要药物，故大多数 ALL 诱导缓解方案均为包含这两种药物的联合化疗，如 VDLP 等。而阿糖胞苷（Ara-c）也是治疗急性非淋细胞白血病的重要药物之一。

2. 巩固治疗

强力的巩固治疗是在缓解状态下最大限度地杀灭微小残留白血病细胞（MRLC）的有力措施，可有效地防止早期复发，并使在尽可能少的 MRLC 状况下进行维持治疗。

3. 预防髓外白血病

由于大多数药物不能到达中枢神经系统、睾丸等部位，如果不积极预防髓外白血病，则 CNSL 在 3 年化疗期间的发生率可高达 50% 左右。TL 的发生率在男孩可有 5% ～ 30%。CNSL 和 TL 会导致骨髓复发、治疗失败，因此有效的髓外白血病的预防是白血病特别是急性淋巴细胞白血病患儿获得长期生存的关键之一。通常首选大剂量氨甲蝶呤 + 四氢叶酸钙（HDMTX + CF）方案，配合氨甲蝶呤（MTX）、Ara-c 和地塞米松三联药物鞘内注射治疗。ANLL 选用三联药物鞘内注射。

4. 维持治疗和加强治疗

为了巩固疗效，达到长期缓解或治愈的目的，必须在上述疗程后进行维持治疗和加强治疗。

（三）造血干细胞移植

这是将正常的造血干细胞移植到患儿骨髓内使增殖和分化，以取代患儿原来的有缺陷的造血细胞，重建其造血和免疫功能，从而达到治疗的目的。造血干细胞取自骨髓者称骨髓移植，取自外周血或脐带血者分别称外周血造血干细胞移植和脐带血造血干细胞移植；造血干细胞移植法不仅提高患儿的长期生存率，而且还可能根治白血病。随着化疗效果的不断提高，目前造血干细胞移植多用于急性非淋巴细胞白血病和部分高危型急性淋巴细胞白血病患儿，一般在第 1 次化疗完全缓解后进行，其 5 年无病生存率为 50% ～ 70%；标危型急性淋巴细胞白血病一般不采用此方法。

（四）常用化疗方法举例

1. 高危急性淋巴细胞白血病的化疗

（1）诱导治疗：例如 VDLP 方案 4 周；长春新碱（VCR）1.5 mg/m^2（每次最大量不超过 2 mg）静脉注射，每周 1 次，共 4 次；柔红霉素（DNR）30 mg/m^2，快速静脉滴注，第 8 至第 10 天使用，共 3 次，左旋门冬酰胺酶（L-Asp）5 000 ～ 10 000 U/m^2，静脉滴注或肌内注射，从第 9 天开始隔日 1 次，共 8 次；泼尼松第 1 ～ 28 天使用，每日 60 mg/m^2，分 3 次口服，第 29 天开始每 2 日减半量，1 周内减停。

（2）巩固治疗：在诱导治疗 28 d 达完全缓解时，宜在第 29 ～ 32 天开始巩固治疗。例如 CAM 方案：环磷酰胺（CTX）800 ～ 1 000 mg/m^2，于第 1 天快速静脉滴注（注意水化和保持尿碱性）；阿糖胞 +（Ara-c）1 g/m^2，第 2 ～ 4 天使用，每 12 h 静脉滴注 1 次，共 6 次；6-MP 每日 50 mg/m^2，第 1 ～ 7 天使用，晚间 1 次口服。

（3）早期强化治疗：例如 VDLDex 方案：VCR、DNR 均于第 1 天，第 8 天各 1 次，剂量同前；L-Asp 5 000 ~ 10 000 U/m²，于第 2 天、第 4 天、第 6 天、第 8 天使用，共 4 次；DEX 每日 8 mg/m²，第 1 ~ 14 天使用，第 3 周减停。休息 1 ~ 2 周，接依托泊苷（鬼臼乙叉甙，VP16）+ Ara-c 方案：VP16 100 mg/m² 静脉滴注，然后继续滴注 Ara-c 300 mg/m²，于第 1 天，第 4 天，第 7 天使用，共 3 次。

（4）维持治疗：6-MP + MTX，6-MP 每日 75 mg/m²，夜间睡前顿服，共 21 次；MTX 每次 20 ~ 30 mg/m²，肌内注射或口服，每周 1 次，连用 3 周；接着 VDLDex 1 周（剂量同前）；如此重复序贯用药，遇强化治疗暂停。

（5）加强治疗：自维持治疗期起，每年第 3、第 9 个月各用 COADex 方案 1 个疗程（CTX 为 600 mg/m²，其余剂量和用法同前，其中 O 即 VCR）；每年第 6 个月用 VDLDex 方案（用法同早期强化治疗）；每年第 12 个用替尼泊苷（Vm²6）或 VP16 + Ara-c1 个疗程（同早期强化治疗）。

（6）HDMTX + CF 治疗和鞘内注射：未做颅脑放射治疗者，从维持治疗第 2 个月开始，每 3 个月 1 次 HDMTX + CF，共 8 次，然后每 3 个月三联鞘内注射 1 次。已做颅脑放射治疗者，只能采用三联鞘注，每 12 周 1 次直至终止治疗。

总疗程自维持治疗算起，女孩为 3 年，男孩为 3.5 年。

2. 标危型急性淋巴细胞白血病化疗

基本同高危急性淋巴细胞白血病，但 DNR 在诱导治疗时减为 2 次；在髓外白血病预防中，一般不用放疗；加强治疗为每年强化 1 次，第 1，第 3 年末选用 VDLDex，第 2 年末选用 VP16 + Ara-c；维持期 HD-MTX + CF 共用 6 次，总疗程自维持治疗算起，女孩两年半，男孩 3 年。

3. 急性非淋巴细胞白血病的治疗

（1）诱导治疗：① DA 方案：DNR 每日 30 ~ 40 mg/m²，静脉滴注，每日 1 次，第 1 ~ 3 天使用；Ara-c 每日 100 ~ 200 mg/m² 静脉滴注或肌内注射，分 2 次（2 h 一次），第 1 ~ 7 天使用。② DEA 方案：DNR 和 Ara-c 同上；VP16（或 Vm²6）每日 100 ~ 150 mg/m²，静脉滴注，每日 1 次，第 5 ~ 7 天使用。

（2）缓解后治疗：①巩固治疗采用原有效的诱导方案 1 ~ 2 个疗程。②维持治疗常选用 DA、DAE、COAP、CAM 中 3 个有效方案作序贯治疗，第 1 年每月 1 个疗程，第 2 年每 6 ~ 8 周 1 个疗程，第 3 年每 8 ~ 12 周 1 个疗程，维持 3 年左右终止治疗。或选用 HDAra-c + DNR（或）VP16 方案：Ara-c 每 12 h 静脉滴注 1 次，每次 2 mg/m²，第 4 ~ 6 天使用；DNR 每日 30 mg/m²，每日静脉滴注 1 次，第 1 ~ 2 天使用；当 DNR 累积量大于 360 mg/m²，改为 VP16 每日 100 mg/m² 静脉滴注，第 1 天，第 3 天各用一次。疗程间歇 3 ~ 5 周，共 4 ~ 6 个疗程后终止治疗。

七、预后

近十年来由于化疗的不断改进，急性淋巴细胞白血病已不再被认为是致死性疾病，5 年无病生存率达 70% ~ 80%；急性非淋巴细胞白血病的初治完全缓解率亦已达 80%，5 年无病生存率 40% ~ 60%。

第九章 泌尿系统疾病

第一节 急性肾小球肾炎

急性肾小球肾炎（AGN）简称急性肾炎，是儿科常见的一种与感染有关的急性免疫反应性肾小球疾病。其临床主要表现为急性起病，水肿、少尿、血尿和不同程度蛋白尿、高血压或肾功能不全，病程多在1年内。

本病在我国是一常见的儿科疾患，占小儿泌尿系统疾病的首位。多见于儿童及青少年，2岁以内者少见，男女之比为2∶1。发病以秋冬季节较多。绝大多数预后良好，少部分可能迁延。

一、病因与发病机制

本病绝大多数由链球菌感染后引起，故又称急性链球菌感染后肾炎（APSGN）。其他细菌、病毒、原虫或肺炎支原体等也可导致急性肾炎，但较少见。故本节主要介绍 APSGN。

目前已明确本病的发生与 A 组 β 溶血性链球菌中的致肾炎菌株感染有关。所有致肾炎菌株均有共同的致肾炎抗原性，包括菌壁上的 M 蛋白内链球菌素、"肾炎菌株协同蛋白（NSAP）"。

其主要发病机制为抗原抗体免疫复合物引起肾小球毛细血管炎症病变，有循环免疫复合物致病学说、原位免疫复合物致病学说和某些链球菌通过神经氨酸酶的作用或其产物如某些菌株产生的唾液酸酶，与机体的 IgG 结合，改变了 IgG 的化学组成或其免疫原性，产生自身抗体和免疫复合物而致病学说。

上述链球菌有关抗原诱发的免疫复合物或链球菌的菌体外毒素激活补体系统，在肾小球局部造成免疫病理损伤，引起炎性过程。APSGN 的发病机制见图 9-1。

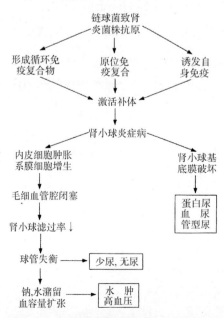

图 9-1 急性链球菌感染后肾炎的发病机制

二、病理

主要病理特点为急性、弥漫性、渗出性、增殖性肾小球肾炎。光镜下可见肾小球体积增大、毛细血管内皮细胞和系膜细胞增生肿胀，基质增生。急性期有多型核白细胞浸润，毛细血管腔狭窄甚至闭锁、塌陷。部分患儿可见上皮细胞节段性增生所形成的新月体，使肾小囊腔受阻。肾小管病变较轻，呈上皮细胞变性，间质水肿及炎症细胞浸润。电镜检查可见电子致密物呈驼峰状在上皮细胞下沉积，为本病的特征。免疫荧光检查在急性期可见粗颗粒状的 IgG、C3 沿肾小球毛细血管襻和（或）系膜区沉积，有时也可见到 IgM 和 IgA 沉积。

三、临床表现

急性肾炎临床表现轻重悬殊，轻者仅表现为无症状性镜下血尿，重者可呈急进性过程，短期内出现肾功能不全。

（一）前驱感染

90% 病例有前驱感染史，以呼吸道及皮肤感染为主。在前驱感染后经 1 ~ 3 周无症状的间歇期而急性起病。间歇期长短与前驱感染部位有关，咽炎引起者 6 ~ 12 d，平均 10 d，多有发热、颈部淋巴结大及咽部渗出。皮肤感染者 14 ~ 28 d，平均 20 d。

（二）典型表现

起病时可有低热、乏力、头痛、头晕、恶心呕吐、食欲减退、腹痛及鼻出血等症状，体检在咽部、皮肤等处发现前驱感染未彻底治愈的残迹。典型表现如下。

1. 水肿少尿

70% 的病例病初表现为晨起颜面及眼睑水肿，重者 2 ~ 3 d 遍及全身。水肿多呈非凹陷性。水肿同时伴尿量减少。

2. 血尿

50% ~ 70% 患儿有肉眼血尿，酸性尿呈烟灰水样或茶褐色，中性或弱碱性尿呈鲜红色或洗肉水样，1 ~ 2 周后转为镜下血尿。镜下血尿可持续 1 ~ 3 个月，少数可持续半年或更久。同时常伴有不同程度的蛋白尿，一般尿蛋白定量 < 3 g/d，有 20% 病例可达肾病水平。

3. 高血压

30% ~ 80% 的病例有高血压，一般呈轻中度增高，为 16.0 ~ 20.0/10.7 ~ 14.7 kPa（120 ~ 150/80 ~ 110 mmHg），1 ~ 2 周后随尿量增多血压恢复正常。

（三）严重表现

少数病例在疾病早期（2 周内）可出现下列严重症状，应及早发现，及时治疗。

1. 严重循环充血

多发生在起病 1 周内，主要是由于水钠潴留，血容量增加使循环负荷过重所致。轻者仅表现为气急、心率增快，肺部出现少许湿啰音等。严重者可出现呼吸困难，端坐呼吸，颈静脉怒张，频咳、吐粉红色泡沫痰，两肺满布湿啰音，心脏扩大，甚至出现奔马律，肝大压痛，水肿加剧。如不及时抢救，可在数小时内迅速出现肺水肿而危及患儿生命。

2. 高血压脑病

在疾病早期，由于脑血管痉挛，导致脑缺血缺氧、血管渗透性增高发生脑水肿。近年亦有人认为是脑血管扩张所致。血压（尤其是舒张压）急剧升高 > 18.7/12.0 kPa（140/90 mmHg），伴视力障碍、惊厥或昏迷三项之一者即可诊断。年长儿可诉剧烈头痛、呕吐、复视或一过性失明。高血压控制后上述症状迅速消失。

3. 急性肾功能不全

主要由于肾小球内皮细胞和系膜细胞增生，肾小球毛细血管腔变窄、甚至阻塞，肾小球血流量减少，滤过率降低所致。表现为少尿、无尿等症状，引起暂时性氮质血症、电解质紊乱和代谢性酸中毒。

一般持续 3 ~ 5 d，不超过 10 d 迅速好转。

若持续数周仍不恢复，则预后严重，病理上可能有大量新月体形成。

四、辅助检查

（一）尿液检查

尿蛋白可在 + ~ + + +，且与血尿的程度相平行，尿镜检除多少不等的红细胞外，可见透明、颗粒或红细胞管型，疾病早期可见较多白细胞及上皮细胞，并非感染。尿常规一般 4 ~ 8 周恢复正常，12 h 尿细胞计数 4 ~ 8 个月恢复正常。急性期尿比重多增高。

（二）血常规检查

常有轻、中度贫血，与血容量增多、血液稀释有关，待利尿消肿后即可恢复正常。白细胞轻度升高或正常。血沉增快，一般 2 ~ 3 个月恢复正常。

（三）肾功能及血生化检查

血尿素氮和肌酐一般正常，明显少尿时可升高。肾小管功能正常。持续少尿、无尿者，血肌酐升高，内生肌酐清除率降低，尿浓缩功能受损。早期还可有轻度稀释性低钠血症，少数出现高血钾及代谢性酸中毒。

（四）抗链球菌溶血素 O（ASO）抗体测定

50% ~ 80% 患儿 ASO 升高，通常于链球菌感染 2 ~ 3 周开始升高，3 ~ 5 周达高峰，50% 于 3 ~ 6 个月恢复正常，75% 于 1 年内恢复正常。判断结果时应注意：①早期应用抗生素治疗者可影响阳性率。②某些致肾炎菌株可能不产生溶血素 O。③脓皮病患者 ASO 常不增高。

（五）血清补体测定

80% ~ 90% 的急性期患儿血清补体 C3 下降，6 ~ 8 周恢复正常。若超过 8 周补体持续降低，应考虑为膜增殖性肾小球肾炎。血清补体下降程度与急性肾炎病情轻重无明显相关性，但对急性肾炎的鉴别诊断有重要意义。

（六）肾活组织病理检查

急性肾炎出现以下情况时考虑肾活检：①持续性肉眼血尿在 3 个月以上者。②持续性蛋白尿和血尿在 6 个月以上者。③发展为肾病综合征者。④肾功能持续减退者。

五、诊断和鉴别诊断

典型病例诊断不难，根据：①起病前 1 ~ 3 周有链球菌前驱感染史。②临床表现有水肿、少尿、血尿、高血压。③尿检有蛋白、红细胞和管型。④急性期血清 C3 下降，伴或不伴有 ASO 升高即可确诊。但应注意与下列疾病鉴别。

（一）其他病原体感染后引起的肾炎

多种病原体感染可引起急性肾炎，如细菌（葡萄球菌、肺炎球菌等）、病毒（乙肝病毒、流感病毒、EB 病毒、水痘病毒和腮腺炎病毒等）、支原体、原虫等。可从原发感染灶及各自的临床特点进行鉴别。如病毒性肾炎，一般前驱期短，3 ~ 5 d，临床症状轻，无明显水肿及高血压，以血尿为主，补体 C3 不降低，ASO 不升高。

（二）IgA 肾病

以血尿为主要症状，表现为反复发作性肉眼血尿，常在上呼吸道感染后 1 ~ 2 d 出现血尿，多无水肿、高血压、血清 C3 正常，确诊依靠肾活检。

（三）慢性肾炎急性发作

患儿多有贫血、生长发育落后等体征。前驱感染期甚短或不明显，肾功能持续异常，尿比重低且固定可与急性肾炎鉴别。尿液改变以蛋白增多为主。

（四）特发性肾病综合征

具有肾病综合征表现的急性肾炎需与特发性肾病综合征鉴别。若患儿呈急性起病，有明确的链球菌感染证据，血清 C3 降低，肾活检病理为毛细血管内增生性肾炎，有助于急性肾炎的诊断。

（五）其他

还应与急进性肾炎或其他系统性疾病引起的肾炎如紫癜性肾炎、系统性红斑狼疮性肾炎、乙肝病毒相关性肾炎等鉴别。

六、治疗

本病为自限性疾病，无特异治疗。主要是对症处理，清除残留感染病灶，纠正水电解质紊乱，防止急性期并发症，保护肾功能，以待自然恢复。重点把好防治少尿和高血压两关。

（一）严格休息

急性期（起病 2 周内）绝对卧床休息，水肿消退、血压正常、肉眼血尿消失，即可下床作轻微活动或室外散步。血沉正常可上学，但 3 个月内应避免重体力活动。待 12 h 尿沉渣细胞绝对计数正常后方可恢复体力活动。

（二）合理饮食

有水肿及高血压者应限盐，食盐限制在 1 ~ 2 g/d。对有严重少尿、循环充血者，每日水分摄入一般以不显性失水加尿量计算。有氮质血症者应限蛋白入量，可给予优质动物蛋白 0.5 g/（kg·d）。供给高糖饮食以满足小儿热量需要。待尿量增加、水肿消退、血压正常、氮质血症消除后应尽早恢复正常饮食，以保证小儿生长发育的需要。

（三）控制感染

应用抗生素的目的是彻底清除体内感染灶，对疾病本身无明显作用。疾病早期给予青霉素 10 ~ 14 d 或据培养结果换用其他敏感抗生素，应注意勿选用对肾有损害的药物。

（四）对症治疗

1. 利尿

经控制水盐入量仍水肿、少尿者可用噻嗪类利尿剂，如氢氯噻嗪 1 ~ 2 mg/（kg·d），分 2 ~ 3 次口服。无效时可静脉注射强效的襻利尿剂，如每次呋塞米 1 mg/kg，每日 1 ~ 2 次，静脉注射剂量过大时可有一过性耳聋。

2. 降压

凡经休息、利尿及限制水盐后，血压仍高者应给予降压药。首选硝苯地平，开始剂量为 0.25 mg/（kg·d），最大剂量 1 mg/（kg·d），分 3 次口服。亦可用卡托普利等血管紧张素转换酶抑制剂，初始剂量为 0.3 ~ 0.5 mg/（kg·d），最大剂量 5 ~ 6 mg/（kg·d），分 3 次口服，与硝苯地平交替使用降压效果更佳。严重病例用利舍平，首剂 0.07 mg/kg（每次最大量不超过 2 mg）肌内注射，必要时间隔 12 h 重复一次，用 1 ~ 2 剂后改为 0.02 ~ 0.03 mg/（kg·d），分 2 ~ 3 次口服。

（五）严重循环充血的治疗

1. 严格限制水盐入量和应用强利尿剂呋塞米，促进液体排出，矫正水钠潴留，恢复正常血容量，而不在于应用洋地黄制剂。

2. 有肺水肿表现者，除一般对症治疗外，可加用硝普钠 5 ~ 20 mg 溶于 5% 葡萄糖液 100 mL 中，以 1 μg/（kg·min）速度静脉滴注，严密监测血压，随时调整药液的滴速，不宜超过 8 μg/（kg·min），防止发生低血压。滴注时药液、针筒、输液管等须用黑纸覆盖，以免药物遇光分解。

3. 对难治病例可采用腹膜透析或血液透析治疗。

（六）高血压脑病的治疗

原则为选用降压效力强而迅速的药物。首选硝普钠，用法同上。通常用药后 1 ~ 5 min 内可使血压明显下降，抽搐立即停止，并同时静脉注射呋塞米每次 2 mg/kg。有惊厥者给予地西泮止痉，每次 0.3 mg/kg，总量不超过 10 mg，缓慢静脉注射。如在静脉注射苯巴比妥钠后再静脉注射地西泮，应注意发生呼吸抑制可能。

（七）急性肾功能不全的治疗

1. 应严格限制液体入量，掌握"量出为入"的原则。每日液量＝前一天尿量＋不显性失水量＋异常丢失液量－内生水量。不显性失水按 400 mL/（$m^2 \cdot d$），内生水量按 100 mL/（$m^2 \cdot d$）计算。

2. 注意纠正水电解质酸碱平衡紊乱；积极利尿，供给足够热量，以减少组织蛋白质分解。

3. 必要时及早采取透析治疗。

七、预后与预防

急性肾炎预后好。95%APSGN 病例能完全恢复，＜ 5% 的病例可有持续尿异常，死亡率低于 1%。目前主要死因是急性肾衰竭。远期预后小儿比成人佳，一般认为 80% ~ 95% 终将痊愈。

影响预后的因素可能有：①与病因有关，一般病毒所致者预后较好。②散发者较流行者差。③成人比儿童差，老年人更差。④急性期伴有重度蛋白尿且持续时间久，肾功能受累者预后差。⑤组织形态学上呈系膜显著增生，40% 以上肾小球有新月体形成者，"驼峰"不典型（如过大或融合）者预后差。最根本的是预防链球菌感染。平时应加强锻炼，注意皮肤清洁卫生，减少呼吸道及皮肤感染。一旦发生感染则应及早彻底治疗。感染后 1 ~ 3 周内应注意反复查尿常规，以便及早发现异常，及时治疗。

第二节　肾病综合征

肾病综合征（NS）简称肾病，是由多种原因引起的肾小球滤过膜通透性增高，致使大量血浆蛋白质从尿中丢失，从而引起一系列病理生理改变的一种临床综合征。其临床特征为大量蛋白尿、低清蛋白血症、高脂血症和不同程度的水肿。

本病是小儿常见的肾疾病，发病率仅次于急性肾炎。多见于学龄前儿童，3 ~ 5 岁为发病高峰。男女比例为3.7：1。NS 按病因可分为原发性、继发性和先天性 3 种类型。原发性 NS 约占小儿时期 NS 总数的 90% 以上，故本节主要介绍原发性 NS（PNS）。

一、病因及发病机制

尚未完全阐明。近年来研究已证实肾小球毛细血管壁结构或电荷变化可导致蛋白尿。微小病变时肾小球滤过膜阴离子大量丢失，静电屏障破坏，使大量带阴电荷的中分子血浆清蛋白滤出，形成高选择性蛋白尿。亦可因分子滤过屏障损伤，大中分子量的多种蛋白从尿中丢失，形成低选择性蛋白尿。非微小病变型则常见免疫球蛋白和（或）补体成分在肾内沉积，局部免疫病理过程损伤滤过膜正常屏障作用，形成蛋白尿。而微小病变型的肾小球则无以上沉积，其滤过膜静电屏障损伤可能与细胞免疫功能紊乱有关。患者外周血淋巴细胞培养上清液经尾静脉注射可使小鼠发生肾病的病理改变和大量蛋白尿，表明 T 淋巴细胞异常参与了本病的发病。

近年来研究发现 NS 的发病具有遗传基础。国内报道糖皮质激素敏感型患儿以 HLA-DR7 抗原频率高达 38%，频复发患儿则与 HLA-DR9 相关。另外 NS 还有家族性表现，且绝大多数是同胞患病。在流行病学调查发现，黑种人患 NS 症状表现重，对激素反应差。提示 NS 发病与人种及环境有关。

二、病理生理

原发性肾损害使肾小球通透性增加引起蛋白尿，而低蛋白血症、高脂血症及水肿是继发的病理生理改变。其中大量蛋白尿是 NS 最主要的病理生理改变，也是导致本病其他三大特点的根本原因。

（一）低蛋白血症

低蛋白血症是 NS 病理生理改变的中心环节，对机体内环境（尤其是渗透压和血容量）的稳定及多种物质代谢产生多方面的影响。主要原因是：①大量血浆蛋白从尿中丢失。②大部分从肾小球滤过的清蛋白被肾小管重吸收并分解成氨基酸。③另外一些因素，如肝清蛋白的合成和分解代谢率的改变，使血浆清蛋白失衡，也可形成低蛋白血症。

（二）高脂血症

高脂血症是 NS 的实验室特征，血浆胆固醇、甘油三酯、低密度脂蛋白（LDL）和极低密度脂蛋白（VLDL）均增高；血清高密度脂蛋白（HDL）正常。但高胆固醇血症和高甘油三酯血症的严重性与低蛋白血症和蛋白尿的严重性密切相关。高脂血症的原因：①大多数认为是由于低蛋白血症刺激肝合成大量各种蛋白质，其中也包括脂蛋白，因其分子量较大，不能从肾小球滤出，使之在血中蓄积而增高。②还可能由于肾病时脂蛋白酯酶活力下降，造成脂蛋白分解代谢障碍所致。持续高脂血症，脂质由肾小球滤出导致肾小球硬化和肾间质纤维化。

（三）水肿

水肿是 NS 的主要临床表现。其发生机制是复杂的，可能是多因素综合作用的结果，不同的患者，不同的病期机制不一。主要理论有：①低蛋白血症使血浆胶体渗透压下降，血浆中水分自血管渗入组织间隙直接造成局部水肿，当血浆清蛋白低于 20 g/L 时，液体在间质区滞留，低于 15 g/L 时，则有腹水或胸腔积液形成。②由于血浆胶体渗透压下降，体液转移使有效血液循环量减少，刺激容量和压力感受器，引起肾素 – 血管紧张素醛固酮和抗利尿激素分泌增加，心钠素减少导致水钠潴留。③低血容量，交感神经兴奋性增高，近端肾小管吸收 Na$^+$ 增加。④某些肾内因子改变了肾小管管周体液平衡机制使近曲小管吸收 Na$^+$ 增加。

（四）其他

1. NS 患儿体液免疫功能下降与血清 IgG 和补体系统 B、D 因子从尿中大量丢失有关，亦与 T 淋巴细胞 B 淋巴细胞 IgG 合成转换有关。

2. 抗凝血酶Ⅲ丢失，Ⅳ、Ⅴ、Ⅶ因子、纤维蛋白原增多，使患儿处于高凝状态。

3. 钙结合蛋白降低，血清结合钙也降低；当 25–（OH）D_3 结合蛋白同时丢失时，游离钙亦降低；另一些结合蛋白的降低可使结合型甲状腺素（T_3、T_4）、血清铁、铜及锌等微量元素下降，转铁蛋白减少可发生小细胞低色素性贫血。

PNS 主要病理改变在肾小球，大致有 5 种类型：微小病变，局灶性节段性肾小球硬化，膜性增生性肾小球肾炎，系膜增生性肾小球肾炎，膜性肾病。儿童 NS 最主要的病理变化是微小病变型：光镜下检查肾小球无明显变化，或仅有轻微病变。电镜下可见肾小球脏层上皮细胞足突广泛融合变平。免疫荧光显微镜观察绝大多数未见到任何免疫球蛋白或补体成分在肾小球内沉积。有时在系膜区和肾小球血管极处有少量 IgM 沉积，并有 IgE 沉积的报告。除肾小球病变外，NS 也可有不同程度的肾小管和间质病变，如肾小管上皮变性，间质水肿、单核细胞浸润和纤维化等。

三、临床表现

一般起病隐匿，常无明显诱因。30% 左右有病毒或细菌感染病史。单纯性肾病较多见，约占 68.4%。发病年龄多见于 2 ~ 7 岁小儿，男多于女，约为 2∶1。主要表现为水肿，呈凹陷性。轻者表现为晨起眼睑水肿，重者全身水肿，常合并腹水、胸腔积液。男孩阴囊水肿可使皮肤变薄而透明，甚至有液体渗出。水肿同时伴有尿量减少，尿色变深。一般无明显血尿及高血压。

肾炎性肾病约占 31.6%。发病年龄多为 7 岁以上小儿。水肿不如单纯性肾病明显，多伴有血尿、不同程度的高血压和氮质血症。此外，患儿长期从尿中丢失蛋白可引起蛋白营养不良，出现面色苍白、皮肤干燥、精神萎靡、倦怠无力等症状。

四、并发症

NS 治疗过程中可出现多种并发症，是导致病情加重或肾病复发的重要原因，应及早诊断和及时处理。

（一）感染

感染是最常见的并发症。常见感染有呼吸道、皮肤、泌尿道和原发性腹膜炎等，尤以上呼吸道感染最多见，占 50% 以上。其中病毒感染常见，细菌感染以肺炎链球菌为主，结核杆菌感染亦应引起重视。另外医院内感染不容忽视，以呼吸道和泌尿道感染最多见，致病菌以条件致病菌为主。

（二）电解质紊乱和低血容量休克

常见的电解质紊乱有低钠、低钾和低钙血症。最常见的为低钠血症，患儿表现为厌食、乏力、嗜睡、血压下降甚至出现休克、抽搐等。可能因患儿不恰当长期禁盐、过多使用利尿剂及感染、呕吐及腹泻等因素有关。另外由于低蛋白血症，血浆胶体渗透压下降、显著水肿而常有血容量不足，尤其在各种诱因引起低钠血症时易出现低血容量性休克。

（三）血栓形成

肾病时血液高凝状态易致各种动、静脉血栓形成。以肾静脉血栓最常见，表现为突发腰痛、腹痛、肉眼血尿或血尿加重，少尿甚至发生肾衰竭。但临床以不同部位血栓形成的亚临床型更多见，包括下肢动脉或深静脉血栓、肺栓塞和脑栓塞等。

（四）急性肾衰竭

5% 微小病变型肾病可并发急性肾衰竭。

（五）肾小管功能障碍

除原有肾小球基础病变外，由于大量尿蛋白的重吸收，可导致肾小管（尤其是近曲小管）功能障碍，出现肾性糖尿或氨基酸尿，严重者呈 Fanconi 综合征。

五、辅助检查

（一）尿液分析

尿蛋白定性多为 ＋＋＋ 以上，24 h 尿蛋白定量 ≥ 50 mg/kg，尿蛋白 / 尿肌酐（mg/mg）＞ 3.5。单纯性肾病偶见少量红细胞，肾炎性肾病可见较多红细胞及透明管型、颗粒管型。

（二）血浆蛋白、胆固醇和肾功能测定

血浆总蛋白低于 50 g/L，清蛋白低于 30 g/L 可诊断为 NS 的低总蛋白血症和低清蛋白血症。血清蛋白电泳显示：清蛋白和 γ 球蛋白明显降低，α_2 和 β 球蛋白明显增高。IgG 降低。血浆胆固醇和 LDL、VLDL 增高，HDL 多正常。血沉多在 100 mm/h 以上。单纯性肾病尿量极少时有暂时性 BUN、Cr 升高，肾炎性肾病时则有 BUN、Cr 升高，晚期可有肾小管功能损害。

（三）血清补体测定

单纯性肾病血清补体正常，肾炎性肾病补体多下降。

（四）经皮肾穿刺组织病理学检查

大多数 NS 患儿不需要进行诊断性肾活检。NS 肾活检指征：①对糖皮质激素治疗耐药或频繁复发者。②临床或实验室证据支持肾炎性肾病或继发性肾病综合征者。

六、诊断与鉴别诊断

依据中华医学会儿科学会肾病学组 2000 年 11 月再次修订的儿童肾小球疾病临床分类诊断标准：大量蛋白尿（尿蛋白 ＋＋＋ ～ ＋＋＋＋，1 周内 3 次，24 h 尿蛋白定量 ≥ 50 mg/kg）；血浆清蛋白低于 30 g/L；血浆胆固醇高于 5.7 mmol/L；不同程度水肿。上述 4 项中大量蛋白尿和低清蛋白血症是必备条件。

凡具有以下 4 项之一或多项者属于肾炎性肾病：①2 周内分别 3 次以上离心尿检查 RBC ≥ 10 个 /HP，并证实为肾小球源性血尿者。②反复或持续高血压，学龄儿童 ≥ 17.3/12.0 kPa（130/90 mmHg），学龄前儿童 ≥ 16.0/10.7 kPa（120/80 mmHg），并除外糖皮质激素等原因所致。③肾功能不全，所并排除由于血容量不足等所致。④持续低补体血症。

PNS 还需与继发于全身性疾病的。肾病综合征鉴别，如狼疮性肾炎、过敏性紫癜性肾炎、乙型肝炎病毒相关性肾炎、药源性肾炎等，均可伴有肾病样表现。有条件的医疗单位应开展肾活检以确定病理诊断。

七、治疗

本病病情迁延，易复发，要求家长和患儿树立信心，坚持系统而正规的治疗，同时应积极防治并发症。目前小儿 NS 的治疗主要是以糖皮质激素为主的综合治疗。

（一）一般治疗

1. 休息

除高度水肿或严重高血压、并发感染外，一般不需卧床休息。病情缓解后逐渐增加活动量。

2. 饮食

显著水肿和高血压者应短期限制水钠摄入，病情缓解后不必继续限盐，活动期病例限盐 1～2 g/d。蛋白质摄入 1.5～2 g/（kg·d），以高生物价的优质蛋白如乳、鱼、蛋、牛肉等为宜。应用糖皮质激素期间每日应给予维生素 D 400 U 及适量钙剂。

3. 防治感染

肾病患儿一旦发生感染应及时治疗，但不主张预防性应用抗生素。各种预防接种可导致肾病复发，故应推迟到完全缓解且停用激素 3 个月后进行。患儿应避免去人多的公共场所，更不宜与急性传染病患者接触。

4. 利尿消肿

一般对激素敏感伴轻度水肿者，应用激素 7～14 d 后多数可利尿消肿。但对激素耐药或使用激素之前，水肿较重伴尿少者可使用利尿剂，但需密切观察出入水量、体重变化及电解质紊乱。开始可用氢氯噻嗪 1～2 mg/（kg·d），每日 2～3 次。对顽固性水肿，一般利尿无效者，可用低分子右旋糖酐每次 5～10 mL/kg，加入多巴胺 10 mg、酚妥拉明 10 mg 静脉滴注，多巴胺滴速控制在 3～5 μg/（kg·min），滴毕静脉注射呋塞米每次 1～2 mg/kg。近年注意到反复输入血浆或清蛋白可影响肾病的缓解，对远期预后不利。只有当血浆清蛋白 < 15 g/L、一般利尿无效、高度水肿或伴低血容量者可给无盐清蛋白 0.5～1 g/kg 静脉滴注，滴后静脉注射呋塞米。

（二）糖皮质激素

临床实践证明，激素仍是目前诱导肾病缓解的首选药物。应用激素总原则：始量要足，减量要慢，维持要长。

1. 初治病例诊断确定后尽早选用泼尼松治疗

（1）短程疗法：泼尼松 1.5～2 mg/（kg·d），最大量 60 mg/d，分 3 次服用，共 4 周。4 周后不管效应如何，均改为 1.5 mg/kg 隔日晨顿服，共 4 周，全疗程共 8 周，然后骤然停药。因短程疗法易复发，国内较少采用，欧美国家多用此法。

（2）中、长程疗法：国内大多采用此方案，用于各种类型的肾病综合征。先以泼尼松 2 mg/（kg·d），最大量 60 mg/d，分次服用。若 4 周内尿蛋白转阴，则自转阴后至少巩固 2 周后方始减量，以后改为隔日 2 mg/kg 早餐后顿服，继用 4 周，以后每 2～4 周减总量 2.5～5 mg，直至停药。疗程必须达 6 个月（中程疗法），开始治疗后 4 周尿蛋白未转阴者可继续服至尿蛋白阴转后 2 周，一般不超过 8 周。以后再改为隔日 2 mg/kg 早餐后顿服，继用 4 周，以后每 2～4 周减量一次，直至停药。疗程 9 个月（长程疗法）。

激素疗效判断：①激素敏感型，以泼尼松足量治疗 ≤ 8 周尿蛋白转阴者。②激素耐药型，以泼尼松足量治疗 8 周尿蛋白仍阳性者。③激素依赖型，对激素敏感，但减量或停药 2 周内复发，恢复用量或再次用药又缓解并重复 2～3 次者。④频复发：是指病程中半年内复发 ≥ 2 次，或 1 年内复发 ≥ 3 次。

2. 频复发和激素依赖性肾病的治疗

（1）调整激素的剂量和疗程，激素治疗后或在减量过程中复发的病例，原则上再次恢复到初始治疗剂量或上一个疗效剂量。或改隔日疗法为每日疗法，或将激素减量的速度放慢，延长疗程。同时注意查找患儿有无感染或影响激素疗效的其他因素。

（2）更换激素制剂，对泼尼松疗效较差的病例，可换用其他制剂，如地塞米松、阿赛松、康宁克 A 等，亦可慎用甲泼尼龙冲击治疗。

（三）免疫抑制剂治疗

主要用于 NS 频繁复发、激素依赖、激素耐药或激素治疗出现严重副作用者，在小剂量激素隔日使用的同时选用。最常用为环磷酰胺（CTX），剂量为 2 ~ 2.5 mg/（kg·d），分 3 次口服，疗程 8 ~ 12 周，总量不超过 200 mg/kg。或用环磷酰胺冲击治疗，剂量 10 ~ 12 mg/（kg·d）加入 5% 葡萄糖盐水 100 ~ 200 mL 内静脉滴注 1 ~ 2 h，连续 2 d 为一疗程，每 2 周重复一疗程，累积量 < 150 mg/kg。CTX 近期副作用有胃肠道反应、白细胞减少、脱发、肝功能损害、出血性膀胱炎等，少数可发生肺纤维化。远期副作用是对性腺的损害。因此应根据病情需要小剂量、短疗程、间断用药，用药期间多饮水；每周查血象，白细胞 < 4.0×10^9/L 时暂停用药，避免青春期前和青春期用药。

其他免疫抑制剂有苯丁酸氮芥、雷公藤多苷、环孢素 A 或霉酚酸酯等，可酌情选用。

（四）其他治疗

1. 抗凝疗法

NS 往往存在高凝状态及纤溶障碍，易并发血栓形成，需用抗凝和溶栓治疗。

（1）肝素：1 mg/（kg·d）加入 10% 葡萄糖液 50 ~ 100 mL 中静脉滴注，每日一次，2 ~ 4 周为一疗程。亦可用低分子肝素。病情好转后改口服抗凝药物维持治疗。

（2）尿激酶：一般剂量 3 万 ~ 6 万 U/d 加入 10% 葡萄糖液 100 ~ 200 mL 中静脉滴注，1 ~ 2 周为一疗程，有直接激活纤溶酶溶解血栓的作用。

（3）口服抗凝药：双嘧达莫 5 ~ 10 mg/（kg·d），分 3 次饭后服，6 个月为一疗程。

2. 免疫调节剂

左旋咪唑 2.5 mg/kg，隔日用药，疗程 6 个月。一般作为激素的辅助治疗，特别是常伴感染、频复发或激素依赖病例。副作用有胃肠不适，流感样症状、皮疹、周围血中性粒细胞下降，停药后即可恢复。亦可用大剂量丙种球蛋白，用于激素耐药和血浆 IgG 过低者。国内多主张 400 mg/（kg·d），共 5 d。

3. 血管紧张素转换酶抑制剂（ACEI）治疗

对改善肾小球局部血流动力学，减少尿蛋白，延缓肾小球硬化有良好作用。尤其适用于伴有高血压的 NS。常用制剂有卡托普利、依那普利、福辛普利等。

八、预后

肾病综合征的预后转归与其病理变化和对糖皮质激素治疗反应密切相关。微小病变型预后最好，局灶节段性肾小球硬化预后最差。微小病变型 90% ~ 95% 的患儿对首次应用糖皮质激素有效。其中 85% 可有复发，病后第 1 年比以后更常见。3 ~ 4 年未复发者，其后有 95% 的机会不复发。微小病变型预后较好，但要注意严重感染和糖皮质激素的严重副作用。局灶节段性巨小球硬化者如对糖皮质激素敏感，可改善其预后。

第三节　泌尿道感染

泌尿道感染（UTI）是指病原体直接侵入尿路，在尿液中生长繁殖，并侵犯尿路黏膜或组织而引起的损伤。按病变部位不同分为肾盂肾炎、膀胱炎、尿道炎。前者又称为上尿路感染，后两者合称下尿路感染。但小儿时期局限在尿路某一部位者较少，且临床定位困难，故统称为泌尿道感染。根据有无临床症状，分为症状性泌尿道感染（UTI）和无症状性菌尿。

UTI 是儿童常见的感染性疾病，1987 年全国 21 省市儿童尿过筛检查统计占儿童泌尿系统疾病的 12.5%。女性发病率普遍高于男性，但新生儿或婴幼儿早期，男性发病率却高于女性。无症状性菌尿是儿童泌尿道感染的一个重要组成部分，见于各年龄、性别的儿童，甚至 3 个月以下的小婴儿，但以学龄女孩更常见。

一、病因和流行病学

任何致病菌均可引起 UTI，最常见的致病菌为大肠杆菌，占 80% ~ 90%，其次为变形杆菌、副大肠杆菌、克雷白杆菌、铜绿假单胞菌，少数为肠球菌和葡萄球菌。研究证实大肠杆菌是反复 UTI 的主要原因。初次患 UTI 的新生儿、所有年龄的女孩和 1 岁以下的男孩，主要的致病菌仍是大肠杆菌，而 1 岁以上男孩主要致病菌多为变形杆菌，可能与变形杆菌易于在包皮周围生长有关。对于 10 ~ 16 岁的女孩，白色葡萄球菌亦常见；克雷白杆菌和肠球菌，则多见于新生儿 UTI。

小儿 UTI 的发病率因年龄、性别不同而异。1999 年国际质量控制委员会和泌尿系感染分会报道：< 1 岁女孩 UTI 发病率为 6.5%，男孩为 3.3%；1 ~ 2 岁女孩为 8.1%，男孩为 19%。发热原因不明的婴儿和 < 2 岁小儿中，UTI 占 5%，其中女孩高于男孩 2 倍以上。未做包皮环切术的男孩 UTI 发病率是已做环切术男孩的 5 ~ 20 倍。

UTI 的重要性在于它与泌尿系畸形，尤其是膀胱输尿管反流（VUR）密切相关，且易反复，导致肾瘢痕形成，这可能导致成人后发生高血压和终末肾衰竭。因此，对 UTI 患儿应早诊断，及时治疗，以防复发。

二、发病机制

细菌引起 UTI 的发病机制是错综复杂的，是宿主内在因素与细菌致病性相互作用的结果。

（一）感染途径

1. 上行性感染

上行性感染是 UTI 最主要的途径。主要致病菌是大肠杆菌，其次是变形杆菌或其他肠杆菌。致病菌从尿道口上行进入膀胱，引起膀胱炎，膀胱内的致病菌再经输尿管移行至肾，引起肾盂肾炎。VUR 常是细菌上行性感染的直接通道。

2. 血源性感染

最常见的致病菌为金黄色葡萄球菌。多发生在新生儿及小婴儿。细菌随血流到达肾实质，能否引起肾盂肾炎，则要根据感染细菌类型和有无尿路畸形来决定。

3. 淋巴感染和直接蔓延

结肠内的细菌通过淋巴管感染肾，盆腔感染时也可通过输尿管周围淋巴管播散至肾或膀胱，肾周围邻近器官和组织的感染也可直接蔓延，但这两种途径都是很少见的。

（二）宿主内在因素

1. 生理特点

因婴儿使用尿布，尿道口常受粪便污染，且局部防卫能力差，加上女婴尿道短、直而宽，男婴包皮，故易致上行感染。

2. 尿道周围菌种的改变及尿液性状的变化

正常情况下，尿道周围寄生的细菌以乳酸杆菌、表皮葡萄球菌和粪链球菌为主，它们能够抑制大肠杆菌和变形杆菌的繁殖。抗生素治疗，可使该处的菌种发生改变，被大肠杆菌或变形杆菌取代，为条件致病菌入侵和繁殖创造了条件。

正常情况下尿液并不利于致病菌的生长，尿液性状的某些改变可能有助于致病菌的滋生和繁殖。

3. 尿道上皮细胞伞形受体的密度

尿道上皮细胞伞形受体密度增加，大肠杆菌黏附力增强，易患 UTI。

4. 免疫因素

分泌型 IgA（SIgA）能妨碍细菌黏附在上皮表面。UTI 的患儿，其 SIgA 的产生存在着某种缺陷，使尿中的 SIgA 的浓度减低，细菌在黏膜表面易于黏附，导致易发生 UTI。

5. 膀胱的防御机制

正常儿童通过排尿，入侵膀胱的细菌常被冲洗而不会滞留、繁殖。若膀胱排空功能紊乱、神经性膀胱和 VUR 等出现残存尿时，细菌不能被冲走，则增加尿路感染的危险性。

6. 全身性因素

糖尿病、高钙血症、高血压、慢性肾疾病及长期使用糖皮质激素或免疫抑制剂的患儿，UTI 的发病率可增高。

（三）细菌毒力

对无泌尿系结构异常的 UTI 患儿，决定细菌能否引起上行性感染的主要因素是感染微生物的毒力。

三、临床表现

（一）急性 UTI

指病程在 6 个月以内。不同年龄，症状不同。

1. 新生儿

症状极不典型，多以全身症状为主，如发热或体温不升，苍白、吃奶差、呕吐、腹泻等。许多患儿有生长发育停滞，体重增长缓慢或不增，伴有黄疸者较多见。部分患儿可有嗜睡、烦躁甚至惊厥等神经系统症状。常伴有败血症，一般局部尿路刺激症状不明显。30% 的患儿尿和血培养的致病菌一致，因此要提高警惕。

2. 婴幼儿

婴幼儿 UTI 仍以全身症状为主，以发热最突出。拒食、呕吐、腹泻等较明显，有时可出现黄疸和精神萎靡、昏睡、激惹甚至惊厥等。局部尿路刺激症状多不明显。若排尿时哭闹不安，尿布有臭味和顽固性尿布疹等，应想到本病。

3. 年长儿

下尿路感染时多表现为尿频、尿急、尿痛、排尿困难等尿路刺激症状，有时可见肉眼终末血尿及遗尿，全身症状可不明显或缺如。但上尿路感染时，则以发热、寒战、腹痛等全身症状为主，常伴有腰痛和肾区叩击痛等。同时伴有尿路刺激症状，部分患者有肉眼血尿，但蛋白尿和水肿多不明显，一般不影响肾功能。

（二）慢性 UTI

指病程在 6 个月以上，病情迁延者。患儿症状轻重不等，可从无明显症状直至肾衰竭。但病程迁延或反复发作可伴有生长迟缓、贫血、消瘦、高血压或肾功能不全。

（三）无症状性菌尿

在健康儿童常规尿过筛检查中存在着有意义的菌尿，但无任何尿路感染症状。可见于各年龄组，以学龄女孩多见。常同时伴有尿路畸形和既往有症状的尿路感染史。病原体多为大肠杆菌。

四、辅助检查

（一）尿液检查

1. 尿常规检查及尿细胞计数

（1）尿常规检查，如清清中段尿离心沉渣中白细胞 > 10 个 /HP，即可考虑为泌尿道感染。如白细胞成堆或见白细胞管型，则诊断价值更大。血尿也很常见。

（2）尿细胞计数，现主张用 1 h 白细胞排泄率测定，其判断指标是：白细胞数 > 30×10^4/h 为阳性，有诊断意义；< 20×10^4/h 为阴性，可排除泌尿道感染；（20 ~ 30）× 10^4/h 间，需结合临床症状判断。若 12 h 尿细胞计数，白细胞 > 100 万，也有诊断意义。

2. 尿培养细菌学检查

尿细菌培养及菌落计数是诊断泌尿道感染的主要依据。用作尿培养的尿标本可以通过清洁排空、尿路插管，耻骨上膀胱穿刺，在小婴儿还可通过尿袋收集来获取。

尿培养结果的意义判断：中段尿培养菌落数 > 10^5/mL 可确诊。10^4 ~ 10^5/mL 为可疑，< 10^4/mL 系污染。但结果分析应结合患儿性别、有无症状、细菌种类及繁殖力综合评价临床意义。由于粪链球菌一个链含有 32 个细菌，其菌落数在 10^3 ~ 10^4/mL 之间即可诊断。已通过耻骨上膀胱穿刺获取的尿培养，只要发现有细菌，即有诊断意义。无症状女孩如连续二次尿培养菌落数均在 10^5/mL 或以上，且为同一细菌，其确诊率可达 95%。无症状男孩如尿标本无污染，菌落数在 10^4/mL 以上，即应考虑细菌尿的诊断。伴有严重尿路刺激症状的女孩，如果尿中有较多白细胞，中段尿细菌定量培养 ≥ 10^2/mL，且致病菌为大

肠杆菌类或腐物寄生球菌等，也可诊断为 UTI。临床高度怀疑 UTI 而尿普通细菌培养阴性者，应做 L 型细菌和厌氧菌培养。

3. 尿液直接涂片法找细菌

方法是取一滴清洁混匀的新鲜尿置玻片上烘干，用亚甲蓝或革兰氏染色，油镜下如每个视野都能找到一个细菌，表明尿内细菌数 $> 10^5/mL$ 以上，如几个视野都找不到细菌，可以初步认为无菌尿存在。

4. 亚硝酸盐试纸条试验（Griess 试验）

其原理是利用绝大多数致病菌能将尿中硝酸盐还原成亚硝酸盐特性而设计的尿试纸条。特异性高达 98%。大肠杆菌、副大肠杆菌和克雷白杆菌呈阳性；产气、变形、绿脓和葡萄球菌呈弱阳性；粪链球菌、结核菌呈阴性。用晨尿检查可提高阳性率。

5. 其他

新生儿上尿路感染血培养可阳性。尿沉渣找闪光细胞（甲紫沙黄染色）2 万～ 4 万 /h 可确诊。

（二）其他检查

凡经抗菌治疗 4～6 周，病情迁延或反复感染，可疑有尿路结构异常者，应进一步做以下检查。

1. 肾功能测定

包括血尿素氮、肌酐和肌酐清除率。注意肾小管功能的检测，如尿浓缩稀释试验等。必要时测定血、尿 β_2 微球蛋白，有利于感染的定位。

2. 影像学检查

常用的有 B 型超声检查、静脉肾盂造影加断层摄片（检查肾瘢痕形成）、排泄性膀胱尿路造影（检查 VUR）、动态、静态肾核素造影、CT 扫描等。

五、诊断与鉴别诊断

典型病例根据临床症状和实验室检查诊断不难，凡符合下列条件者可确诊。

1. 中段尿培养菌落计数 $> 10^5/mL$。

2. 离心尿沉渣 WBC > 5 个 /HP，或有尿路感染症状。

具备 1，2 两条可确诊。如无第 2 条，应再做菌落计数，仍 $> 10^5/mL$，且两次细菌相同者可确诊。

3. 耻骨上膀胱穿刺，只要有细菌生长，即可确诊。

4. 离心尿沉渣涂片革兰氏染色找菌，细菌 > 1 个 /HP，结合临床尿路感染症状，也可确诊。

5. 尿菌落计数在 $10^4 \sim 10^5$ 个 /mL 之间为可疑，应复查。

凡已确诊为 UTI 者，应进一步明确：①本次感染是初染、复发或再感染；确定致病菌的类型并做药敏试验。②确定有无尿路畸形如 VUR、尿路梗阻等，如有 VUR，还要进一步了解"反流"的严重程度和有无肾瘢痕形成。③感染的定位诊断，即是上尿路感染还是下尿路感染。UTI 需与肾小球肾炎、肾结核及急性尿道综合征鉴别。后者表现为尿频、尿急、尿痛、排尿困难等尿路刺激症状，但清洁中段尿培养无细菌生长成为无意义性菌尿。

六、治疗

治疗目的是控制症状，根除病原体，去除诱发因素，预防再发。

（一）一般处理

1. 急性期需卧床休息，鼓励患儿多饮水以增加尿量，促进细菌和细菌毒素及炎性分泌物排出。女孩还应注意外阴部的清洁卫生。

2. 供给足够热量、维生素和丰富的蛋白质，增强机体抵抗力。

3. 对症治疗：对高热、头痛、腰痛者给予解热镇痛剂缓解症状；尿路刺激症状明显者可用阿托品、山莨菪碱等药物治疗或口服碳酸氢钠碱化尿液，减轻尿路刺激症状。

（二）抗菌药物治疗

抗生素选用原则：①感染部位，对上尿路感染，应选择血浓度高的药物，对下尿路感染，应选择尿浓度高的药物。②感染途径，对上行性感染，首选磺胺类药物治疗，如发热等全身症状明显或属血源性感染，多选用青霉素类、氨基糖苷类或头孢菌素类单独或联合治疗。③根据尿培养及药敏试验结果，结合临床疗效选用抗生素。④药物应在肾组织、尿液、血液中都有较高的浓度。⑤药物的抗菌能力强，抗菌谱广，最好选用强效杀菌药，且不易产生细菌耐药菌株。⑥对肾功能损害小的药物。

1. 症状性 UTI 的治疗

单纯性 UTI，在行尿培养后，初治首选复方磺胺异噁唑（SMZCo），按 SMZ 50 mg/（kg·d），TMP 10 mg/（kg·d）计算，分 2 次口服，疗程 7～10 d。待尿培养和药敏试验结果出来后选用抗菌药物。

对上尿路感染或有尿路畸形者，一般选用两种抗菌药物。新生儿和婴儿用氨苄西林 75～100 mg/（kg·d）静脉注射，加头孢噻肟钠 50～100 mg/（kg·d）静脉注射，连用 10～14 d；1 岁后小儿用氨苄西林 100～200 mg/（kg·d）分 3 次滴注，或用头孢噻肟钠，也可用头孢曲松钠 50～75 mg/（kg·d）静脉缓慢滴注，疗程 10～14 d。治疗开始后连续 3 d 送尿做细菌培养，若 24 h 后尿培养转阴，示所用治疗药物有效，否则，应按药敏试验结果调整用药。停药 1 周后再做尿培养一次。

2. 无症状性 UTI 的治疗

单纯无症状性 UTI 一般无须治疗。若合并尿路畸形（尿路梗阻、膀胱输尿管反流等），或既往感染使肾留有陈旧性瘢痕者，应积极选用上述抗菌药物治疗。疗程 7～14 d，继之给予小剂量抗菌药物预防至畸形被矫治为止。

3. 再发 UTI 的治疗

再发 UTI 有复发和再感染两种类型。绝大多数复发在治疗后 1 个月内，是指原来感染的细菌未完全杀灭，在适宜的环境下细菌再度滋生繁殖。再感染是指上次感染已治愈，本次是由不同细菌或菌株再次引发感染，多见于女孩，常在停药后 6 个月内发生。治疗应先明确诱因，并及时纠正；在行尿培养后选用 2 种抗菌药物，疗程以 10～14 d 为宜，而后给予小剂量药物维持，以防再发。

（三）积极矫治尿路畸形

小儿 UTI 约半数伴有各种诱因，特别是慢性或反复再发的患儿，多同时伴有尿路畸形。其中以 VUR 最常见，其次是尿路梗阻和膀胱憩室。一经证实，应及时予以矫治。否则，UTI 难于被控制。

（四）UTI 的局部治疗

经全身给药治疗无效的顽固性慢性膀胱炎患者，可采用膀胱内药液灌注治疗。

七、预后与预防

急性 UTI 经合理抗菌治疗，多能迅速恢复，但有近 50% 患者可复发或再感染。因此，急性疗程结束后，应每月随访一次，共 3 次，如无复发可认为治愈。反复发作者，每 3～6 个月复查 1 次，共 2 年或更长。肾瘢痕形成是影响小儿 UTI 预后的最重要因素，一旦肾瘢痕引起高血压不能被有效控制，最终发展为慢性肾衰竭。

应注意个人卫生，不穿紧身内裤，勤洗外阴以防止细菌入侵；及时发现和处理男孩包茎、女孩处女膜伞、蛲虫感染等；及时矫治尿路畸形，防止尿路梗阻和肾瘢痕形成。

第十章 儿童保健

第一节 新生儿期发育及保健

一、新生儿期的概念

新生儿期是指出生后从脐带结扎到满 28 d，是小儿脱离母体转而独立生存的起始阶段，其所处的内外环境发生了根本变化，也是胎儿出生后对自身生理功能进行调节并逐渐适应宫外环境的时期，此期在生长发育和疾病发生方面具有非常明显的特殊性，患儿死亡率也高。

此期孩子生长发育较快，体重和身高明显增加，视觉、听觉逐渐发育（视力范围较小，只能看到 15 ~ 20 cm 范围内的物体；出生时听力较差，生后 3 ~ 7 d 听觉良好），各系统功能还不完善，机体抵抗外来感染和各种应激的能力很差，如呼吸道黏膜、皮肤抗感染的能力及消化功能相对较差，孩子对缺氧的敏感度极高，若稍有不慎捂住口鼻，就会引起孩子呼吸道堵塞，出现脸色发紫、口唇发绀等缺氧表现，甚至死亡，因此这一时期的护理十分重要。

二、新生儿的正常体重

新生儿的体重既受孕期因素影响，也与生后的营养、疾病等因素密切相关刚出生的新生儿体重一般为 3 千克左右。据全国近期调查显示，男婴体重为（3.3±0.4）千克，女婴（3.2±0.4）千克，按照体重标准分类，还有低体重儿（出生时体重 < 2.5 千克的活产新生儿）和巨大儿（出生时体重达到或超过 4 千克的活产新生儿）。

在新生儿出生后一周内可因进食不足、水分丢失、胎粪排出等原因出现暂时性体重下降，称为生理性体重下降，至生后 10 d 左右即可恢复正常体重，生后及时合理喂哺，可以减轻或避免生理性体重下降的发生。如果孩子的体重下降超过出生时的 10% 或至第 10 天还未恢复到出生时体重，则要及时就医查找原因。

三、高危儿的概念

高危儿是指已经发生或有可能发生危重疾病而急需进行监护治疗的新生儿，常常在下列情况中出现：

1. 母亲患有一些疾病，如严重感染、心脑血管疾病、糖尿病等。

2. 母亲的年龄 > 40 岁或 < 16 岁，怀孕期间有过阴道出血、羊水早破、妊娠高血压综合征、胎盘早剥、前置胎盘等。

3. 分娩过程中出现产程明显延长或急产，或因胎位不正等因素引起的难产等。

4. 有严重缺氧窒息史、早产、过低体重儿、多胎儿、先天性畸形等。

对于高危儿，尤其是在农村的卫生所或卫生院出生的，为保证其安全，最好在医院里度过危险期。

四、对新生儿观察

在照看孩子的过程中，家长们要注意观察孩子的精神状况、大小便的量和颜色；在出生后脐带未脱落的这一段时间还要注意脐部卫生，预防感染，避免新生儿脐炎和败血症的发生；注意观察有无溢奶、呕吐，防止窒息的发生；注意观察孩子体温变化及皮肤的硬度，防止新生儿硬肿症的发生；注意孩子皮肤及巩膜（眼睛中发白的部分）的颜色，及早发现新生儿黄疸；注意让孩子尽量少接触外来人员，因刚出生的孩子免疫力不高，皮肤和呼吸道及消化道黏膜柔嫩，当成人带有许多新生儿未接触过的致病原来访，很有可能引起交叉感染；注意按时接种疫苗，预防各类传染病；此外还要了解新生儿常出现的一些生理现象，以免造成不必要的恐慌，并避免不当处理引起的严重后果。

五、对孩子的脐部护理

孩子出生前，全部生长发育所需要的营养物质都是通过胎盘从妈妈体内获得的，脐带是连接胎儿与胎盘的桥梁，同时也是细菌入侵新生儿体内的一个重要门户。若护理不当，就会造成局部感染，轻者可造成脐炎，重者往往导致败血症，对孩子的生命构成威胁，所以说脐带的消毒护理十分重要，切不可忽视生活中的小细节。

孩子出生后，原本连在肚子上的脐带被剪断，正常情况下脐带在 1 周内脱落，最多不超过 2 周。脐部的护理可分两个阶段：一是在脐带未脱落之前；二是在脐带脱落之后。在脐带未脱落前，其残端是个创面，上面没有皮肤覆盖，要经常检查包扎的纱布外面有无渗血如果出现渗血，则需要重新结扎、止血；若无渗血，只要每天用 75% 的酒精棉签轻拭脐带根部，保持局部清洁干燥即可，并等待其自然脱落。

脐带脱落形成的脐窝内常常会有少量液体流出，此时可用 75% 的酒精棉签轻轻卷清脐窝，然后盖上消毒纱布。以前曾经有人主张局部涂 1% 的甲紫（紫药水），因甲紫具有杀菌、收敛作用，但由于甲紫的穿透力弱，有时表皮已有痂皮形成而底下却藏着脓肿，故现在多不主张使用。

在日常生活中，家长们还需注意：①在抚摸孩子肚脐附近时要保持手的清洁。②婴儿衣物及尿布须常换洗烫晒，不用换下的衣服及尿布等脏物擦洗或覆盖脐部，以免污染脐部创面。③摒除传统不良习俗——用艾叶或脏布包裹脐部。④若脐带残端周围皮肤发红、肿胀，并有血色、黄色或白色液体渗出，且小儿出现厌食、呕吐、发热或体温低而不升，为新生儿脐炎征象，切忌自行随意往脐部撒药，而应及时送往医疗部门进行诊治。

六、新生儿生理性黄疸

据统计，有 50% ~ 75%（早产儿可达 80%）的新生儿在生后 2 ~ 3 d 会出现皮肤、巩膜等处黄染，这种现象医学上称为"黄疸"，大部分属于正常生理现象，也就是生理性黄疸。

生理性黄疸的形成原因为：①新生儿期胆红素生成较多，运转能力不足。②肝脏功能发育不完善。③特殊的肠道环境不利于胆红素的排出。

新生儿生理性黄疸的特点为：生后 2 ~ 3 d 内出现黄疸，4 ~ 5 d 达高峰；孩子吃奶、睡眠好，体重增加；足月儿黄疸在半月内消退，早产儿可延长到 1 个月左右。

新生儿生理性黄疸通常不需治疗，但要尽早给孩子喂奶，以促进新生儿排出胎便因为胎便里含有很多胆红素，如果不及时排出会被重新吸收入体内，加重黄疸。胎便排出的标准为胎便由黑变黄，要避免新生儿饥饿、缺氧、脱水和酸中毒等情况，以减少黄疸的发生。

七、新生儿乳房肿大

许多新生儿在生后第 3 ~ 5 天出现乳房肿大，这种现象的产生是由于分娩后新生，儿体内所含的来自母体的雌激素仍暂时维持在较高水平，致使乳房肿大如蚕豆或核桃大小，有时还会有乳汁样液体流出。新生儿乳房肿大通常在生后 2 ~ 3 周会自行消退，一般无须处理。

有些民间传说，认为不挤压乳头，女孩子长大后会形成"瞎奶头"，不能分泌乳汁，所以看到新生儿乳房肿大就要挤压，这是不科学、不卫生的。挤压乳头时容易将家长手上的病菌带到乳头内，引起乳房红、肿、热、痛等炎性改变，甚至化脓，重者还可引起新生儿败血症，若乳房发生化脓感染，就要切开排脓，这样一来就会留有瘢痕，将会影响成年后乳汁分泌。

八、新生儿的"白带""假月经"

新生儿"白带"是指刚出生不久的女婴阴道门有白色黏液流出的现象；还有少数女婴生后 1 周左右阴道流出血性分泌物，持续 2 ~ 3 d，称之为"假月经"。

"白带""假月经"的形成是由于胎儿的子宫内膜及阴道黏膜受母亲妊娠后期雌激素的刺激而增生，一旦出生断脐以后，来自母亲的雌激素突然中断，从而引起增生的子宫内膜和阴道上皮脱落，产生了类似成人的白带及月经。

家长发现这种情况时千万不要惊慌，在新生儿这只是暂时的正常生理现象，不需要任何药物治疗，只需注意外阴部位的清洁，勤换尿布，一般经过几天就能自行消失。

九、新生儿出现的马牙、板牙、上皮珠

新生儿嘴里常常会出现马牙、板牙及上皮珠，这些都是正常的生理现象，但是对于初为人父人母的家长们来说，如果了解不够、处理不当，就会引起许多不必要的麻烦。

出生数天的新生儿，有时在牙龈部位即牙床上可见到散在的淡黄色微隆起的米粒大小的颗粒，俗称"马牙"，这是由上皮细胞堆积形成的。口腔内有时见白色斑块，隐约见于齿龈黏膜下，似长在牙床里，通常称为"板牙"，此为黏液腺潴留肿胀所致新生儿口腔内"天花板"（上腭）亦可出现黄白色小点，称为"上皮珠"，这些是胚胎发育过程中的一种上皮细胞堆积而成的角化上皮细胞珠。

无论是马牙、板牙，还是上皮珠，在 2 ~ 3 周内可自行消退，均不需治疗。但在农村，人们常用黑布、盐粒、香油或茶水等涂擦，甚至用针挑破马牙或板牙，这些做法是十分危险的。因新生儿的口腔黏膜十分柔嫩，血管丰富且极易损伤，以上做法会破坏黏膜的完整性，容易使细菌侵入，引起口腔炎，若播散到血液严重时就会发生败血症。因此，奉劝妈妈们别在孩子身上试用道听途说的方法，以免发生意外而造成终生的遗憾。

十、新生儿螳螂嘴

婴儿出生时，两侧脸颊后部各有一个隆起突向口腔的脂肪垫，该脂肪垫使口腔前部的上下牙床不能接触，俗称"螳螂嘴"。这对该年龄的婴儿来说，是一种正常现象，而且对小儿的吸奶是很重要的、在婴儿吸奶时，前部用舌头和口唇黏膜、颊部黏膜抵住乳头，后部的脂肪垫关闭，帮助增加口腔中的负压，有利于婴儿吸奶，随着乳牙的萌出，此高出的脂肪垫就会渐渐变平。

有些人错误地认为该脂肪垫是多余的，常用刀割"螳螂嘴"，这是很危险的，这样做不但影响婴儿正常吸奶，还可引起门腔感染，甚至可引起全身败血症而导致婴儿死亡。

因此，挑割"螳螂嘴"是一种非常不科学的做法如果遇到婴儿不吃奶，要及时向医生咨询，客观地分析婴儿不吃奶的原因，然后再针对原因采取措施，切不可贸然挑割"螳螂嘴"。

十一、新生儿溢奶

新生儿溢奶是指新生儿的胃肠道内容物（母乳或奶制品）经口、鼻排出体外的现象，人们常称之为"吐奶"溢奶是新生儿的正常的生理现象，多发生于吃奶后不久，在活动或平放时也可发生，奶多顺着口角溢出，量一般较少，无特殊气味，其中可有少量奶瓣，但无黄色胆汁样物质，孩子溢奶后精神食欲仍好。

新生儿溢奶的原因简单概括为两点：一是由新生儿消化系统生理特点决定的，新生儿胃容量小，呈

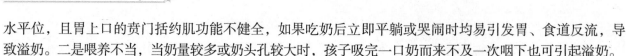

水平位，且胃上口的贲门括约肌功能不健全，如果吃奶后立即平躺或哭闹时均易引发胃、食道反流，导致溢奶。二是喂养不当，当奶量较多或奶头孔较大时，孩子吸完一口奶而来不及一次咽下也可引起溢奶。

吐奶一般不会影响孩子的健康，但家长们需注意，当孩子吐奶时，一定要将其侧身躺或把脸扭向一侧，以免发生误吸另外，喂奶后将孩子竖着抱起，轻拍背部，协助孩子通过打嗝把胃里的空气排出。

如吐奶次数频繁、量多，并伴有异味，颜色改变或为水龙头样喷出，或伴有发热、便血等症状，则要及时就医。

十二、新生儿出现红尿

出生后 2～5 d，新生儿可排出粉红色尿，或尿布上沾有红褐色斑点，且多于排尿前啼哭，俗称为"新生儿红尿"，这是一种生理现象。

家长们遇到这种情况，常以为是尿里有血，惊慌而不知所措，其实这并不是血尿新生儿红尿的发生是因为其摄入的乳汁量较少，尿量也少，且体内细胞分解较多，产生的尿酸盐通过尿液排出，浓度较高，尿液比重大，从而使尿液呈现红色或红褐色此时，家长们可适当给孩子增加喂奶量或适当喂些温开水，以增加孩子的尿量，防止尿酸盐结晶和栓塞，并促进其排出。一般过些日子后，红尿自然会消失，若父母不放心，可留取部分新生儿尿液送医院化验，以明确有无"血尿"。

十三、新生儿红斑、粟粒疹

初生 2～3 d 婴儿，有时突然起一身红色丘疹，丘疹四周有红晕，看起来很可怕，其实，出疹的同时小儿吃奶香、精神佳、不发烧、多在 1～2 d 内不治自消，这就是新生儿红斑。因为新生儿皮肤娇嫩、血管丰富、角质层发育不全，从母体分娩出后，即从羊水的浸泡中来到大自然界，受到空气、衣物、洗澡等的刺激，皮肤便出现这种呈玫瑰红色样的丘疹。可以说是适应环境变迁的生理反应。

粟粒疹多见于新生儿的鼻尖，其他像面部和躯干上偶尔也会看到，粟粒疹主要是皮脂腺分泌不畅，形成黄白色的针尖至粟粒大的小点，可以较高于皮肤，但周围无红晕（假使是小脓包，周围有红晕），无须治疗，以后会自然消失。

十四、新生儿臀红

新生儿臀红是因没有经常保持臀部皮肤的清洁干燥而造成的，由于臀部兜尿布的部位接触湿尿布的时间较长，大便、尿液均对皮肤有较强的刺激，加之新生儿皮肤柔嫩，很容易发生臀红，局部皮肤可出现红色小丘疹，严重时皮肤糜烂破溃，脱皮流水，其发生也与给孩子使用粗糙的尿布、不透气的塑料布或橡皮布等有关。

一旦发生新生儿臀红，在治疗的同时要做好臀部的护理，这样才有利于臀红的尽快恢复。

首先，要注意保持臀部干燥，发现尿不湿后要及时更换。新生儿的尿布要选用细软、吸水性强的旧棉布或棉织品，如旧被单、棉毛衣裤等制作，这不仅柔软，不损伤新生儿的皮肤，而且透气性好，新生儿会感到很舒适。尿布外而不能包裹塑料布，因密闭不利湿热散发，极易发生或加重臀红，如为防止尿布浸湿被褥，尿布下面可垫小棉垫或小布垫在炎热的夏季，室温较高时可将臀部完全裸露，使新生儿臀部经常保持干燥状态。其次，要注意尿布的清洁卫生，换下来的尿布一定要清洗干净。如尿布上有污物时，需选用碱性小的肥皂或洗衣粉清洗，然后要用清水多洗几遍，要将碱性痕迹完全去掉，否则刺激臀部皮肤清洗完后要将尿布用开水烫一下，拧干后放在阳光下晾晒干，以达到消毒灭菌的目的。

此外，每次大便后，要用清水洗净臀部，保持局部的清洁。当皮肤发红，特别是破溃时，不要用肥皂清洗，以避免刺激局部。

十五、新生儿期肿瘤

出生时新生儿期肿瘤很少见，与年长儿不同。某些肿瘤组织学上属恶性，但就肿瘤行为来讲属良性，某些似乎是良性肿瘤，但由于其生长部位亦可以是致命的，先天性肿瘤的病因学不清楚，与其他先天异常有关，某些与宫内环境因素有关，也有母体肿瘤扩散所致的报告畸胎瘤是围生期最常见肿瘤，多见于女婴，好发于骶尾部，2/3 病例在新生儿期被发现，随年龄增长婴儿期后有可能转为恶性。肿瘤可有或无包膜，对实体瘤需想到包含恶性成分之可能。肿瘤全切是必要的，因为残存瘤组织可以复发转为恶性肿瘤软组织肿瘤良恶性软组织肿瘤相对较多，纤维组织肿瘤占新生儿软组织肿瘤的 2/3，主要为纤维瘤病（婴儿纤维瘤病与肌纤维瘤病）和纤维肉瘤。好发于头、颈、四肢，先天性纤维肉瘤组织学方面与年长儿、成人无差异，但很少转移，预后较好。根治手术是必要的。新生儿期的横纹肌肉瘤比较少见，血管外皮细胞瘤与平滑肌肉瘤也有所报告。神经母细胞瘤属恶性肿瘤中最常见的一种，表现为腹部包块，发生在颈胸部者可引起单侧的何纳氏综合征，脊柱旁者则可出现脊髓压迫症状大部分表现为弥漫性神经母细胞瘤（VS 病），即原发肿瘤加上肝、皮肤、骨髓的转移病灶，其预后良好。

十六、新生儿期实体瘤

新生儿是儿童期中一组特殊群体，研究新生儿期实体瘤往往包括早产儿及胎儿的肿瘤。儿童实体瘤中有相当一部分是在新生儿期即可出现的，如血管瘤、淋巴管瘤等，但也有些肿瘤往往因症状不典型等原因拖延到婴儿期。在出生后 7 d ~ 1 个月之间明确诊断的新生儿肿瘤占 50% ~ 70%。大多数肿瘤男女之比相等。英、美国家报告新生儿期肿瘤发病率占 1/12 500 ~ 27 500 成活儿。但据文献报道，全球多变化在 17 ~ 121/ 百万成活儿。新生儿期恶性肿瘤相对少见，仅占整个儿童期肿瘤的 2%，英国儿童病理学会报告（1978）新生儿期肿瘤分布：畸胎瘤占 23.5%，神经母细胞瘤占 22.5%，软组织肉瘤占 8.1%，肾肿瘤占 7.1%，中枢神经肿瘤占 5.9% 和白血病占 5.9% 相对大龄儿童和成年人，新生儿期实体瘤具有以下特点：

1. 二重性既有实体瘤的肿物又表现新生儿外科畸形，如骶尾部畸胎瘤和颈部巨大水囊肿等，常见于小儿外科疾病。

2. 自然消退这是成年期肿瘤绝无所有的特征，只有在新生儿实体瘤中皮肤血管瘤和神经母细胞瘤具有自然消退现象。

3. 地域性新生儿、婴儿期肿瘤发病率随地域不同而不同，日本发病率较高。

第二节　婴幼儿期发育及保健

一、婴儿期的概念

婴儿期（又称乳儿期）是指自出生到 1 周岁的这段时期，此期孩子以乳类为主食，并应于 4 ~ 6 个月开始逐渐添加辅食，身体各方面机能处于迅速发展阶段，而且也是感知发育的重要阶段。

此期的孩子生长发育很迅速，对营养需求高，但各系统尤其是消化系统和免疫系统不够完善，因此食物摄入过少易发生营养不良，而摄入过多及辅食添加不当则会引起消化功能紊乱，所以，在此阶段应注重孩子的喂养问题。

另外，由于孩子 6 个月以后来自母体的抗体逐渐减少，自身产生抗体能力弱，而易发生各种感染及传染性疾病，所以此期是孩子按照免疫计划程序完成基础免疫的主要阶段。

二、婴儿期生长的规律

婴儿期孩子各系统发育较迅速，可表现在多个方面。体重明显增加，6 个月以前大约符合公式（月龄 ×0.7 + 3）千克，6 ~ 12 个月大约符合公式 [（月龄 – 6）×0.25 + 7.2] 千克的体重增加规律；身长可增长 25 cm 左右，前 3 个月与后 9 个月的增长几乎各占一半。研究显示，3 个月以前农村与城市孩子在身高和体重的增长方面无较大差距，而 4 个月以后则出现差距，并随年龄的增加而更加明显—这种差距的产生可能与农村相对落后的生活水平有关，其他各方面的差距则不十分明显；另外骨骼运动系统、语言、听视觉的发育及社会能力的产生都可在此期体现出来。

三、婴儿期运动、语视听发育及社会能力表现特征

骨骼发育：颅骨缝于婴儿出生后 3 ～ 4 个月闭合，后囟门通常于出生后 8 周左右闭合，前囟门于出生后 6 个月开始骨化并变小，1 岁以后闭合；婴儿早期膝部可有骨化中心；出生后 4 ～ 10 个月开始出乳牙。

运动系统：3 个月开始抬头，紧握的双手开始展开；6 个月能坐；7 个月翻身并开始出现精细动作如换手、捏、敲等；8 ～ 9 个月会爬，可以拇指、食指对捏捡拾物品；11 个月会独自站立并开始学走。

语言：处于发音与理解阶段，6 个月孩子能听懂自己的名字，以后逐渐能模仿一些词语的发音；10 个月后许多孩子已经能说出"妈妈"等简单的词语了。

视觉：1 个月后可凝视光源；3 ～ 4 个月后喜欢看自己的手；6 ～ 7 个月时目光可随上下移动的物体垂直方向转动；8 ～ 9 个月则能看到小物体。

听觉：3 ～ 4 个月时头可转向声源，听到悦耳的声音会微笑；7 ～ 9 个月时能确定声源。

早期社会行为：2 ～ 3 个月会以笑、停止啼哭等表示认识父母；3 ～ 4 个月开始出现大笑；7 ～ 8 个月会表现出认生，对发声玩具感兴趣；9 ～ 12 个月是认生的高峰。

四、幼儿期发育及保健特点

幼儿期是指从孩子 1 周岁到满 3 周岁的这一段时期。

此期孩子身高和体重增长放慢，2 岁时身高为 85 cm 左右，2 岁以后每年身高增长 5 ～ 7 cm。

孩子 1 周岁以后已经能走出几步；15 个月可独立行走；2 岁会跑跳，具备自我活动能力，但是缺乏自我保护能力，容易发生异物吸入、烧烫伤等意外伤害，所以家长要特别注意孩子的安全。

大脑皮质功能发育进一步完善，智能发育快，语言表达能力逐渐丰富，模仿力增强，开始产生思维，但其方式还只是初级的形象思维，仍缺乏自我识别能力。这个时候应重视与孩子的语言交流，多给孩子讲故事或唱儿歌，训练孩子的语言和思维能力，养成良好的生活习惯。

视听方面，18 个月时已能区别各种物体形状；2 岁时可区别垂直线和横线；13 ～ 16 个月时可寻找不同响度的声源。

社会交往能力增强，12 ～ 13 个月喜欢玩捉迷藏和变戏法的游戏：18 个月的孩子会自己玩很长时间：2 岁不再认生；3 岁可与小朋友做游戏。

此期孩子的抵抗力仍然较差，很容易感染各种疾病。

五、小儿的哭闹

哭闹，是孩子的一种语言，是表达需要的一种方式，尤其对于不会说话的婴儿来说更是如此而孩子的哭闹又常常把父母和家人搞得手忙脚乱，不知如何是好，其实只要了解导致孩子哭闹的一些常见原因，这个问题就会变得简单多了。

孩子哭闹一般有生理性和病理性两个方面原因。生理性哭闹就是孩子因一些日常生理需要而哭闹，如饥饿、口渴、想睡觉、尿湿尿布、想排大小便，或感到冷、热、痒等情况，此时孩子的哭声较温和，闹腾劲头相对较小；另外认生和对母亲特别依恋的孩子离开母亲的怀抱也会哭闹；部分孩子经哭闹后感觉有求必应，也会养成一种遇事就哭的习惯，这些都属于生理性哭闹，只要家长注意观察并满足其需要后，孩子大多不再哭闹。

病理性哭闹即是孩子因患有某种疾病感到身体不适而哭闹，通常表现为一个平时健康活泼、不爱哭的孩子忽然变得很烦躁，易怒且哭闹不止，哭声尖锐。除哭闹外，孩子还会有不自主地捂肚子、拍头、出冷汗等情况，出现以上情况时家长要及时检查孩子有无肚胀，大便次数和黏稠度是否有改变，给孩子量体温看有无发热等，并及时就医。

六、孩子流口水

要说孩子流口水的原因，还得从孩子的发育说起在婴儿期孩子咀嚼能力和面部肌肉收缩能力都比较

弱，致使其上下唇总是闭合不严；另外，正在发育的唾液腺分泌旺盛，所以会出现流口水的情况。

刚出生的新生儿，由于中枢神经系统和唾液腺的功能尚未发育成熟，唾液很少，每天为 5～50 mL，仅能湿润口腔黏膜至 3 月时唾液分泌渐增，约为新生儿期的 4 倍。在孩子 4～5 个月大时，由于开始添加辅食，饮食中逐渐加入了含淀粉的食物，唾液腺受到这些食物的刺激后，唾液分泌明显增加，再加上孩子的口腔小而浅，吞咽反射功能还不健全，不会用吞咽动作来调节口水，所以只要口水多了，就会流出口外。

6～7 个月的孩子，乳牙开始萌生，恰值口水流得最频繁的时期。因为乳牙萌出时顶出牙龈，会引起牙龈组织轻度肿胀不适，刺激牙龈上的神经，也可激发唾液腺反射性地分泌增加。另外，孩子喜欢将手指、橡皮奶头等放入嘴里吮吸，这样也会刺激唾液腺的分泌，使口水增多。

另外，当孩子患感冒、伤风、呼吸不畅时，常用口呼吸，也会导致流口水；孩子出现颌面部外伤、口腔黏膜受损、破溃、发炎或牙齿疾患等均可刺激唾液腺，使唾液分泌增多，进而流口水。若发现以上情况应及时到医院就诊。

七、孩子流口水的利弊分析

流口水对孩子来说，主要有以下几点好处：

1. 保持口腔潮湿。

2. 当孩子的牙齿要突破牙周组织时，难免会造成组织的肿胀而有疼感，多一些唾液可以起润滑作用，减少牙齿周围容易发炎的状况。

3. 可刺激味蕾，也会促进吞咽动作的形成。

4. 可促进嘴唇和舌体的运动，有助于说话。

5. 可保持口腔和牙齿的清洁。

6. 口水可在牙齿上形成一层无细胞成分的薄膜，起到抗菌作用，防范蛀牙。

然而，唾液呈弱酸性，含有一些消化酶和其他物质，当口水外流到皮肤时，易腐蚀皮肤角质层，导致皮肤发炎，引发湿疹等小儿口角皮肤病。

大部分孩子在 2 岁之前，随着口腔肌肉运动功能的成熟，能逐渐有效地控制吞咽动作，口水逐渐减少如果到了 2 岁以后还是如此，不但影响美观、还可能影响到孩子的说话和社交能力。个别孩子因大脑智力发育不全或有内分泌系统病变，口水不止，应及时诊治。

八、流口水婴儿的管理

1. 应当随时为孩子轻轻地擦去嘴边的口水，以免损伤局部皮肤，擦口水的手帕，要求质地柔软，以棉布质地为宜，经常洗烫，为保护孩子下巴和颈部的皮肤，应常用温水清洗，也可适当涂上润肤露。

2. 最好给孩子围上整洁而干燥的围嘴，它不仅可以保护外衣不被弄脏，还能帮助孩子从小养成好的卫生习惯。

3. 孩子的衣服、枕头、被褥等要勤洗勤晒，以免滋生细菌。

4. 在添加辅食（4～6 个月）时，家长应有意识地加强其吸、吮、吞、咽的能力；待孩子长牙后，就要尽量少给他吃半流食，或煮得特别烂的食物，而要选择稍硬的东西（如鸡蛋饼等），来提高他的咀嚼能力。

5. 鼓励孩子用吸管吸水喝或吹气球，锻炼其口腔肌肉收缩能力吹气球时，家长可教他先合拢嘴，再慢慢鼓起腮，嘴处留出一个小孔吹气。当这个动作熟练后，再让他学会深吸气，并对准气球孔吹。

九、孩子的头皮乳痂

我们经常会看到一个可爱的娃娃，囟门处顶着硬硬黄褐色的一个小壳，这就是医学上所谓的乳痂。乳痂是由于婴儿头皮皮脂腺分泌物与灰尘混合变硬后形成的，与大人对孩子的护理不当有密切关系。

因自身知识的不足或惧于长辈们的教训，妈妈们是不敢去碰乳痂的。然而，乳痂的存在很不卫生，同时也影响美观，因此在孩子出生后，家长要轻轻地清洗掉孩子头皮上的油脂；如果家里很冷，怕冻到孩子，可给孩子做一个小布帽戴上，可以减少灰尘沉积；如果孩子头上已经结了一块硬硬的痂，可以用植物油将其软化后再轻轻地用梳子梳下来，不要勉强搔抓，以免损伤头皮和囟门。

十、孩子打嗝

婴儿在生后的几个月里吃奶后常常打嗝或打呃，还可能伴有溢奶，这常常使家长感到不安。其实，打嗝是一种生理现象，是由于孩子在吃奶或哭闹时大量空气被咽到胃里，而后又从胃里排出形成的。

大量的空气积存在孩子的胃里，势必引起孩子不适，为协助积存的空气排出体外，家长可以在孩子吃完奶以后，把孩子直立抱起，让孩子头部趴在母亲肩膀上，轻轻地拍打孩子的背部，促使空气排出，听到打嗝以后就可以不拍打了。若吃完奶后没有打嗝，或刚吃完就平躺的孩子就容易吐奶。若婴儿打嗝频繁时，可喂以温开水或喂些奶，一般可使打嗝停止。

十一、训练孩子手的动作

婴儿期的宝宝精细动作逐渐发育，其中手部动作熟练的程度，在一定程度上影响着其智力的发展，因此，应加强对小儿手部动作的训练。

在生后的第一个月里，父母可以轻轻地抚摸新生儿的手指，因为新生儿最早出现的感觉是皮肤感觉，因此可以刺激其手部皮肤感觉的发育。

宝宝第二个月时，手就开始松开了，虽然有时也会伸展手指，但仅仅是一种无意识的动作。在这一时期，可继续按摩宝宝的小手，从指尖到手腕，之后轻柔地屈伸每个手指。

宝宝3～4个月时，喜欢死抓住一切能抓到的东西不放。这时宝宝手的动作也是无意识的，手的动作没有方向性和目标性，眼和手还不能协调。这一时期，应该准备一些简单的玩具，诱导宝宝伸手去拿，刺激他形成"见到东西就伸手"的反射，通过一定的训练，宝宝逐渐把看到的东西与手的运动联系起来，产生了有意的抓握动作。

宝宝5～6个月时，眼和手的动作已基本协调，能随意抓取周围的东西，但是五指还不能分开。这一时期，应该锻炼每个手指的灵活性，让孩子用拇指、食指或中指拿捏物体，或自由地玩纸、撕纸等。

宝宝7～8个月时，能将手中的玩具从一只手换到另一只手，还能同时拿两件东西。在抓握东西时，拇指能与其他四指相对，并学会用指尖勾物。在这一时期，父母要教宝宝学会用手指取小糖球、小玩具等动作。

宝宝9～10个月时，不仅会用拇指和食指对合捏取小物品，还会做一些简单的手势。在这一时期，根据这些特点，可以教宝宝学习剥糖纸，逐渐增强他对事物的感知能力。

宝宝11～12个月时，两只手可活动自如，会用笔到处乱画。这一时期，应该训练宝宝搭积木、用蜡笔"作画"等。

十二、婴儿语言能力的发展

语言是交往的工具，思维的武器，对一个孩子来讲，及早掌握语言是很重要的。

小儿语言的发展是一个连续、渐进、有规律的过程。先学发音，例如两三个月的孩子，当大人"啊""哦"地和他说话时，他就会咿呀学语，逗他时会大笑。其次是理解语言阶段，如7～8个月的孩子，已能理解简单的语言，如问他："灯在哪儿呢？"孩子就会看灯或指灯。一些孩子到1岁左右时能说出"妈妈""爸爸"等一些简单的词语，两岁左右的幼儿语言进入一个蓬勃发展的时期，这时已会说3～4个字组成的词，知道常见物品的名称，很喜欢模仿成人说话。怎样才算语言发育得好呢？在咿呀学语阶段，能情绪愉快，积极发音；在理解语言阶段，理解得多，理解得对；在说话时，语言清楚，内容丰富。这不完全是自发的，也是正确教育的结果。

十三、训练婴幼儿的语言能力

1. 要创造一个能促使孩子不断咿呀学语的愉快环境，以提高孩子的发音质量。妈妈的爱抚、语言和笑声，最能鼓励孩子做出咿呀反应研究证明，只播放母亲声音的录音带，都能使孩子兴奋，用咿呀学语对母亲的声音做出回答所以成人要尽量多和孩子交谈，长时间的沉默会影响孩子语言发育能力。

2. 培养婴幼儿理解语言的能力，就是在给孩子展示某些物品或做某些事的同时，把代表这些物品或事件的语言说给孩子听，并不断重复。比如吃饼干时，就告诉孩子："等着妈妈给你拿饼干去。"妈妈还可强化一下，对孩子说："这是饼干，多好吃啊！"

3. 会说话时，也要本着做什么说什么的原则，教幼儿说话。如吃饭时教小儿说"牛奶""白菜"等词语；睡觉时教小儿说"上床了""躺下""闭上眼"等；在玩时教给小儿玩具的名称、玩的方法，如"把皮球滚过来"。这样联系小儿的生活学说话，既形象又具体，重复多，可起到对语言的强化作用。同时当孩子说出一些词语时要及时给予鼓励，增加孩子对语言的兴趣；如孩子不能按照家长意愿说出简单词语时，不要批评孩子，以免产生害怕说话的情绪。总之语言是智力发展的基础，是接受知识的工具，要按顺序和规律培养教育，从小培养语言美，使小儿的语言能力得到提高。

十四、孩子过早学走路弊端分析

如果在孩子 7 ~ 8 个月时就训练其学走路，往往会给孩子的生长发育造成不利影响。

1. 影响骨骼、肌肉发育。如果过早地让孩子学走路，由于其下肢、腰背部的骨骼、肌肉发育尚不完善，无法有效支撑其身体的重量，容易形成"X"型或"O"型腿，严重的甚至会造成疲劳性骨折。不过，只要不是父母强迫孩子早走，孩子自发的走，对双腿的发育没有影响。

2. 容易造成近视眼。婴儿出生后视力发育尚不健全，他们都是"近视眼"，而爬行可使小儿看清自己能看清的东西，这有利于小儿视力健康正常地发育；相反，过早地学走路，小孩因看不清眼前较远的最物，便会努力调整眼睛的屈光度和焦距来注视景物，这样会对小儿娇嫩的眼睛产生一种疲劳损害，如此反复则可损伤视力，这就好比近视眼不配戴眼镜会使视力愈发下降一样。

十五、孩子学走路的过程

孩子学走路大致有一个时间表，通过这个时间表大家可以了解孩子学走路的大致过程：

8 个月努力扶物站立宝宝会抓着身边一切可以利用的东西站起来。一旦第一次站立成功了，宝宝就不再满足于规规矩矩地坐着了随后，便开始练习爬行，练习扶物行走，这样一来，宝宝就可以拿到自己感兴趣的东西了。

9 ~ 10 个月蹲下、起来。婴儿开始学习如何弯曲膝盖蹲下去，如果站累了怎样坐下从站到蹲或坐远不像成人想象的那么简单，这个动作对婴儿来说，是个大工程，需要家长在旁边辅助。

11 个月自由伸展。此时，他很可能已经能够独自站立、弯腰和下蹲，如果抓住你的手，他也可以和你一同走路，但还要经过几周的练习才敢松开成人的手自己走。

13 个月蹒跚独步。大约有 3/4 的孩子可以在这个阶段摇摇晃晃地自己走了，但也有些孩子直到 16 个月才能自己走。

14 个月熟练地走路。能够独自站立，蹲下再起来，甚至有的能够倒退一两步拿东西。

15 个月自由地游走。大部分的孩子能够走得比较熟练，喜欢边走边推着或拉着玩具。

孩子走路较晚与哪些因素有关：

父母们要牢牢记得，前面说的这一时间范围只是一个被普遍认可的范围，并非金科玉律。因为每一个孩子都有其独特的发育时间表，只要没有不当的外因阻碍孩子独自行走，就不必过分担心如果觉得孩子学走路晚了，可以看看是否存在以下因素：①衣服穿得过多或过厚，以致影响活动性。②很少有机会在地上活动，因为经常被抱抚。③体重过重，超过同龄儿童，以致缺乏"动机"。④生长发育不良，慢于同龄儿童，以致肌肉骨骼支撑力较差。⑤在学走路的过程中曾经有过摔伤的经验，以致畏惧不肯再学。⑥十分着迷各种手部动作，以致减少下肢活动的机会。⑦没有让孩子扶着走的环境，以致缺乏兴趣。⑧常被放置在学步车之内，以致没有独立行走的机会。

但如果孩子已过 18 个月依旧无法独自走路，家长就要细心观察孩子，如语言发育程度是否也低于同龄孩子；听力、视力有无障碍；智力如何；家族中的直系血亲中是否也有人存在运动发育迟缓的现象；是否符合优生原则等，并请医生做进一步检查，以明确有无疾病存在。

十六、注意给孩子晒太阳

老人们常说孩子小别出门，让风吹着了容易感冒，其实，在阳光明媚的时候，孩子还是应该出来晒一下太阳的，否则，孩子会因缺钙而引起一些不适甚至疾病。

小孩晒太阳是要讲究一些方法的：

1. 面积从小到大。可以先晒脚部，而后逐渐增加到腿、上肢、身体，不要晒到眼睛，可戴软软的遮阳帽。

2. 时间从短到长。第一天晒十分钟，看看效果，再逐渐增长到半小时左右。

3. 季节与时段。如初秋的早上有些凉，中午又热，可在九点左右晒太阳，避开中午到下午两点的强紫外线时段，以免晒伤孩子细嫩的皮肤。

4. 地点。如果外面冷可以在屋里晒太阳，但一定要开着窗户，关窗晒太阳遮住了 90% 的紫外线，起不到相应的作用。

十七、注意给孩子补充维生素

维生素是一种营养素，它虽不供给能量，需要量又极少，但却是维持人体正常生理功能不可或缺的重要物质。维生素缺乏会影响儿童的生长发育，但部分维生素过量摄入也会引起中毒。一般情况下维生素多来源于食物，比如维生素 A、维生素 B、维生素 C、叶酸等，只有维生素 D 和烟酸可在体内合成。但因受一些条件制约，婴儿体内维生素的合成量往往不足，所以仍需适当补充。新生儿体内的维生素是出生前妈妈帮助贮备好的，一般情况下，前两个月不需要额外补充。但也有一些情况比较特殊，可能导致孩子不到两个月就出现维生素缺乏，如：

1. 母孕期不注意补充复合维生素，给婴儿的贮备不足。

2. 孩子早产，该贮存的维生素和矿物质（比如铁）还来不及贮备充足。

3. 孩子出生后乳母偏食，奶中某些维生素供给不足，原有贮备很快消耗殆尽，不及时补充必然会缺乏。

所以，要注意给宝宝尤其是早产的宝宝适量补充维生素。

十八、缺乏维生素的表现和补充

维生素可分为两类：脂溶性维生素和水溶性维生素。前者主要有维生素 A、维生素 D、维生素 E、维生素 K 等；后者主要有 B 族维生素（维生素 B_1、维生素 B_2、维生素 B_6、维生素 B_{12}）和维生素 C 等。对儿童来说维生素 A、维生素 D、维生素 C、维生素 B 是容易缺乏的微量营养素，下面简单介绍一下常见维生素缺乏时可出现的症状：

（一）维生素 A 缺乏

维生素 A 是生成维持视觉产生物质视紫质的重要原料，缺乏时最早会导致夜盲症，但因孩子年龄小无法表达，这种症状常被家长忽略。长时间的维生素 A 缺乏可引起：①角膜干燥、浑浊。②皮肤干燥、易脱屑，指趾甲较脆易被折断，其上有较多条纹。③生长发育落后于同龄儿。④免疫力低下，易感染各种疾病。

（二）维生素 D 缺乏

1. 神经系统兴奋性增高引起的表现：6 个月以内的婴儿常有易激惹、多汗刺激引起的摇头等表现，这样的孩子常有明显的枕秃。

2. 骨骼改变：6个月以内的婴儿可有颅骨软化，7～8个月时可有方颅（头顶为方盒样），1岁左右可有鸡胸、"O"型或"X"型腿等表现。

（三）维生素K缺乏

多见于3个月以内单纯母乳喂养而母亲不吃蔬菜的小儿，临床表现为轻重不一的出血症状，常见的有皮肤紫癜和瘀斑、鼻出血、齿龈渗血、黑粪、受伤部位渗血等；深部组织血肿、关节腔出血等罕见，少数因颅内出血及肺出血而危及生命。

（四）维生素C缺乏

即坏血病，多见于6～24个月小儿，起病缓慢，在典型症状出现以前先有体重减轻、食欲减退、四肢乏力、烦躁不安，然后出现出血如皮肤瘀斑、牙龈出血以及骨膜下出血等引起的关节肿胀、压痛等症状，另外还造成伤口愈合缓慢，抵抗力低下，易合并感染。

（五）B族维生素缺乏

B族维生素尤其是维生素B_6缺乏多引起皮炎、舌炎、唇炎和口腔炎，维生素B_{12}缺乏可引起巨幼红细胞贫血，早期表现为精神情绪异常、表情呆滞、少哭少闹、反应迟钝、嗜睡等精神症状，长期严重缺乏表现为面色蜡黄、疲倦无力、头发细黄干燥、颜面轻度水肿、厌食、恶心、呕吐等贫血症状，并影响智力及动作的发育。

当孩子有维生素缺乏的表现时，家长应及时带孩子到医院做相关检查，以明确诊断并及时治疗。同时家长也可以通过给孩子添加一些含维生素丰富的辅食来补充维生素。下面列举一些维生素含量较丰富的食物。

维生素A主要食物来源为肝、肾、鱼肝油、蛋黄、绿色蔬菜和黄色水果等。

维生素D主要食物来源为肝、鱼肝油和蛋黄等。

维生素K主要食物来源为菠菜、白菜、番茄和肝等。

维生素B_2主要食物来源为米糠、全麦、蔬菜等。

维生素B_{12}主要食物来源为肝、肉、蛋、乳等。

维生素C主要食物来源为各种蔬菜、水果、红枣等。

十九、婴幼儿屏气发作的防治

婴幼儿屏气发作又称呼吸暂停综合征，比较常见，是婴幼儿呼吸方面的神经官能症，常常发生在他们生气、受到惊吓等情况下，发作时患儿会突然停止哭叫、面色青紫、呼吸暂停，甚至出现意识丧失和抽搐，一般经1～3 min后可恢复。

婴幼儿发生屏气发作的原因与其大脑功能发育不成熟、自主神经调节能力相对较差等有关。

一般来讲，一次屏气发作不会对患儿造成明显伤害，如反复发作，或发作时间较长，则会因缺血、缺氧而对大脑造成损害。

孩子出现屏气发作时应立即按压人中、合谷等穴位，促使患儿及时恢复正常，一般无须药物治疗，如反复发作应及时就医，在医生指导下给予相应药物，使患儿及时恢复平静；如果孩子有屏气发作史要尽量减少外界对孩子的刺激，避免再次发作。

本病预后较好，一般随年龄增长，孩子的发作会逐渐减少或消失。

二十、婴幼儿肿瘤

恶性肿瘤发病人群年轻化，这是全球趋势，儿童也没能幸免。世界肿瘤流行病学最新资料显示，儿童恶性肿瘤的发病率呈现逐渐上升趋势，目前，每10万儿童就有20～90人有肿瘤，这跟我们的生存环境密切相关。

目前，恶性肿瘤已位居儿童死因的第二位，仅次于意外伤害。中山大学孙逸仙纪念医院口腔科主任陈伟良教授介绍，从门诊病例来看，儿童肿瘤患者确实呈现上升趋势该科近年来每年收治儿童门腔颌面头颈良恶性肿瘤患者上千例，和五年前相比增加两倍，而收治的患儿中，恶性肿瘤约占25%，比例也在上升。"恶性肿瘤患儿有幼龄化趋势。"陈伟良说："以前一般都是学龄期儿童（6 ～ 10 岁）患病占绝大多数，现在肿瘤的小患者有 3 岁以内的，甚至出生后数月的婴幼儿"。

婴幼儿患肿瘤与父母有关：

婴幼儿出现肿瘤，病因其实跟成人一样，除了遗传易感性因素以外，跟成长环境因素密切相关。陈伟良报道，化学和物体辐射等污染对全人类都有伤害，但对胎儿及婴幼儿的伤害比成年人大得多。

当宝宝还在娘肚子里的时候，爸爸妈妈们接触的油漆、石油产品、溶剂、农药、颜料、焊接气溶胶等有害物质会通过胎盘影响胎儿的发育；家居装修中的苯、甲醛、氡等有毒气体等；空气、水污染等也是致癌的罪魁祸首。所以，准爸妈们尤其是准妈妈的工作环境生活环境至关重要，自己要懂得避免这些毒源和伤害。

此外，25% ～ 30% 的肿瘤发病因素与食物有关，水果残留的化肥、杀虫剂，铅等重金属元素危害，食品的添加剂、防腐剂等都是 "隐形杀手"，物理因素如电磁场、电离辐射和氧气等对儿童致癌作用比成年人更大。

婴幼儿长时间暴露于烟草烟雾污染下，也会造成儿童肿瘤发病率的上升因为烟草中含有的尼古丁、一氧化碳、氰化物等致瘤物质对儿童的健康会造成更大的威胁。所以，家长应该自律，别让孩子被动吸 "二手烟"。

除环境因素外，父母的健康是儿童健康的基础母亲携带的部分病毒会诱发母体内的生殖细胞基因突变而形成肿瘤，陈专家曾诊治 1 例出生 30 d 上腭恶性肿瘤新生儿，父母毒品依赖同时又是艾滋病患者。

看来预防儿童肿瘤关键靠父母，从妊娠期开始，孕妇要十分注意避免上述提到的生物、化学和物理的致癌因素。保持均衡的饮食、良好的生活习惯及乐观的情绪，做好孕前检查、产前检查对胎儿的健康发育是非常有利的。等宝宝出世后，学龄期之前同样要尽量避免与上述各种致癌因素接触。

身体包块要检查：

有专家报道，儿童癌肿与成人癌肿在组织学类型有所差别，儿童实体瘤多来源于中胚叶组织，而成人的癌多来自上皮组织，所以，儿童与成年人患肿瘤的病种不太一样，儿童常见的肿瘤有神经母细胞瘤、肾母细胞瘤、肝母细胞瘤、生殖细胞肿瘤和横纹肌肉瘤等。

并且，儿童肿瘤生长快、病情进展迅速，恶性程度较高，肿瘤并发症多，危害极大，专家提醒，当小孩出现口腔、头部、脸部、颌下区、颈部等出现包块，呼吸不畅，吞咽困难，或者牙龈、鼻腔出血，或皮肤有出血点，脸色苍白，贫血及不明原因的低烧或高烧、日渐消瘦、精神萎靡等症状就应及时到大型正规医院诊治。

二十一、小儿肿瘤的预防

肿瘤早已成为小儿常见病了，它不仅影响着宝宝的发育，而且还会危及宝宝的生命。

近年来，随着感染疾病的病死率下降和先天性畸形治愈率的上升，恶性肿瘤已成为仅次于意外死亡的小儿主要死因，居死因顺位的第二。

换个讲法，就是说，儿童因为疾病而死亡的原因中，居第一位的就是儿童肿瘤。

目前，0 ～ 14 岁小儿恶性肿瘤的发病率占全部恶性肿瘤的 0.6%，死亡率却占了儿童死亡的 10.7%，成为威胁儿童生命的第二大杀手，而在儿童恶性肿瘤中，名列第一位的就是白血病。

（一）背景

我国每年 15 岁以下的小儿恶性肿瘤发病数约 25 000 例。

小儿肿瘤的发生率近年以每 5 年 5% 的速度上升。

小儿肿瘤患者中 55% ～ 60% 为恶性肿瘤。

儿童恶性肿瘤的 70% 都在 3 岁之内发病。

（二）成因

当父母被告知如此幼小的孩子患上恶性肿瘤时，在五雷轰顶的同时，往往会有很大的疑惑：孩子的恶性肿瘤究竟是从哪儿来的。

（三）遗传带来的恶果

不少小儿肿瘤，尤其是一些伴发多种先天性畸形的患儿，往往可以追溯到父母的相似病史，这些孩子细胞染色体上往往携带有突变的基因，在某些因素的作用下即可发生肿瘤，也有一些患儿尽管带有突变基因，但并不发病，在出生一段时间后受到某些因素刺激发生二次突变而发生肿瘤，导致某些遗传性恶性肿瘤在青少年期，甚至成年时才发。

（四）怀孕时留下了祸根

大多数小儿恶性肿瘤属于先天性和胚胎性恶性肿瘤，即父母生育时或母亲怀孕时患有某些疾病，或长期受到某些化学物品、电离放射辐射、服用某些激素或其他药品所导致，这些感染、刺激均会使母体内的生殖细胞基因突变而发生肿瘤。

（五）周边的危险因素

学龄期或青春期的恶性肿瘤，常与儿童出生后的环境污染、不良饮食习惯，如医疗性放疗、化学药品、长期高脂肪少纤维饮食、反复轻微损伤等危险因素密切相关而某些可能致癌的先天性畸形和疾病，如不及时治疗，其癌变率均在 80% 以上。

（六）误区

活泼的孩子不可能患癌症。不少患儿是在体检或洗澡时偶然发现肿块而被确诊为恶性肿瘤的。在成人常见的消瘦、贫血、食欲不振、乏力等症状在小孩常常不明显，甚至肿瘤已扩散或转移时，小孩仍然生龙活虎、玩耍自如许多父母和非专业医生对小儿肿瘤的缺乏警觉，也是儿童肿瘤就诊时 60% 以上已达晚期的主要原因。

（七）小儿恶性肿瘤就是成人的"癌"

小儿肿瘤的发生往往受先天因素和个体发育的影响很大。成人最常见的胃癌、直肠癌、甲状腺癌等上皮组织的"癌"在儿童十分罕见，儿童肿瘤大多发生于造血淋巴系统、神经系统、泌尿生殖系统等，来源于胚胎组织的"白血病"或"母细胞瘤"。儿童肿瘤既有生长迅速、转移早的临床特点，又有可能自然消退、化疗敏感等有利因素，其治疗和转归均与成人有很大不同。

（八）预防

由于现在对恶性肿瘤的治疗并没什么特效方法，预防就显得特别重要。爱的种子请在健康时播下：为了孩子的健康，新婚夫妇或计划生育的未来父母应该注意生殖健康，长期接触化学物质、电离辐射或放射治疗的父母，应该在脱离接触一段时间后生育；某些慢性或感染性疾病患者，应该在完全康复后再考虑生育；尽量避免在服用避孕药或长期服用激素后停药不久即受孕。

（九）十月怀胎需精心呵护

未来母亲在将为"人之母"而欣喜和骄傲的时候，千万要注意妊娠时期的卫生保健，预防各种感染的发生，避免不必要的放射性照射、超声检查，注意维生素和微量元素的补充，服用药物时必须谨慎，就诊时主动向医生表明自己正处于妊娠期。

（十）先天病变争取及早治疗

一些可能引起癌变的先天性畸形或疾病，如骶尾部畸胎瘤、隐睾、家族性多发性结肠息肉病、先天性胆管扩张症等均应及早手术治疗；而巨大黑色毛痣、迅速增大的交界痣、甲状腺瘤等疾病，也应在密切观察的基础上争取早期治疗，防患于未然。

（十一）宝宝要远离污染

环境污染、辐射污染、生物污染是小儿肿瘤的主要根源。新居装修、新置家具、各种辐射、汽车尾气等不良刺激对原本免疫力相当低下的婴幼儿的危害往往会比成人严重。请加强环保意识，避免污染接触，让你的宝宝在阳光下、绿化中苗壮成长。

（十二）别给孩子滥用药物补品

正常饮食、合理摄入、勤晒太阳、多加活动是孩子健康生长的要素，药物和一些含有激素或其他不良成分的补品，往往对孩子的生长有许多不良影响，就别给孩子滥用了。

（十三）特别调查

儿童肿瘤的发生与父母的职业有关：有个不得不说的事实是，近年，据国内外肿瘤流行病学资料表明，儿童肿瘤的发生与父母的职业有关。

在儿童恶性肿瘤中居前位的是白血病，其发病率在许多国家均呈上升趋势据调查，白血病患儿的父亲多为司机、自动化机械师、药剂师、油漆作业者及橡胶、塑料加工业作业者，他们经常接触电离辐射和某些化学物质（如苯类物等）。急性淋巴细胞白血病患儿的母亲在妊娠期常接触杀虫剂、烃类，染料、汽油急性非淋巴细胞白血病患儿的父亲多从事接触塑料、金属化合物的职业；母亲在妊娠期多接触苯、汽油、染料、焊接气溶胶、熔炉气溶胶等。

神经系统肿瘤患儿的父亲多为印刷、油漆、电器，冶炼等工种，他们经常接触染料，颜料、金属、电磁辐射、离子射线；患儿的母亲在工作环境中多接触化学物质横纹肌瘤患儿的父亲多为从事石油加工作业者、视网膜瘤患儿的父亲多系无线电仪表、电话等电器修理工肝肿瘤患儿的母亲在妊娠期多接触石油制品、染料、焊接气溶胶、熔炉气溶胶等。

父母接触化学物质（包括油漆、石油产品、烃类、溶剂、农药等），尤其是母亲在妊娠期中接触化学物质和物理因子（电磁场、离子射线），常常会通过胎盘转运，可能使胎儿的发育受到损伤，使孩子发生恶性肿瘤的危险增加。

第三节　学龄前期发育及保健

一、学龄前期发育及保健的特点

学龄前期：指从三周岁至六七岁这一阶段。

学龄前期儿童的体格发育速度相对较缓慢，身高约符合公式（年龄×6 + 77）厘米，体重约符合公式（年龄×2 + 8）千克的标准。

孩子在这一时期智能发育进一步加快，语言发展迅速，4岁时能讲述简单的故事情节；视觉逐渐发育，5岁时能区别各种颜色；听觉发育完善（4岁左右）；开始出现抽象思维的思维方式，记忆力逐渐增强，求知欲和好奇心强，因此学龄前教育对孩子很关键，孩子在接受小学教育前进行必要的培训，是孩子在入学前对学习、心理的一个很好的适应过程。同时应重视潜在智力的开发，让孩子玩一些能开发智力的玩具。

同时这一时期也是孩子性格形成的关键时期，培养孩子良好的心理素质，比如多夸奖孩子，增强他们的自信心是孩子健康心理形成的有利因素。现在的孩子多是独生子女，都是家里的宝贝，为了防止他们养成"以自我为中心"的思想，应该教育孩子要"合群儿"，和其他的小朋友一起玩玩具，一起游戏，有好吃的一起分享，逐渐诱导孩子良好性格的形成。

生活基本能自理，如自己穿衣、吃饭等，但自我控制能力仍差。培养孩子形成良好的生活习惯（如良好的饮食和睡眠习惯）、卫生习惯（如饭前洗手）是保证孩子健康的一个前提。

这个时期孩子抵御各种疾病的能力略有增强，但依然对各种病原较敏感，因此，同样要注重对疾病的预防。同时，还要注意保障孩子的安全，预防溺水、外伤、误服药物及食物中毒的发生。

二、学龄前期的教育重点

学龄前期是孩子的语言、动作和智力等各方面综合发展的重要时期，家长应注重对孩子这些方面的教育。

此期对于孩子语言的发展至关重要。专家认为，3岁前后是口语发展的关键时期，4～5岁是开始学习书而语言的关键时期。因此，在这个时期一定要加强孩子对语言（包括口语和书面语）的学习。家长可以通过跟孩子进行语言交流，给他们读书，让孩子听广播、看电视等形式来完成对孩子语言的训练，同时要有意识地锻炼孩子的语言表达能力，如在合适的场合，鼓励孩子当众讲故事、读诗歌、唱歌等，使孩子的语言和词汇得到发展。

训练孩子的动作，是早期教育中的首要任务。训练儿童的基本动作，如走、跑、跳、攀、蹬等，可以促进孩子平衡觉的发展，使肢体各种动作更加协调，促使孩子的运动进一步发育。

同时，这一时期也是智力发育的关键时期，研究认为，人类50%的智力发育形成于4岁以前，30%的智力发育于4～8岁完成学龄前期的智力教育，是今后教育的基础，错过这个时期，以后甚至无法补救。家长要根据孩子的年龄和接受能力的不同对孩子进行具体的智力开发，如可以用玩积木等游戏来开发较小的孩子的智力，开发较大孩子的智力时就可以用玩魔方等游戏。当然，孩子其他各方面的教育同样也很重要，家长要同样予以重视。

三、帮助儿童克服磨蹭的习惯

许多小孩子做事都有磨磨蹭蹭的习惯，无论大人怎样着急，都无法使得他们手脚的动作快起来，这时，许多家长就会说孩子笨，但事实并非如此，孩子的这种习惯多与智力因素无关。研究表明，孩子做事之所以会磨磨蹭蹭，主要与下列因素有关：

1. 孩子时间观念不强，他们不知道这样做会耽误很多时间。
2. 一些孩子做事时动作的熟练程度不够，因此会耽误时间。
3. 孩子对所做的事情很感兴趣，以至于沉迷于其中而耽误时间。
4. 孩子对所做的事情不感兴趣，就用拖延时间来搪塞家长。

要纠正这种习惯，就要根据引起孩子磨蹭的原因制订有针对性的解决方法。比如，孩子动作不熟练时，家长就要多给孩子讲做事的要领；并多训练孩子手脚动作的协调性；如果孩子的磨蹭是由于没有时间观念造成的，就要激励孩子在最短的时间内完成事情并及时给予表扬和奖励，经过一段时间的训练，孩子就会养成动作迅速的好习惯。

四、儿童好动与多动症的区别

有些孩子好动，总是上蹿下跳，一刻也停不下来，好多家长就会想孩子是不是得了多动症。

好动与多动症不是一个概念，好动的孩子一般健康而且多数比较聪明，孩子天生爱动，加上年龄小、自我约束能力差、对这个世界充满了好奇心等促使他们不停地活动。多动症则是一种行为、学习障碍状态，以注意障碍和活动过度为特点，可伴有行为冲动和学习困难。

研究发现，好动的孩子与患有多动症的孩子有着本质区别，主要表现为：

（一）注意力方面

好动的孩子在做自己感兴趣的事情时聚精会神，还讨厌别人打扰；而多动症的孩子做任何事时都心不在焉，做事往往是有头无尾。

（二）自控力方面

好动的孩子在别人要求和到一个陌生的环境时能约束自己，可以静坐。而多动症的孩子，无论大人对其有什么要求和到什么环境通常都无法静下来。

（三）行为活动方面

好动孩子的行为具有目的性；而多动症孩子的行为多具有冲动性，缺乏应有的目的性。

（四）生理方面

好动的孩子动作协调、反应灵敏、思路清晰、记忆力和对事物的辨别能力与年龄相符；而多动症孩子则有明显不足。

五、儿童多动症的病因与纠正

据研究，儿童多动症与下列因素有关：

1. 脑内某些神经递质数量不足，削弱了中枢神经系统的抑制活动，使孩子动作增多。在查找非母乳喂养的多动儿童病因时，尤其应该注意这一原因。

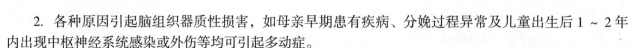

2. 各种原因引起脑组织器质性损害，如母亲早期患有疾病、分娩过程异常及儿童出生后 1～2 年内出现中枢神经系统感染或外伤等均可引起多动症。

3. 遗传因素。通常认为父母患有精神疾病会不同程度地影响孩子的脑功能，造成其先天发育缺陷，从而导致多动症的发生。

4. 其他因素。长期的精神紧张和压抑，也会导致孩子心理发育滞后，自控能力降低，另外，过量摄入食物中的人工色素、含铅量过度的食物，也可能会导致多动症。通过孩子的表现您可以大致了解孩子是否有多动症，如果确实怀疑孩子有多动症，应带孩子去医院进行相关检查，予以确诊，多动症会影响孩子的发展，因此应积极纠正，当孩子在做某件事时应给他一个安静的环境，让孩子能专心地做完，并应积极给予表扬与鼓励，尽量避免批评或歧视；也可以通过延长孩子做其喜欢事情的时间来训练孩子的耐力，并多次重复，达到强化的目的。在为孩子纠正多动症的过程中，如果发现用单纯教育的方法效果不好，必要时应在医生的指导下给予药物治疗，常用的药物是兴奋剂（如哌甲酯），这些药物有一定的不良反应，效果也不一定理想。最好的治疗方法是药物和教育同时进行的综合疗法。

六、口吃及防治

口吃俗称结巴，表现为语言中断、重复，比如在说话时常会这样："你、你……你干什么？"这种现象在儿童中比较多见，多在 5 岁以前发病，但真正是病理性原因的仅占少数常见的原因如下：

1. 孩子在学说话的时候，因其语言功能不健全，要把意思清晰条理地表达出来需要一个过程。如果在这个过程中，大人因嫌孩子说话不够快、不够清楚而责备和批评甚至打骂孩子，可能会使孩子受到惊吓而导致口吃。

2. 一些孩子会觉得口吃很好玩而去模仿，时间长了就会养成口吃的习惯。

3. 一些遗传因素可以导致口吃。

4. 某些疾病也可导致口吃。

口吃不仅使别人厌烦而且会给孩子的心理造成一定影响，对口吃的孩子，要根据具体情况给予纠正：

1. 听到孩子说话结巴时，不可大声训斥，要耐心地诱导孩子把话说完，树立孩子的自信心。

2. 平时要有目的和针对性地对孩子进行语言训练，教孩子熟悉一些词语的发音和常用语句的正，确表达，提高其表达常用语句的熟练程度。

3. 远离口吃者，避免模仿。

4. 有口吃家族史的孩子要积极预防，如果存在口吃应及时予以纠正。

5. 对于确实因疾病导致的口吃，应及时就医，根据病因进行治疗。随孩子年龄的增大以及认知能力的增强，多数孩子的口吃可以得到纠正，能够流利而又清楚地表达自己的语义。

七、打骂孩子的弊端

受几千年来传统思想的影响，许多家长深深信奉着，"棍棒底下出孝子""不打不成人，不打不成才"等教条的教育方式，但打骂孩子真的就能把孩子教育好吗？

某些时候打骂孩子可能会收到一定的效果，但大多数情况下这种体罚的方式往往产生许多不良后果。对于胆量较大的孩子来说，当他一次次体会这种惩罚，并对这种方式习以为常的时候，打骂就起不到教育作用了，另外，有的孩子会为了躲避打骂而说谎，时间长了会形成说谎的习惯，对于胆子较小的孩子，打骂往往会把孩子吓住，遇事容易丧失信心，产生退缩心理。

孩子是我们的希望，"望子成龙"是每一位家长的心愿。人常说"玉不琢不成器"，孩子就像一块玉，只有经一番雕琢之后他们才能长大成才，但是一定要选择雕琢的方式，否则，一块好玉就会被毁在手里。因此，我们说在教育孩子时要选择方式，即便是孩子错了，我们也要谆谆教导而不是打骂孩子出气。其实，许多情况下孩子们是想把事情干好的，只是因为种种原因没有干好，孩子心里也不好受，此时孩子需要的是关心、帮助和理解，家长们为什么不用心去感受孩子的内心，真诚地去给孩子讲道理呢？让他们明白错误出现的原因，同时给他们一些帮助和鼓励，这样做才会收到更好的效果，更能激励孩子，使他们充满信心。

八、怯生及退缩心理

所谓的怯生就是指许多婴幼儿在遇见生人或到不熟悉的环境时哭闹等现象，怯生是一种正常现象，这是孩子对周围环境认知的一个过程，是心理发育的一个阶段。

随着孩子年龄的增加，在1岁左右的时候，怯生的现象一般会消失；但如果孩子怯生过于强烈，持续时间过长，则要及时给予纠正，以免因此发生退缩心理，影响孩子性格的形成，阻碍以后的发展。退缩心理是一种无任何其他精神异常的心理、行为障碍，指孩子遇事胆小、退缩，常常独自一个人玩耍，不愿到陌生环境中去，也不愿与伙伴们交往，但跟自己要好的人如父母却有说有笑。儿童退缩心理的形成是多方面因素长期作用的结果，并与家庭教育有着直接的关系，比如当孩子被伙伴们欺负而哭着跑回家时，家长千万不要为解气再把孩子打骂一顿或者干脆限制孩子以后和小伙伴的交往，因为这样会使孩子觉得更加孤独，更加重他的胆小、退缩等不健康心理。另有一些父母常误以为孩子的这种表现属于乖巧，而不去帮助孩子克服，这样时间长了也会养成孩子的退缩心理。

对于有退缩心理的孩子，家长一定要帮助孩子克服恐惧心理，教育孩子和伙伴们处好关系，正确处理遇到的各种情况，增加孩子的自信心。总之，要多鼓励孩子，耐心地引导孩子向热情、开朗的性格发展。

第四节　学龄期发育及保健

一、学龄期儿童发育及保健特点

学龄期指从小学开始（6～7岁）到青春期前的这段时期。

此期是儿童身体发育的第二个高峰，孩子体格生长迅速，各个系统除生殖系统以外大部分器官已发育成熟，脏器功能特别是大脑发育更加完善。此期同样要做好孩子的营养工作。

孩子脊柱的生理弯曲逐渐形成，此期应注重孩子坐、立、走的姿势，以保证儿童正常的脊柱形态。6岁左右孩子的乳牙开始松动并长出恒牙，即我们常说的换牙期，一定要注意口腔卫生，防止龋齿的发生。

此期儿童智力发育迅速，记忆力强，基本接近成人；逐渐学会抽象的思维方式，对事物具有一定的独立判断能力；想象力具有一定的目的性和创造性；自控能力增强，能够适当控制自己的情绪。

这一时期是孩子正规学习的阶段，养成一个良好的学习习惯，对孩子以后的学习生活具有很重要的意义；应着重培养学龄期孩子的学习能力，及各种兴趣、爱好，控制孩子玩游戏、看电视的时间；应注意保护孩子的视力，养成良好的用眼习惯，看书时把腰挺直，眼睛距离书本一定要在30 cm左右，而且还要定期检查视力。

养成良好的生活习惯同样重要保证孩子合理饮食，均衡营养，不挑食；养成良好的个人卫生习惯，勤洗澡和换衣服；培养自理能力，学会整理自己的房间；加强心理和思想教育，培养毅力和意志力，教育孩子"今天的事情今天做"；家长要尊重孩子，不要强迫他们做同己不喜欢的事情；加强体育锻炼，增强体质。

此期，孩子机体抵抗力增强，感染性疾病减少，但变态反应性疾病如结缔组织病、肾炎、过敏性紫癜等增多，疾病的表现基本上与成人相似。

二、学龄期儿童应注重综合培养

孩子的成长是一个包括德、智、体、美、劳等方面的全方位发展过程，对于学龄期的儿童来说，学习固然重要，但其他方面的发展同样有着重要的意义。

（一）加强品德教育

家庭和学校应培养孩子形成自尊、自爱、热爱集体和乐于助人等良好的性情和品格，让孩子多读一些积极向上的书和接触一些积极向上的人和事，以陶冶高尚情操。

（二）注重孩子智力的开发

儿童的智力开发是指包括观察力、记忆力、想象力和注意力及思维能力等方面在内的全面开发，而不是单纯地强调死记硬背书本知识，无论是学习和做事，让孩子学会一种方法比学会一些具体的知识更为重要。

（三）注重孩子体格锻炼

这一时期也是孩子身体发育的关键时期，因此，应让孩子进行适当的体育锻炼，提高机体的适应能力和各种功能，同时增强体质，为学习和生活创造一个良好的条件。

（四）注重孩子自理能力的培养

学龄期儿童的日常生活已基本能自理，因此，家长应让孩子在其力所能及的范围内独立完成自己的事情，这样做一方面锻炼了孩子的自立能力，另一方面也增强了孩子的自信心。

（五）注重孩子良好生活习惯的培养

包括养成良好的饮食卫生习惯；注意口腔卫生，预防龋齿发生；培养良好的睡眠习惯；按时参加体育活动；不吸烟、不喝酒等。

三、学龄期儿童健康标准

世界卫生组织给出的健康的定义为：健康不仅是没有疾病的虚弱现象，而且是身体上、精神上和社会适应上完好状态的综合表现由此可以看出，健康是一个包括身体、心理和社会适应能力等多方面的概念，对于小儿特定的年龄阶段和发育程度，健康有着不同的含义。

（一）身体健康

指孩子身体发育程度符合本年龄段特征，各系统和器官具有正常的功能，没有疾病。

（二）心理健康

指孩子的心理反应能力、智力、思维和行动符合其年龄特点。对任何事的反应不消极，也不过激，且与本年龄段应有的反应相吻合；对生活有信心，遇到挫折不气馁；自尊、自爱、自强；与人为善，宽以待人，不会因为一点小事就斤斤计较；能正确区分正和邪，遇事有见解；有自知之明，能自己对自己做出正确的评价。

（三）社会健康

指孩子在社会生活中能正确对待人和事，能明确自己在社会生活中的责任和义务，关心社会的发展并积极投入到自己力所能及的社会生活中去。因此，孩子是否健康与身体没有疾病是两个概念，家长们在关注孩子身体健康的同时也要关注其心理和社会方面的健康状况。

四、家长要关注学龄期儿童健康

促进学龄期儿童健康，家长可以从以下几方面做起：

（一）生理方面

1. 注意孩子营养的需求，根据孩子不同的年龄段给予不同和充足的营养，这一点对于农村孩子尤其要注意。

2. 及时注意观察孩子的各种变化，及时发现疾病的一些信号。

3. 让孩子适当地进行体育锻炼，只有增强体质，才能有效避免疾病的发生。

4. 按时给孩子接种疫苗以预防疾病的发生。

5. 为孩子提供良好的生活和生存环境，如冬天有良好的保暖措施、夏天有适当的降温条件及舒适和安静的睡眠环境等，在农村，家长应结合一些天然的条件尽量让孩子生活得舒适一点。

（二）心理方面

要经常和孩子进行心理沟通，对孩子在日常生活中遇到的问题及时给予正确的指导，培养孩子正确的人生观和价值观，尊重、信任孩子，尽力为孩子创造一个安全的心理空间。同时，让孩子树立自信心和自我保护意识，增强自我保护能力。

（三）社会生活方面

积极培养孩子养成良好的社会道德和社会责任感，同时也要帮助孩子全面了解社会及如何走一条光明和充满希望的道路，农村的孩子多比较单纯和质朴，因此，要在社会生活方而加强对农村孩子的指导。

五、创造适合学龄期儿童心理健康发展的环境

对于一个儿童的发展来说，心理健康与身体健康同样重要，在某些时候甚至比身体健康更重要。一个孩子的心理活动会受到来自家庭、社会等各方面因素的综合影响，其健康心理的形成与生长环境密切相关。

（一）家庭教育环境

俗话说"什么样的家庭就会培养出什么样的孩子"。就是说家庭环境对孩子的影响很重要因此，身为父母要努力做到以下几个方面：①父母以身作则，始终保持积极乐观、向上的情绪，用这种情绪来感染孩子。②要做民主型的父母，使孩子觉得自己和父母是平等的，是无话不谈的好朋友。③父母要注意培养孩子良好的个性品质。培养独立性，在日常生活中，尽可能让孩子自己动手，自己的事情自己做；磨炼顽强意志，当孩子做事情失败时，父母应教育孩子不要绝望，帮助孩子总结经验教训，鼓励其继续努力，争取下一次成功；培养孩子与人合作的意识，通过生活中的小事，使他们学会与人交往合作，因为许多事情需要大家的合作才能完成。④家庭成员间要建立一种和谐、默契的关系，给孩子创造一个轻松、愉快的家庭环境只有在这种环境下，孩子才能健康、快乐地成长。

（二）校园教育环境

1. 创造和谐愉快、积极向上的学习氛围，建立良好的师生关系，使孩子学习、生活在快乐中。

2. 培养孩子养成良好的行为习惯，引导孩子积极与同伴交流，帮助其形成谦让、友爱、乐于助人等性格，并教育其学会文明的交往方式。

（三）社会教育环境

社会环境会潜移默化地影响孩子的成长，良好的社会环境对孩子健康心理的形成具有促进作用。现今和谐的社会为孩子们的健康成长创造了优越的条件，我们每一个人都应该尽自己所能为社会的良好环境做贡献。

参考文献

［1］许尤佳，杨京华. 中西医结合儿科学［M］. 北京：科学出版社，2018.

［2］马路一. 儿科急危重症［M］. 北京：中国协和医科大学出版社，2018.

［3］朱翠平. 儿科急症救治临床指引［M］. 北京：人民卫生出版社，2018.

［4］许峰. 实用儿科机械通气操作手册［M］. 北京：人民卫生出版社，2018.

［5］刘湘云，陈荣华，赵正言，等. 儿童保健学［M］. 南京：江苏科学技术出版社，2017.

［6］李晓捷. 实用儿童康复医学［M］. 北京：人民卫生出版社，2016.

［7］申昆玲，黄国英. 儿科学［M］. 北京：人民卫生出版社，2016.

［8］罗小平，刘铜林. 儿科疾病诊疗指南［M］. 北京：科学出版社，2016.

［9］赵正言，顾学范. 新生儿遗传代谢病筛查［M］. 北京：人民卫生出版社，2015.

［10］毛定安，易著文. 儿科诊疗精粹［M］. 北京：人民卫生出版社，2015.

［11］王龙梅，于酩. 中西医结合儿科［M］. 北京：中国中医药出版社，2016.

［12］朱玲玲，吴震. 儿科学［M］. 北京：科学出版社，2015.

［13］孙宁，郑珊. 小儿外科学［M］. 北京：人民卫生出版社，2015.

［14］赵祥文. 儿科急诊医学［M］. 北京：人民卫生出版社，2015.

［15］李德爱，陈志红，傅平，等. 儿科治疗药物的安全应用［M］. 北京：人民卫生出版社，2015.

［16］李杨，彭文涛，张欣，等. 实用早产儿护理学［M］. 北京：人民卫生出版社，2015.

［17］赵春，孙正芸. 临床儿科重症疾病诊断与治疗［M］. 北京：北京大学医学出版社，2015.

［18］陈忠英. 儿科疾病防治［M］. 北京：第四军医大学出版社，2015.

［19］中华医学会儿科学分会. 儿科呼吸系统疾病诊疗规范［M］. 北京：人民卫生出版社，2015.

［20］罗小平，刘铜林. 儿科疾病诊疗指南（第3版）. 北京：科学出版社，2017.

［21］申昆玲. 儿科临床操作技能［M］. 北京：人民卫生出版社，2016.